Infektionen der Knochen und Gelenke

Gunther O. Hofmann

Infektionen der Knochen und Gelenke

in Traumatologie und Orthopädie

von

Gunther O. Hofmann

unter Mitarbeit von

Ruprecht Beickert, Bronek Boszczyk, Michael Diefenbeck, Rudolf A. Hatz, Martin Kirschner, Thomas Kuchenbauer, Andrea Leichtenschlag, Thomas Mückley, Eva Roßmann, Mathias Schwietz, Heinrich-O. Steitz, Frithjof Wagner, Rolf Weidenhagen, Regina Werle

mit über 150 teils farbigen Abbildungen

ELSEVIER
URBAN & FISCHER

URBAN & FISCHER
München · Jena

Zuschriften und Kritik an:
Elsevier GmbH, Urban & Fischer Verlag, Lektorat Medizin, Frau Dr. Aleksandra Klevinghaus, Karlstraße 45, 80333 München

Anschrift des Verfassers
Prof. Dr. med. Dr. rer. nat. Gunther O. Hofmann
Direktor der Klinik für Unfall-, Hand- und Wiederherstellungschirurgie
Friedrich-Schiller-Universität Jena
Erlanger Allee 101, 07747 Jena
Ärztlicher Direktor der Berufsgenossenschaftlichen Kliniken Bergmannstrost Halle
Merseburger Straße 165, 06112 Halle (Saale)

Wichtiger Hinweis für den Benutzer
Die Erkenntnisse in der Medizin unterliegen laufendem Wandel durch Forschung und klinische Erfahrungen. Herausgeber und Autoren dieses Werkes haben große Sorgfalt darauf verwendet, dass die in diesem Werk gemachten therapeutischen Angaben (insbesondere hinsichtlich Indikation, Dosierung und unerwünschten Wirkungen) dem derzeitigen Wissensstand entsprechen. Das entbindet den Nutzer dieses Werkes aber nicht von der Verpflichtung, anhand der Beipackzettel zu verschreibender Präparate zu überprüfen, ob die dort gemachten Angaben von denen in diesem Buch abweichen und seine Verordnung in eigener Verantwortung zu treffen.
Wie allgemein üblich, wurden Warenzeichen bzw. Namen (z.B. bei Pharmapräparaten) nicht besonders gekennzeichnet.

Bibliografische Information Der Deutschen Bibliothek
Die Deutsche Bibliothek verzeichnet diese Publikation in der Deutschen Nationalbibliografie; detaillierte bibliografische Daten sind im Internet unter http://dnb.ddb.de abrufbar.

1. Auflage, Juli 2004

Der Urban & Fischer Verlag ist ein Imprint der Elsevier GmbH.

04 05 06 07 08 5 4 3 2 1

Um den Textfluss nicht zu stören, wurde bei Patienten und Berufsbezeichnungen die grammatikalisch maskuline Form gewählt. Selbstverständlich sind in diesen Fällen immer Frauen und Männer gemeint.

Planung und Lektorat: Dr. Aleksandra Klevinghaus
Redaktion: Dr. Sibylle Tönjes, Kiel
Herstellung: Dietmar Radünz
Satz: Kösel, Krugzell
Druck und Bindung: Grafos, Barcelona, Spanien
Umschlaggestaltung: SpieszDesign, Neu-Ulm
ISBN 3-437-23400-5

Aktuelle Informationen finden Sie im Internet unter www.elsevier.de und www.urbanfischer.de

Vorwort

Infektionen im Bereich des Achsenorganes und des Bewegungsapparates sind unverändert gefürchtete Erkrankungen bzw. Komplikationen in Chirurgie und Orthopädie. Speziell die akute und chronische Osteitis sind nach wie vor mit die gefürchtetsten Komplikationen im Anschluss an die operative Behandlung von Verletzungen.

Die vor einigen Jahrzehnten gehegten Hoffnungen, die Fortschritte in der antimikrobiellen Therapie würden dazu führen, dass postoperative Infektionen in den operativen Disziplinen bald der Vergangenheit angehören, haben sich nicht erfüllt. Zwar stellen pharmazeutische und medizintechnische Industrie immer wieder neue Antibiotika und Implantate zur Verfügung, gleichzeitig steigt aber das Durchschnittsalter der zu operierenden Patienten und ihre damit verbundene Co-Morbidität. Parallel dazu werden die Indikationsstellungen weiter, die operativen Eingriffe ausgedehnter, die verwendeten Implantate größer und die Bakterienstämme, mit denen wir in der Klinik konfrontiert sind, resistenter. Dies alles hat dazu geführt, dass auch heute die Thematik der Infektionen von Knochen und Gelenken unverminderte Aktualität besitzt.

Dieses Buch ist entstanden aus einer mittlerweile über ein Jahrzehnt dauernden wissenschaftlichen und klinischen Beschäftigung mit dem Thema. Die Synthese von Visionen über zukünftige Diagnose- und Therapiemöglichkeiten dieser Erkrankungen und einem realitätsnahen Pragmatismus im klinischen Alltag soll das Ziel dieses Buches sein. Die Autoren sind sich der Tatsache bewusst, dass ein Buch zu einem solchen umfassenden Thema niemals den Anspruch auf Vollständigkeit erheben kann. Nichtsdestotrotz wurde versucht, allen Aspekten der Infektionserkrankungen am Skelettsystem gebührend Rechnung zu tragen. Die Behandlungen von Infektionserkrankungen am Skelettsystem trifft höchst unterschiedliche Patientengruppen. Bei der Bewertung von Behandlungsergebnissen ist deshalb Vorsicht bezüglich der Interpretation von Unterschieden geboten. Oft sind Unterschiede in den Ausgangsrisiken der Gruppen und nicht in der Behandlung die Ursache für die differenten Ergebnisse. Damit sich auf diesem Gebiet der Disput nicht an Glaubensfragen entzündet, ist es essenziell, dass jeder, der sich mit dieser Materie beschäftigt, die Validität und die klinische Relevanz in erster Linie seiner eigenen Handlungsempfehlung stets kritisch hinterfragt. Eine so genannte „Evidence"-basierte Medizin stößt hier allerdings sehr schnell an ihre Grenzen, insbesondere was die Möglichkeit zur Randomisierung betrifft. Vieles, von dem was wir tun, ist mittlerweile im Konsens bewertetes therapeutisches Allgemeingut, sodass es in erster Linie unter ethischen Gesichtspunkten extrem schwierig ist, bestimmte Therapieschemata in Studien mit Vergleichsgruppen zu überprüfen. Die Schwierigkeiten zur Durchführung ent-

sprechender Studien können aber auch in der Behandlungsmethode selbst begründet sein. Wie soll der Studienarm der Vergleichsgruppe in einer Untersuchung zur Wirksamkeit der hyperbaren Sauerstoffbehandlung geführt werden?
Den vielen Kollegen, welche die Entstehung dieses Werkes durch konstruktiv-kritische Anmerkungen begleitet haben, sei an dieser Stelle gedankt. Auch in Zukunft nehmen wir Hinweise und Ratschläge zur Vervollständigung und Ergänzung dieses Buches gerne an.

Murnau,
Halle und Jena
März 2004 *Gunther O. Hofmann*

Inhaltsübersicht

1 Geschichte der Behandlung von Infektionen an Knochen und Gelenken

1.1 Antike ... 3
1.2 Mittelalter ... 3
1.3 Neuzeit ... 4

2 Pathophysiologische Grundlagen

2.1 Lokale Wirtsfaktoren ... 11
2.2 Systemische Wirtsfaktoren ... 13
2.3 Keimfaktoren ... 14
2.4 Implantatfaktoren ... 18

3 Prophylaxe von Infektionen

3.1 Präoperative Phase ... 25
3.2 Intraoperative Phase ... 32
3.3 Postoperative Phase ... 34
3.4 Prophylaxe durch Antibiotikagabe ... 36
3.5 Empfehlungen zur Prophylaxe von postoperativen Infektionen der Centers for Disease Control (CDC) ... 38
3.6 Dokumentation und Statistik ... 41

4 Akute postoperative Osteitis

4.1 Häufigkeit und Bedeutung ... 47
4.2 Diagnostik ... 47
4.3 Therapie ... 50
4.4 Prävention ... 56
4.5 Komplikationen ... 57

5 Chronische Osteitis

5.1 Ursachen und Häufigkeit ... 61
5.2 Einteilung ... 62
5.3 Diagnostik ... 63
5.4 Therapie ... 69
5.5 Prävention ... 81
5.6 Komplikationen ... 81

6 Gelenkinfektion

6.1 Einteilung 87
6.2 Häufigkeit und Ursachen 88
6.3 Diagnostik 90
6.4 Therapie 93
6.5 Prävention 100
6.6 Komplikationen 101
6.7 Ausblick 102

7 Endoprotheseninfektion

7.1 Einteilung 107
7.2 Häufigkeit und Ursachen 107
7.3 Diagnostik 109
7.4 Therapie 113
7.5 Prävention 125

8 Spinale und paraspinale Infektionen

8.1 Spondylitis und Spondylodiszitis 131
8.2 Spinale und paraspinale Infektionen 142
8.3 Prognose 151

9 Hämatogene Osteomyelitis

9.1 Akute hämatogene Osteomyelitis 159
9.2 Primär chronische hämatogene Osteomyelitis 169
9.3 Sekundär chronische hämatogene Osteomyelitis 170

10 Oberflächliche und tiefe Weichgewebsinfektionen

10.1 Oberflächliche Weichgewebsinfektionen 175
10.2 Nekrotisierende tiefe Weichgewebsinfektionen 177
10.3 Infektionen der Muskulatur 184

11 Operatives Management in der septischen Chirurgie

11.1 Vorbereitung zur Operation 193
11.2 Transport – Einschleusung – Ausschleusung 195
11.3 Vorbereitungen im Operationssaal 196
11.4 Operative Technik 197
11.5 Postoperatives Management 201

12 Knochenersatzmaterial

12.1 Grundlagen 207
12.2 Autologe Transplantate 208
12.3 Allogene Transplantate 210
12.4 Autologe Implantate 211
12.5 Allogene Implantate 212

12.6 Xenogene Implantate 212
12.7 Alloplastische Implantate 213
12.8 Antiinfektiöse Oberflächen 215

13 Chemotherapeutika und Antibiotika

13.1 Erregervorkommen und Resistenzsituation 221
13.2 Systemische Antibiotikatherapie 221
13.3 Lokale Antibiotikatherapie 227
13.4 Lokale Chemotherapie (Taurolin) 230

14 Spezialfall multiresistente Keime

14.1 Definitionen 235
14.2 Häufigkeit und Verbreitung 235
14.3 Bedeutung 237
14.4 Resistenz 237
14.5 Identifikation von mehrfachresistenten Keimen 239
14.6 Hygienemaßnahmen bei MRSA 242
14.7 Therapie 244
14.8 Prävention 246

15 Begutachtung der Osteitis

15.1 Einleitung 253
15.2 Kausalität 254
15.3 Krankheitsbild und Folgeschäden 256
15.4 Gutachterliche Untersuchung 257
15.5 Spezialuntersuchungen 260
15.6 Zusatzbegutachtungen 261
15.7 Wertung 261
15.8 Schlussfolgerung 265
15.9 Anhang: Einschätzungsempfehlungen 265

Sachregister 269

Autorenverzeichnis

Prof. Dr. med. Dr. rer. nat.
Gunther O. Hofmann
Klinik für Unfall-, Hand- und Wiederherstellungschirurgie
Friedrich-Schiller-Universität Jena
Klinik für Unfall- und Wiederherstellungschirurgie
Berufsgenossenschaftliche Kliniken Bergmannstrost Halle (Saale)

unter Mitarbeit von:
Dr. med. Ruprecht Beickert
Abteilung für Chirurgie und Unfallchirurgie
Berufsgenossenschaftliche Unfallklinik Murnau

Dr. med. Bronek Boszczyk
Abteilung für Wirbelsäulen- und Rückenmarksverletzung
Berufsgenossenschaftliche Unfallklinik Murnau

Dr. med. Michael Diefenbeck
Klinik für Unfall- und Wiederherstellungschirurgie
Berufsgenossenschaftliche Kliniken Bergmannstrost Halle (Saale)

Privatdozent Dr. med. Rudolf A. Hatz
Chirurgische Klinik und Poliklinik
Klinikum Großhadern
Ludwig-Maximilians-Universität München

Privatdozent Dr. med. Martin Kirschner
Vorstandsstabsabteilung Medizinische Wissenschaft
B. Braun Melsungen AG, Melsungen

Dr. med. Thomas Kuchenbauer
Praxisgemeinschaft für Kinderheilkunde und Jugendmedizin München

Andrea Leichtenschlag
Abteilung für Septische und Wiederherstellungschirurgie
Berufsgenossenschaftliche Unfallklinik Murnau

Dr. med. Thomas Mückley
Klinik für Unfall-, Hand- und Wiederherstellungschirurgie
Friedrich-Schiller-Universität Jena

Dr. rer. nat. Eva Roßmann
Nycomed Pharma GmbH, Unterschleißheim

Mathias Schwietz
Zentrale Operationsabteilung
Berufsgenossenschaftliche Unfallklinik Murnau

Dr. med. Dipl.-Biol. Heinrich-Otto Steitz
Chirurgische Klinik und Poliklinik
Klinikum Großhadern
Ludwig-Maximilians-Universität München

Dr. med. Frithjof Wagner
Abteilung für Chirurgie und Unfallchirurgie
Berufsgenossenschaftliche Unfallklinik
Murnau

Dr. med. Rolf Weidenhagen
Chirurgische Klinik und Poliklinik
Klinikum Großhadern
Ludwig-Maximilians-Universität
München

Dr. med. Regina Werle
Abteilung für Innere Medizin
Berufsgenossenschaftliche Unfallklinik
Murnau

Geschichte der Behandlung von Infektionen an Knochen und Gelenken

1

MARTIN H. KIRSCHNER, GUNTHER O. HOFMANN

Inhaltsübersicht

1.1 Antike 3
1.2 Mittelalter 3
1.3 Neuzeit 4
1.3.1 Antiseptik, Asepsis, Desinfektion, Sterilisation 4
1.3.2 Antibiotika 6
1.3.3 Lokale Therapie der Osteitis 6
Literatur 8

1.1 Antike

Verletzungen der Haut und tiefer gelegener Strukturen bargen stets das Risiko der „Infektion", die aber im Sinne einer Übertragung von pathogenen Erregern erst im Verlauf der Geschichte erkannt wurde.
Unreine Wunden wurden erstmals bei den alten Ägyptern von reinen unterschieden. Letztere wurden bereits damals durch Adaptation der Wundränder behandelt (Papyrus Smith, etwa 3000 v. Chr.). Die Wundnaht war wohl auch der indischen Heilkunst bekannt (Atharvaveda, 1500–600 v. Chr.), ist aber als solche erst im Talmud beschrieben (etwa 1400 v. Chr.).
Zwei verschiedene Arten der Wundheilung waren auch der hellenistischen Heilkunst bekannt (Corpus hippocraticum, etwa 500 v. Chr.): Griechische Ärzte lehrten, Wunden möglichst in Ruhe heilen zu lassen. Nur bei solchen, die nicht schnell heilten, wurde die Eiterung gefördert: Fremdstoffe wie Haare, Holzspäne und Staub wurden in die Wunden gestreut, um den „lobenswerten Eiter" hervorzurufen. Hippokrates (460–377 v. Chr.) empfahl explizit die Ruhigstellung der betroffenen Gliedmaße, die nekrotischen Veränderungen des Knochens jedoch nicht chirurgisch zu therapieren, sondern auf deren Abstoßung zu warten.
Der erste sichere Befund einer Knocheninfektion findet sich in dem Skelett eines Neandertalers. Die ältesten schriftlichen Aufzeichnungen über Knochenerkrankungen und deren Behandlung sind im *Papyrus Smith* festgehalten. Schon in diesem Zeitalter wurden Entzündungen des Knochens durch Ruhigstellung behandelt. Die Schienung wurde durch Rindenstücke und Leinenbinden, die in Gummiharz oder Asphalt getaucht waren, bewerkstelligt. Zusätzlich wurden Verbände mit Extrakten aus Schlangen, Fröschen oder verschiedenen Pflanzen angelegt. Die Hindus (1500–800 v. Chr.) benutzen später Späne aus leichtem Holz.
Erst der Römer Celsius (1. Jahrhundert n. Chr.) sprach sich dafür aus, infizierte bzw. nekrotische Knochenteile offen zu legen, zu entfernen, den Knochen ggf. aufzubohren und ein Glüheisen zu verwenden, um die Abstoßung nekrotischen Gewebes zu beschleunigen. Er unterschied erstmals vitales und avitales Gewebe und sprach sich für ein chirurgisches Vorgehen bis an die Grenze der beginnenden Durchblutung aus.

1.2 Mittelalter

Die von den Griechen übernommene Sichtweise Galens (129–199 v. Chr.), dass nahezu alle Wunden sekundär heilen („Pus bonum et laudabile"), prägte die Medizin für die nächsten Jahrhunderte.
Erst im Mittelalter sahen William von Saliceto (1210–1280) und Hugo Borgognoni von Lucca die Eiterbildung als negativ an und waren der Ansicht, dass Wunden primär heilen müssten. Bei Theoderich (1206–1298) findet man erstmalig die Ausdrücke „prima et secunda intentio".
Guy de Chauliac (1300–1368) erkannte zwar, dass Eiter als Ausdruck einer Infektion und damit der komplizierten Wundheilung gedeutet werden musste. Er verbannte die primäre, d.h. eiterlose Wundheilung jedoch wieder ins Reich der Fabel.
Theophrastus Bombastus von Hohenheim (1493–1541), genannt Paracelsus, aber erkannte: „Jede Wunde heilt von selbst, wenn sie nur sauber und rein gehalten wird." Die erste rationale Theorie zum Wesen der Infektion lieferte der aus Verona stammende Fracastoro (1478–1553), der kleinste Teilchen postulierte, die von einem auf den anderen Menschen übertragbar seien.
Mit dem zunehmenden Gebrauch von Schusswaffen im 16. Jahrhundert während des Krieges traten viel häufiger als zuvor lebensbedrohliche Wundkomplikatio-

nen auf. Man führte die Verunreinigung der Wunden auf die Bleigeschosse zurück und sprach in diesem Zusammenhang von der „Giftigkeit von Schusswunden“. Entgiftungsmethoden wie die des Italieners Giovanni da Vigo (1450–1525) beinhalteten den Gebrauch von Brenneisen, das Eingießen von kochendem Öl oder die Verwendung ätzender Stoffe. Diese martialische Behandlung verursachte nicht nur furchtbare Schmerzen, sondern führte auch zu erheblichen Nebenwirkungen.
Erst Ambroise Paré (1510–1590; ☞ Abb. 1.1) setzte diesem Handeln durch seine Schrift „La méthode de traicter les playes faictes par hacquebutes et aultres bastons à feu“ („Über die Behandlung der Schusswunden“) 1545 ein Ende. Er sah als Ursache für die Infektion „Quetschungen, Zerreißungen und Durchtrennungen“ von „Sehnen und Knochen“ an und propagierte kühlende Umschläge z.B. mit Rosenöl, Terpentinöl und Eiern, die sich zudem als entzündungslindernd und adstringierend erwiesen. Er bevorzugte bei Amputationen die Absetzung der Gliedmaße im Gesunden

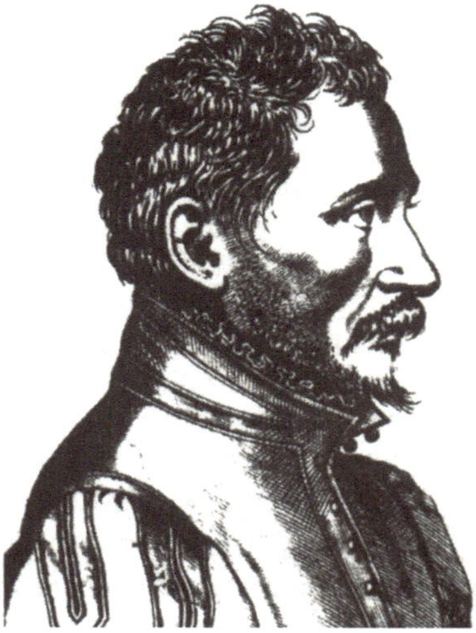

Abb. 1.1: Ambroise Paré (1510–1590) [aus M. Sachs „Geschichte der operativen Chriurgie“, Band 3, Kaden Verlag Heidelberg, 2002, mit freundlicher Genehmigung].

und führte die Gefäßligatur wieder ein, die seit den Alexandrinern längst in Vergessenheit geraten war.

1.3 Neuzeit

1.3.1 Antiseptik, Asepsis, Desinfektion, Sterilisation

Im 18. Jahrhundert gelangte der schottische Chirurg, Anatom, Physiologe und Pathologe John Hunter (1728–1793) zu der Erkenntnis, dass vitales, infiziertes Knochengewebe eine enorme Selbstheilungskraft besitzt, während avitales Knochengewebe zur Entstehung eines Sequesters führt. Er unterschied durch wissenschaftliche Untersuchungen zu den Entzündungsvorgängen bei der Wundheilung endgültig die primäre von der sekundären Wundheilung.
Trotz dieser Einsichten und verbesserter chirurgischer Technik, blieben die Operationsergebnisse – bedingt durch katastrophale Wundheilungsraten – schlecht: J. E. Malgaigne (1806–1865) dokumentierte in einem Bericht der Pariser Krankenanstalten 300 Todesfälle auf 560 Operationen, Pirogoff (1810–1881) 159 Tote auf 400 Operationen. Die Operation eines Leistenbruches führte an der Baseler Universitätsklinik Anfang der 1870er-Jahre in 78% der Fälle zum Tode.
Verständlicherweise wurden die Krankenhäuser von den Patienten als „Pesthöhlen“ gemieden und von offiziellen Stellen als „Brutstätten der Infektion“ bezeichnet. Der schottische Gynäkologe Sir James Young Simpson (1811–1870) kommentierte die Lage so: „Ein Mann, der in einem unserer chirurgischen Krankenhäuser auf dem Operationstisch liegt, läuft mehr Gefahr zu sterben, als der englische Soldat auf dem Schlachtfeld von Waterloo.“
Noch im 19. Jahrhundert wurde dann eine entscheidende Epoche für die Behand-

lung der Wund- und Knocheninfektion eingeleitet. Ingaz Philipp Semmelweis (1818 – 1865), Gynäkologe in Wien und Budapest, erkannte, dass die hohe Sterblichkeit der Wöchnerinnen durch die verschmutzten Hände der Ärzte und Studenten hervorgerufen wurde. Er schrieb schon 1847: „Finger gar nicht erst beschmutzen ist besser als schmutzige Finger zu reinigen.“ Und: „Eine beschmutzte Hand muss mit Seife gewaschen werden und dann der Wirkung eines chemischen Agens (1 Unze Calcaria chlorata auf 2 Pfund Wasser) ausgesetzt werden“. Mit der Verwendung von Chlorkalklösung führte er die „chirurgische Händedesinfektion“ ein und konnte damit als „Retter der Mütter“ das so genannte Kindbettfieber erfolgreich bekämpfen.
Nachdem der Franzose Jules Lemaire bereits 1860 auf die keimtötende Wirkung der Karbolsäure hingewiesen hatte, propagierte der britische Chirurg Joseph Lister (1827 – 1912; ☞ Abb. 1.2) die Zerstäubung der Karbolsäure über dem OP-Gebiet in der Vorstellung, dass „Luftkeime“ in Wunden und Knochen für Fäulnis und Gärung verantwortlich seien. Nach seiner Publikation im „Lancet“ von 1867 wurde diese Art der Desinfektion („Listern“) erst 1886 durch die Chirurgen Gustav Adolf Neuber (1850 – 1932) aus Kiel und Richard von Volkmann (1830 – 1889) aus Halle in Deutschland eingeführt. Neuber forderte schon zu dieser Zeit die Trennung in septische und aseptische Operationssäle.
Die Vernebelung von Karbol, Quecksilberchlorid, das später von Ernst von Bergmann (1836 – 1907; ☞ Abb. 1.3) verwendet wurde, und Jodoformpulver (Mosetig und Moorhof, 1870) war, wie wir heute wissen, der Gesundheit von Patienten, Ärzten und Pflegepersonal nicht eben zuträglich. So machte sich Antonio Grossich (1849 – 1926) durch die Verwendung von Iodlösung zur Hautdesinfektion verdient. Der spätere Gebrauch von Seife und Alkohol zur Händedesinfektion geht im Wesentlichen

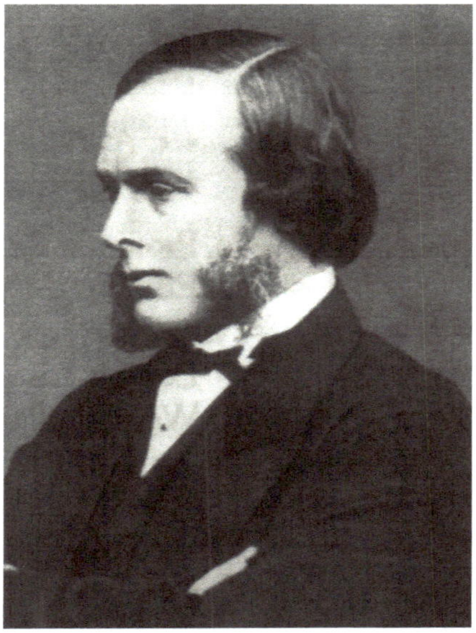

Abb. 1.2: Joseph Lister (1827 – 1912) [aus M. Sachs „Geschichte der operativen Chriurgie“, Band 3, Kaden Verlag Heidelberg, 2002, mit freundlicher Genehmigung].

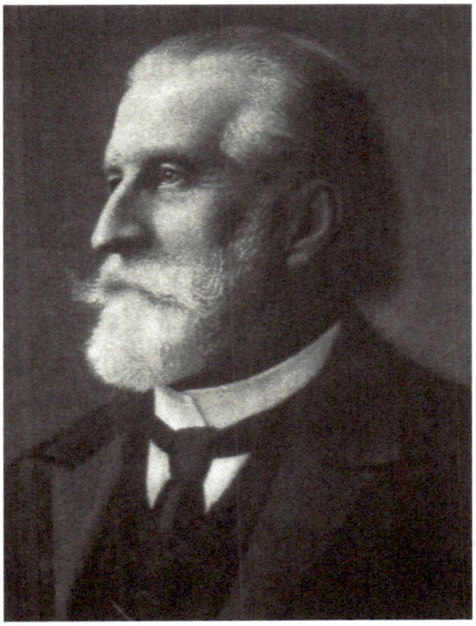

Abb. 1.3: Ernst Bergmann (1836 – 1907) [aus M. Sachs „Geschichte der operativen Chriurgie“, Band 3, Kaden Verlag Heidelberg, 2002, mit freundlicher Genehmigung].

auf Paul Fürbringer (1849–1930) zurück (1888). Auch Ethylalkohol (Salzwedel, 1894), Silbersalze (Credé, 1896) und Perubalsam (Schloffer, 1905) kamen zur Anwendung.
Paul Leopold Friedrich (1864–1916) etablierte die „primäre Wundversorgung" und führte das Tragen von Gummihandschuhen in Deutschland ein, William Stuart Halsted (1852–1922) in Amerika. Einem Schüler E.v. Bergmanns, Curt Schimmelbusch (1860–1895), gelang in den 1880er-Jahren der Nachweis, dass heißer Wasserdampf zu einer nahezu 100%igen Sterilisation von Instrumenten führt („Schimmelbusch-Trommeln"). Pasteur führte nahezu zeitgleich die Trockensterilisation von OP-Instrumenten ein.

1.3.2 Antibiotika

Das Antibiotikazeitalter ist untrennbar mit den Namen Louis Pasteur (1822–1895) und Robert Koch (1843–1910) – Nobelpreis für Medizin 1905 – verbunden. Sie legten die Grundlagen für das Wissen, dass es sich bei Infektionen um die Übertragung von pathogenen Lebewesen handelt, gegen die auch als solche therapeutisch vorgegangen werden konnte.
Im Speziellen wies Hassall (1817–1894) 1853 das Wachstum von Pilzen im Urin nach. Auf dieser Entdeckung fußend, zeigte J. B. Sanderson (1828–1906) 17 Jahre später, dass in flüssigen Medien, die Pilzmyzelien enthalten, keine Bakterien wachsen. Ebenso wie Sanderson hatte auch Lister Penizillinarten in Urinkulturen identifiziert und erkannte den hemmenden Effekt von Pilzen auf die Bakterien. So darf angenommen werden, dass Lister bereits vor Alexander Fleming (1881–1955) eine Art Penizillin entwickelt hatte. Fleming war es jedoch, der mit seiner Publikation im „British Journal of Experimental Pathology" über die antibakterielle Wirkung der Kultur des Pinselpilzes Penicillium notatum berichtete. Erst viel später, im 2. Weltkrieg, unter der Federführung von Howard W. Florey (1898–1968), und Ernst Boris Chain (1906–1979) wurde das Penizillin als Antibiotikum eingeführt: Mit der ersten Injektion von Penizillin am 12. Februar 1941 begann eine neue Ära der Infektionsbehandlung. Die drei Wissenschaftler erhielten für ihre bahnbrechenden Entdeckungen 1945 den Nobelpreis für Medizin.

1.3.3 Lokale Therapie der Osteitis

Das 19. Jahrhundert

1854 war der Pariser Chirurg Charles L. Chassaignac (1805–1879) der Erste, der das Krankheitsbild der Osteomyelitis ausführlich beschrieb. Zur Therapie propagierte F. von Esmarch in den 1960er Jahren des 19. Jahrhunderts das so genannte Ausmuldungsverfahren am Knochen, während L. Ollier (1861) bereits die Kontinuitätsresektion infizierter Diaphysenabschnitte praktizierte. Bei allen Verfahren galt es, Knochendefekte vorübergehend bzw. endgültig zu ersetzen, wozu *alloplastische* Materialien wie Iodoformplomben, desinfizierte Schwämme, Gummi-Bleikugeln, Platzhalter aus Gipsbrei und Kupferamalgamlegierungen verwendet wurden. Eisen zum Tibiaersatz wurde durch den Italiener Giordano in den 1890er-Jahren beschrieben.
Die *biologische* Deckung von Knochen beginnt historisch 1886 mit dem Vorschlag von K. Thiersch (1822–1895), freie Hauttransplantate in den Defekt zu schwenken. J. Wolf propagierte 1890 die so genannte „Überdachungsmethode" während A. Bier und A. Lücke 1892 ortsständige Knochenperiostlappen zum Verschließen von Defekten verwandten („osteoplasti-

sche Nekrotomie"). In der Folgezeit wurden weitere biologische Verfahren zur Defektdeckung des Knochens entwickelt: G. Neuber (1850–1932) riet, den infizierten Knochen radikal auszumulden und die mobilisierten Hautränder in die Tiefe einzustülpen, af Schultén beschrieb die Muskel-Periost-Lappenplastik, Lawrowa die Fettgewebstransplantation.

Das 20. Jahrhundert

An der Wende zum 20. Jahrhundert trat eine Renaissance der offenen Behandlung von Knochendefekten ein: So propagierte Alexis Carrel (1873–1944) während des 1. Weltkrieges die Dauerberieselung offener Frakturen und Schussbrüchen mit antiseptischen Lösungen. Erst gegen Ende des 1. Weltkrieges wurde von L. Moszkowicz die Auskleidung von Knochenhöhlen durch gestielte Periostlappen beschrieben. H. W. Orr tamponierte die Knochenresektionshöhlen mit Vaselinegase (offene Behandlung). W. Löhr verwandte statt Vaseline Lebertran in Verbindung mit einem Gipsverband.

Lokale Antibiotika

Nach dem 2. Weltkrieg waren es H. W. Buchholz und H. Engelbrecht [2], die eine neue Entwicklung für die Knochen- und Gelenkinfektionen einleiteten: Mit der Beimengung von Antibiotika zu Knochenzement setzten sie 1970 einen Meilenstein in der Revisionsendoprothetik und schufen die Grundlage für die Entwicklung der mit Gentamicin bestückten PMMA-Ketten zur Behandlung der Osteitis. Diese wurden 1976 durch K. Klemm [6] in Frankfurt inauguriert und blieben für mehr als ein Jahrzehnt das einzige Mittel zur lokalen Therapie von Knochen- und Gelenkinfektionen. Insbesondere für die topische Therapie von Gelenkinfektionen, aber auch für verzweigte Höhlen bei Knocheninfektion, wurde 1989 durch R. Ascherl und Mitarbeiter [1] ein weiterer Fortschritt erreicht. Die Verwendung gentamicinhaltiger Kollagenvliese erlaubte es nun, den Wirkstoffträger ohne mechanische Irritation des Gewebes den vorgegebenen Strukturen anzupassen.

Knochenersatz

Parallel zu dieser Entwicklung wurden Fortschritte auf dem Gebiet des Knochenersatzes gemacht, die es fortan erlaubten, größere diaphysäre Knochenabschnitte zu resezieren, um die Infektion radikaler zu sanieren: 1975 etablierte G. I. Taylor [12] die autologe Fibulatransplantation, 1982 führte H. J. Mankin [8] das Verfahren der Verpflanzung allogener, so genannter „massiver" Knochentransplantate ein. Während sich das letzt genannte Knochenersatzverfahren mehr in der Tumorchirurgie des Skelettes etablieren konnte, findet die im Jahr 1989 erstmals beschriebene Methode von G. A. Ilizarov [5] heute die größte Verbreitung, wenn Röhrenknochen substituiert werden müssen: Die Entdeckung, dass sich bei langsamem Zug von Knochensegmenten der Knochen auf der Transportstrecke regeneriert, war zwar nicht neu, führte aber durch die Untersuchungen Ilizarovs zur weltweiten Verbreitung dieser Methode.

Literatur

1 Ascherl R, Stemberger A, Geißdörfer K, Claudi B, Machka K, Lechner F, Blümel G. Experimentelle Ergebnisse und erste klinische Erfahrungen mit Kollagen-Gentamicin als Zusatzmaßnahme bei der chronischen Osteomyelitis. In: Stemberger A, Ascherl R, Lechner F, Blümel G (Hrsg.) Kollagen als Wirkstoffträger – Einsatzmöglichkeiten in der Chirurgie. Schattauer. Stuttgart, New York, 1989, SS. 45–53

2 Buchholz HW, Engelbrecht H. Über die Depotwirkung einiger Antibiotika bei der Vermischung mit dem Kunstharz Palacos. Chirurg 1970; 40: 511–515

3 Eckart WU. Historische Aspekte der infektiösen Chirurgie und der antiinfektiösen Behandlung. In: Fleischer GM (Hrsg.) Aktuelle Chirurgie der Infektionen. Johann Ambrosius Barth. Heidelberg, Leipzig, 1999, SS. 3–13

4 Gillespie WJ. Epidemiology in bone and joint infection. Inf Dis Clin North Am 1990; 4: 361–376

5 Ilizarov GA. The tension-stress effect on the genesis and growth of tissues. Clin Orthop 1989; 238: 249–281

6 Klemm K. Die Behandlung chronischer Knocheninfektionen mit Gentamycin-PMMA-Ketten und -kugeln. Unfallchirurgie 1976; 20–25

7 Lippert H, Piatek S. Wunde, Wundbehandlung, Wundforschung. In: Fleischer GM (Hrsg.) Aktuelle Chirurgie der Infektionen. Johann Ambrosius Barth. Heidelberg, Leipzig, 1999, SS. 15–32

8 Mankin HJ, Doppelt SH, Sullivan TR, Tomford WW. Osteoarticular and intercalary allograft transplantation in the management of malignant tumors of bone. Cancer 1982; 50: 613–630

9 Mendel V, Scholz CH, Nagel A. Knochen- und Weichteilinfektionen – ein geschichtlicher Überblick. In: Mendel V (Hrsg.) Knochen- und Weichteilinfektionen. Perimed, Erlangen, 1989, SS. 9–15

10 Perry CR. Historical perspective. In: Perry CR (Hrsg.) Bone and joint infections. Martin Dunitz Ltd., London, 1996, SS. 1–8

11 Schmitt W. Zur Geschichte der Wundkrankheiten. In: Schmitt W, Kiene S (Hrsg.) Chirurgie der Infektionen. Johann Ambrosius Barth 1991; SS. 23–31

12 Taylor GI, Miller GDH, Ham FJ. The free vascularized bone graft. Plast Reconstr Surg 1975; 55: 533–544

13 Thurston AJ. Of blood, inflammation and gunshot wounds: The history of the control of sepsis. Aust N Z J Surg 2000; 70: 855–861

Pathophysiologische Grundlagen 2

GUNTHER O. HOFMANN

Inhaltsübersicht

2.1 Lokale Wirtsfaktoren 11
  2.1.1 Makrozirkulation 11
  2.1.2 Mikrozirkulation 12
2.2 Systemische Wirtsfaktoren 13
  2.2.1 Endogene Faktoren 13
  2.2.2 Exogene Faktoren 13
  2.2.3 Immunstimulation 14
  2.2.4 Immunsuppression 14
2.3 Keimfaktoren 14
  2.3.1 „Kritische Keimmasse" 15
  2.3.2 Zelluläre und humerale Aktivatoren 15
  2.3.3 Adhärenz und Biofilm 16
  2.3.4 Resistenzentwicklung 17
  2.3.5 Quorum sensing und bakterielle Synergie 18
  2.3.6 Sonderfall MRSA-Infektion 18
2.4 Implantatfaktoren 18
  2.4.1 Metalle 19
  2.4.2 Polymere 20
  2.4.3 Keramiken 21
Literatur 22

Nicht jede Kontamination einer Wunde führt zwangsläufig zum Krankheitsbild einer Infektion. Ganz offensichtlich spielen dabei verschiedene kausale Faktoren eine Rolle (☞ Abb. 2.1). Zwischen diesen Faktoren bestehen vielfältige Wechselbeziehungen mit positiven und negativen Rückkopplungen. Die Theorie des „Zweitschlages“ und auch des „Drittschlages“ postuliert, dass nur eine bestimmte systemische Ausgangslage des Organismus bei einer vorbestehenden lokalen Noxe nach Inokkulation eines bestimmten Keims den Übergang von der Kontamination zur Infektion ermöglicht.

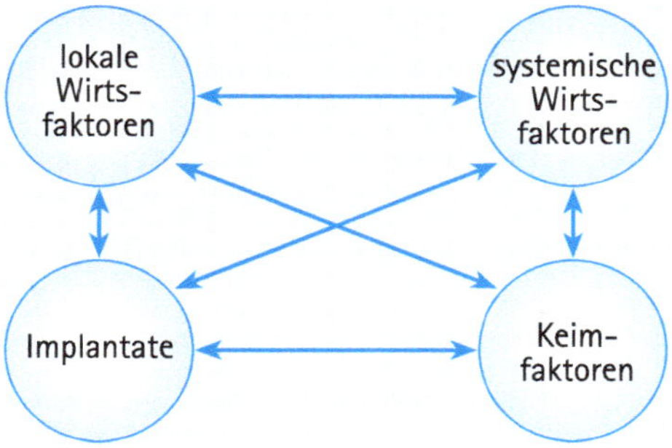

Abb. 2.1: Multifaktorielle Entstehung der Infektionen an Knochen und Gelenken.

2.1 Lokale Wirtsfaktoren

Die Infektion nimmt ihren Ausgang meist von den paraossalen Weichgeweben oder einem kontaminierten Hämatom. Durch passive und aktive Translation gelangen die Keime per continuitatem zunächst auf das Periost und durch die Fraktur- und Osteotomiespalten sowie durch Schraubenkanäle in Kortikalis und Spongiosa. Mechanische *Instabilität* im Bereich der Fraktur/Osteotomie fördert diese Ausbreitung und kompromittiert physiologische Reparaturvorgänge. In Längsrichtung des Knochens fördern Volkmann- und Havers-Systeme die Ausbreitung der Keime.

2.1.1 Makrozirkulation

Die Topographie der Verletzung ist für die Infektentstehung von erheblicher Bedeutung im Sinne der *Makrozirkulation*. Infektbedingte Komplikationen im Bereich des Unterschenkels und des Fußes sind um ein Vielfaches häufiger als in gut durchbluteten Arealen, wie Wirbelsäule, Becken und Schultergürtel. Auch der physiologischerseits bestehende unterschiedliche Durchblutungsgrad verschiedener Gewebe (bradytrophe Gewebe) spielt unter Umständen eine infektbegünstigende Rolle. Interessant ist, dass Gelenkinfektionen zehnmal seltener auftreten als reine Knocheninfektionen, was offensichtlich durch eine hohe antibakterielle Aktivität der Synovialmembran und der Synovia bedingt ist.

Gewebedruck

Die Ausbildung eines posttraumatischen Ödems sowie die Erhöhung des Gewebedrucks (z.B. Kompartmentsyndrom) verhindern schon in der frühen posttraumatischen Phase eine physiologische reaktive Revitalisierung des durch Trauma und Operation geschädigten Gewebes. Hinzu kommen Faktoren wie die Ruhigstellung eines Gelenkes, die den Circulus vitiosus einer Gelenkinfektion durch die fehlende Durchwalkung des Knorpels und damit die Zunahme von sauren Metaboliten in diesem bradytrophen Gewebe noch erhöht.

Pneumatische Blutsperre

Diese Beeinträchtigung der Zirkulation kann perioperativ durch chirurgische Maßnahmen noch verstärkt werden. Mehrere Arbeitsgruppen fanden, dass eine pneumatische Blutsperre mit der Dauer von bereits einer Stunde bei elektiven Eingriffen ein Ischämie-Reperfusionsphänomen am Skelettmuskel nachweisen lässt. Sie fanden einen signifikanten Anstieg der Superoxydproduktion (SOP) und der Myeloperoxidase-Aktivität (MPO) von polymorphkernigen neutrophilen Granulozyten (PMN). Diesen Xanthinoxidase-abhängigen freien Sauerstoffradikalen und den Cyclooxygenasemetaboliten wird eine pathogenetische Bedeutung bei der Entstehung eines lokalen und generalisierten Endothelschadens zugeordnet [5, 14]. Wann immer möglich, sollten deshalb Eingriffe in der septischen Knochen- und Gelenkchirurgie zwar mit einer zur Sicherheit angelegten, jedoch nicht aktivierten Blutsperre durchgeführt werden.

2.1.2 Mikrozirkulation

Im akut infizierten Knochen ist ein signifikanter Anstieg von Arachidonsäuremetaboliten (Thromoxane: TxA_2, TxB_2; Prostaglandine: PG_2, $PGF_{1\alpha}$ Leukotrien: LTB_4) nachweisbar. Die Prostaglandine können in hohen Konzentrationen zu einer deutlichen Senkung der Knochendurchblutung führen. Interessanterweise findet sich dieser Prostaglandinanstieg bei der akuten postoperativen Infektion, nicht jedoch bei der chronischen Osteitis.

Störung der Mikrozirkulation

In den Kapillaren des Entzündungsgebietes manifestiert sich somit zunehmend eine Störung der Mikrozirkulation. Es kommt zu einer Strömungsverlangsamung des Blutes, zur Bildung von thromboembolischen Verschlüssen in den Kapillaren und in deren Folge zur Ausbildung ischämisch bedingter Knochennekrosen. Der typische Ischämie-Reperfusionsschaden mit Ausbildung von Radikalen (O_2^*, OH^*, NO^*) konnte auch am Knochen und an der Synovia gezeigt werden. Chondrozyten und Synoviozyten können ebenfalls NO^* synthetisieren. Dieses wird mit Knorpeluntergang in Verbindung gebracht, weil es die Proteoglykansynthese der Chondrozyten blockiert.

Migration von Leukozyten

Endotheliale Adhäsionsmoleküle, wie Selektine (P- und E-Selektin) und die Vertreter der Immunglobulin-Superfamilie (ICAM-1, VCAM-1, PECAM-1), spielen dabei eine Rolle bei der Migration von Leukozyten durch das Gefäßendothel in die Zone der bakteriellen Entzündung. Dieser aktive Migrationsprozess (Chemotaxis) wird durch verschiedene Chemokine gesteuert. Diese Chemokine des Bindegewebes sind Fibronektin, Kollagen-Typ I-Fragmente, PDGF, EGF, CTB_4, $HETE_s$. Auf diese Weise sind beim Infekt ganz offensichtlich die Regelkreise des Immunsystems mit denen des Bindegewebes in komplizierter und noch völlig unverstandener Weise miteinander verzahnt.

Sauerstoffmangel

Die lokal beeinträchtigte Mikrozirkulation kann dann ggf. in Synergie mit einer systemisch reduzierten Sauerstoffverfügbarkeit (Schock, Hypovolämie, low cardiac output) schnell dazu führen, dass ein kritischer Sauerstoffmangelzustand im Gewebe erreicht wird (O_2-Partialdruck $\leq 26 \times 10^{-2}$ Pa). Der pH-Wert sinkt, der Laktatspiegel steigt, in der Folge sind die physiologischen Reparaturprozesse (Angiogenese, Kollagenproliferation) gestört. Revaskularisation und Resorption avitaler Knochenbezirke, wie sie physiologischerweise ablaufen sollten, finden nicht mehr statt. Pathophysiologisch werden diese Areale dann durch Granulozyten und Makrophagen aus ihrem Gewebekontext herausgetrennt und bilden Sequester. Zur gesunden Kortikalis hin wird die Sequesterhöhle durch einen sklerosierten, geflechartig aufgebauten Knochen abgetrennt.

Freisetzung von Oxidanzien

Aber auch ohne systemische Beeinträchtigung des Kreislaufs können z.B. Endotoxine zu einer massiven Freisetzung von Oxidanzien (Arachidonsäure, Metaboliten, Proteasen, Myeloperoxidase usw.) aus Makrophagen und Neutrophilen führen und dadurch die lokale Gewebeschädigung weiter beschleunigen. Neben der Aktivierung des zellulären findet auch die des humoralen Systems statt. Hauptsächlich über das Kontaktsystem und das Komplementsystem werden die typischen Kaskadenreaktionen des Gewebeschadens ausgelöst.

2.2 Systemische Wirtsfaktoren

Die gesamte systemische Abwehrlage eines Organismus unterliegt verschiedenen Faktoren, die meistens multifaktoriell dazu beitragen, nach stattgehabter Kontamination einer Verletzung die Situation zu beherrschen oder den Übergang von der Kontamination in die Infektion zuzulassen. Das Ausmaß der Interaktionen zwischen dem lokalen Entzündungsherd und dem Organismus bestimmt dabei die Schwere des Krankheitsbildes.

Dabei werden *endogene* von *exogenen* Faktoren unterschieden. Diese Unterscheidung ist aber unscharf, weil in vielen Situationen endogene und exogene Faktoren in ihrer Auswirkung nicht zu unterscheiden sind.

2.2.1 Endogene Faktoren

Zu den endogenen Faktoren gehören z.B. eine angeborene oder erworbene Immuninsuffizienz, eine diabetische Mikroangiopathie oder eine arterielle Verschlusskrankheit. So haben Patienten mit rheumatoider Arthritis bei primärer, elektiver Endoprothetik von Hüfte, Knie und Ellenbogen ein 2,6fach erhöhtes Infektionsrisiko gegenüber Patienten mit degenerativ bedingten Arthrosen [13]. Patienten mit Diabetes mellitus haben gegenüber Rheumatikern dann ein nochmals signifikant erhöhtes Infektionsrisiko bei den gleichen endoprothetischen Eingriffen [12].

Endogene, systemische Faktoren, die den lokalen Übergang von einer Kontamination zu einer Infektion begünstigen:

- Erhöhtes Alter
- Männliches Geschlecht
- Reduzierter Allgemeinzustand
- Konsumierende internistische Erkrankungen (Tumor)
- Rheumatoide Arthritis
- Diabetes mellitus
- Verminderte Immunkompetenz
- Übergewicht
- Mangelernährung
- Arterielle Mangeldurchblutung
- Periphere Ödeme
- Lymphangitis
- Neuropathie

2.2.2 Exogene Faktoren

Zu den exogenen Faktoren gehört die chronische Einnahme bestimmter Medikamente (Kortikosteroide, Immunsuppressiva) oder auch – mittlerweile gesichert – der chronische Nikotinabusus [15].

Zu den exogenen Faktoren zählen auch bestimmte sozialmedizinische Aspekte. So weisen Patienten, die vor endoprothetischen Eingriffen bereits in anderen Kranken- oder Pflegeeinrichtungen hospitalisiert waren, ein signifikant höheres postoperatives Infektionsrisiko auf, als solche die erst am Tag vor der Operation stationär aufgenommen werden [1].

Der Organismus kann auf prinzipiell sehr unterschiedliche Weise systemisch auf das Vorliegen einer lokalen Infektionssituation reagieren. Es existieren gesicherte Hinweise darauf, dass sowohl eine Immunstimulation als auch eine Immunsuppression stattfinden.

Exogene, systemische Faktoren, die den lokalen Übergang von einer Kontamination zu einer Infektion begünstigen:

- Polytrauma
- Schock (ASA > III)
- Infektionen anderer Lokalisation
- Sepsis
- Massentransfusion
- Verminderte globale O_2-Verfügbarkeit
- Ischämie und Reperfusion
- Verbrennungen
- Medikamenteneinnahme (Kortikosteroide, Immunsuppressiva)

2.2.3 Immunstimulation

Die Immunstimulation, also die Hochregulierung der inflammatorischen Antwort, findet auf der Schiene proinflammatorischer Zytokine (IL-1β, IL-6, IL-8, TNFα) und bioaktiver Lipide (z.B. Leukotrien, LTB_4) statt, die lokal von Makrophagen im Entzündungsgebiet sezerniert werden, in die Blutbahn gelangen und damit systemisch wirken. Ein systemischer Anstieg der proinflammatorischen Zytokine konnte z.B. bei der akuten postoperativen Infektion ganz klar gezeigt werden, wogegen er bei der chronischen Osteitis nicht signifikant stattfindet. Auch insbesondere allergische Mechanismen (☞ Kap. 2.4.1) können diese immunstimulierende Freisetzung der proinflammatorischen Zytokine auslösen.

2.2.4 Immunsuppression

Auch für die Immunsuppression, also die Herabregulierung der inflammatorischen Antwort gibt es gesicherte Belege. Makrophagen sezernieren auch antiinflammatorische Zytokine (IL-4, IL-10, IL-13, TGF-β1).

Es konnte gezeigt werden, dass ausgehend von einem lokalen chronischen Osteitisherd T-Lymphozyten und T-Helferzellen deutlich erniedrigt waren, während gleichzeitig T-Suppressor- und NK-Zellen erhöht waren. Bei den Makrophagen zeigte sich dabei ein uneinheitliches Bild: Die inflammatorische Subpopulation 27E10 war erniedrigt, die antiinflammatorische Subpopulation RM 3/1 erhöht.

Weitgehend ungeklärt ist die von einem lokalen Osteitisherd ausgehende systemische Auswirkung des gezielten Zelltodes von B- und T-Lymphozyten *(Apoptose)* und die damit verbundene immunsuppressive Immunmodulation. Die Annahme einer unspezifischen Immunsuppression durch die Infektion konnte im Rahmen einer eigenen klinischen Untersuchung eindrucksvoll belegt werden. Durch Applikation eines hochspezifischen Antikörpers gegen MRSA gelingt es, bei den betreffenden Patienten den MRSA binnen kurzer Zeit zu eliminieren. Allerdings konnten wir beobachten, dass in das „gesäuberte Biotop" sofort andere Keime (z.B. Serratia marcescens) immigrierten und damit weiterhin eine Infektionssituation bestand.

2.3 Keimfaktoren

Die Art des die Infektion herbeiführenden Keimes spielt weniger bei der akuten postoperativen Infektion als vielmehr bei der chronischen Osteitis eine Rolle. Und obgleich viele Verläufe der akuten und chronischen Infektionen an Knochen und Gelenken überhaupt nicht erregerspezifisch ablaufen, gibt es zahlreiche keimspezifischer Unterschiede.

2.3.1 „Kritische Keimmasse"

Offensichtlich existiert eine „kritische Keimmasse", die deutlich erregertypisch ist. Zumindest in der experimentellen Situation ist für einen Übergang von der Kontamination zur Infektion je nach Keim eine unterschiedliche Anzahl von Mikroorganismen notwendig. Es konnte gezeigt werden, dass bei offenen Frakturen mit intaktem Umgebungsgewebe eine absolute Anzahl von $2-8 \times 10^6$ Keimen nicht ausreicht, eine klinisch relevante Infektion auszulösen, bei gleichzeitig vorliegendem Gewebeschaden aber bereits 10^4 und bei zusätzlich eingebrachtem Implantat bereits 10^2 Keime zur Infektionsauslösung ausreichen [4].

Die hauptverantwortlichen pyogenen Keime für Infektionen in der Knochen- und Gelenkchirurgie sind die grampositiven Staphylokokken. Ihr herausragender pathogener Vertreter ist nach wie vor *Staph. aureus,* wenngleich den Nicht-aureus-Staphylokokken ein zunehmend größerer Anteil am Infektionsgeschehen zukommt, insbesondere wenn sich alloplastische Implantate in situ befinden [17]. Staphylokokken gehören eigentlich zur normalen Haut- und Schleimhautflora. Bereits beim Neugeborenen ist die Körperoberfläche mit verschiedenen Nicht-aureus-Spezies besiedelt. Bei 30–50% der Bevölkerung sind Staph. aureus auch auf den Nasenschleimhäuten zu finden. Eine Vielzahl verschiedener Mechanismen zeichnet aber für die Pathogenität dieser Keime verantwortlich (Tab. 2.1).

Tab. 2.1 Virulenzfaktoren von Staphylokokken [nach 8]

Enzyme	Toxine
Katalase Hyaluronidase Desoxyribonuklease Lipase Staphylokinase Leukozidin Koagulase	Hämolysine Exfoliatine A, B Toxic-Shock-Syndrom-Toxin (TSST-1, -2) Enterotoxine A, B, C1, C2, C3, D, E

2.3.2 Zelluläre und humorale Aktivatoren

Einzelne Bakterientypen produzieren zum Teil sehr unterschiedliche Endotoxine. Dadurch werden hauptsächlich die zellulären Entzündungsmediatoren (Neutrophile Granulozyten, Makrophagen, Monozyten) höchst unterschiedlich wirksam aktiviert, was unter anderem im Ausmaß der Radikalenbildung eine unterschiedliche lokale Wirkung entfalten kann.

Speziell im Fall von Gelenkinfektionen kann die Freisetzung von Endotoxinen und Metaboliten zu einer Verschiebung des pH-Wertes in der Synovia führen. Dies bedingt eine gestörte intraartikuläre Flüssigkeitsbilanz durch Ausbildung eines Ergusses und damit in der Folge eine intraartikuläre Druckerhöhung. Diese wiederum führt zu einer Mikrozirkulationsstörung in den Synovialgefäßen, zur Ausbildung von Mikrothrombosierungen und einem dadurch induzierten Ischämie-Reperfusionsschaden an der Synovialmembran. Dies resultiert in einer Ernährungsstörung und im Absterben der bradytrophen Gewebe im Gelenk, wie Knorpel, Bändern und Menisken, und in letzter Konsequenz des subchondralen Knochens (☞ Kap. 2.1.2). Andere zirkulierende mikrobielle Proteoglykane und Proteasen dagegen wirken mehr auf der humoralen Schiene der Entzündungsreaktion. Diese Trennung zellulär/humoral ist aber sehr unscharf. Bestimmte bakterielle Zellwandkomponenten (Mureine), wie LPS (= bakterielle Lipopolysaccharide), sind Bestandteile der äußeren Zellmembran bestimmter gramnegativer Bakterien und stellen nach

Freisetzung extrem starke Aktivatoren sowohl für B- als auch für T-Lymphozyten, Monozyten und Makrophagen dar.

2.3.3 Adhärenz und Biofilm

Viele Bakterien besitzen eine ausgezeichnete Fähigkeit zur Adhäerenz an alloplastischen Oberflächen. Bekannt ist dieses Phänomen von Staphylokokken (aureus und epidermidis), E. coli, Pseudomonas aeruginosa, Proteus mirabilis und β-hämolysierenden Streptokokken. Darüber hinaus besitzen einige Bakterien zusätzlich die Fähigkeit, sich auf einem Implantat nach Anhaftung in einer Schutzschicht einzubetten (☞ Abb. 2.2).

Definition

Ein solcher Biofilm besteht per definitionem aus:

- Extrazellulären Matrixsubstanzen (produziert vom Keim)
- Wirtseigenem Substrat (z.B. Zelldetritus, Zellwandkomponenten) und
- Darin eingebetteten Mikroorganismen.

Dieser Biofilm kann eine Dicke von bis zu 160 µm erreichen [16].

Entstehung des Biofilms

Die Entstehung des Biofilms vollzieht sich in vier Schritten [7]:

1. Schritt: Initiale, konditionierende Oberflächenbenetzung. Physikalische Aufladungen der Oberflächen (van der Waals-Kräfte, hydrophobe Wechselwirkungen) führen zu einer Benetzung dieser Oberflächen durch Fibronektin, Fibrinogen und Laminin aufgrund unterschiedlicher elektrochemischer Potenziale.

2. Schritt: Initiale, mikrobielle Anheftung. Die im 1. Schritt gebildete Schicht wirkt als Mediator für die unterschiedlich starke Adhärenz von bestimmten Bakterien.

3. Schritt: Mikrobenwachstum und Kolonisation. Es bilden sich unspezifische chemische Bindungen (kovalente und H-Brückenbindungen) zwischen den Polysacchariden und den Matrixmolekülen des Biofilms auf der einen Seite und den Proteinen der bakteriellen Zellmembranen auf der anderen Seite.

4. Schritt: Ausbildung des endgültigen Biofilms. Hier kommen sogar spezifische Rezeptorbindungen zwischen Bakterien und Biomaterial vor.

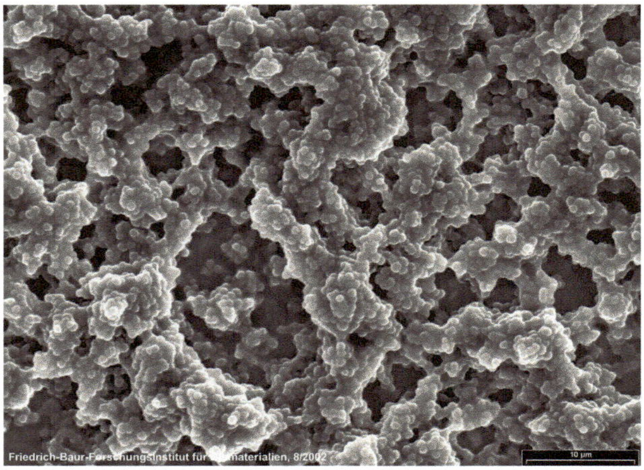

Abb. 2.2: Adhärenter Biofilm von Staphylococcus aureus auf einer UHMWPE-Oberfläche.

Keimabhängige Adhärenz

Diese Adhärenz ist z.B. bei Staph. epidermidis wesentlich stärker ausgeprägt als bei Staph. aureus. Einige Staph.-epidermidis-Stämme bilden dann eine mehrere µm dicke Schutzschicht über das Polymer, indem ein vielschichtiger Zellverband mit den Polysacchariden fest adhärent verbunden ist (☞ Abb. 2.2).
Bestimmte koagulasenegative Staphylokokken, so genannte „Schleimbildner" und insbesondere Staph.-epidermidis-Stämme, bauen auf Polyäthylenoberflächen (UHMWPE) in kürzesten Zeiträumen (oft nur 24 Stunden) ein Glykokalix-Schutzschild auf und werden damit unzugänglich sowohl für die physiologischen Mechanismen der Infektabwehr als auch für jede lokale und systemische Antibiose. Diese Glykokalix besteht meist aus neutralen Monosacchariden (D-Glukose, D-Galaktose, D-Mannose, L-Fruktose) und enthält zusätzlich Aminozucker, Aminosäuren, Teichonsäuren, Harnsäure und Polyole (Ribitol, Glyzerol). Es wird vermutet, dass diese Schicht einerseits die adhärenten Bakterien in ihrem Stoffwechsel (als Ionenaustauscher) unterstützt, andererseits weitere Bakterienadhäsionen begünstigt.
Ein erst einmal etablierter Biofilm stellt ein für den Keim schützendes Mikrobiotop dar, das kaum noch aufzubrechen ist. Interessanterweise konnte experimentell gezeigt werden, dass der Biofilm nicht etwa ein Diffusionshindernis für Antibiotika, wie Vancomycin oder Rifampicin, darstellt. Es müssen also andere Faktoren dafür verantwortlich sein, dass es selbst mit höchsten lokalen Dosen an Antibiotika nicht gelingt, die sessilen Keime im Biofilm auf einem Implantat zu eliminieren. Gleiche Dosen hätten jene für die frei schwimmende Form des Bakteriums notwendige Dosis zur Abtötung um ein Vielfaches übertroffen. Entweder wird das Antibiotikum von der Glykokalix gebunden und damit wirkungslos, oder die Bakterien zeigen eine Art von „Toleranzinduktion". Umgekehrt gibt es Hinweise darauf, dass der Biofilm die auf der Implantatoberfläche wachsenden Keime vor Abwehrmechanismen des Wirtes durch Inhibition von Chemotaxis und Phagozytoseaktivität der polymorphkernigen Leukozyten schützt.

2.3.4 Resistenzentwicklung

Ein weiterer sehr keimspezifischer Faktor ist die Fähigkeit zur Resistenzentwicklung gegen Chemotherapeutika und speziell Antibiotika. Von Resistenz eines Keimes gegen ein spezifisches Antibiotikum spricht man dann, wenn die minimale Hemmkonzentration (MIC) über dem in vitro erreichbaren Wirkstoffspiegel liegt. Grundsätzlich sind drei Resistenzformen zu unterscheiden:
Natürliche Resistenz ist durch artspezifische Eigenschaften eines bestimmten Mikroorganismus determiniert und bedeutet für ein definiertes Antibiotikum eine Lücke im Wirkungsspektrum (Beispiel: Lücke für viele gramnegative Keime gegen Penicilline).
Mutationsbedingte Resistenz: Völlig unabhängig vom Einsatz eines Antibiotikums treten natürlicherweise nach den statistischen Gesetzen der Genetik spontane Mutationen auf, die einzelne Spezies einer Keimart resistent gegen das eingesetzte Antibiotikum werden lassen (primäre Resistenz). Unter dem Selektionsdruck des Antibiotikums vermehren sich im Folgenden die mutierten, resistenten Spezies bevorzugt (sekundäre Resistenz). Diese Resistenzentwicklung kann sehr schnell (one-step-mutation) oder verzögert (multiple-step-mutation) ablaufen.
Übertragbare Resistenz: Weitergabe von genetischem Material von einer Keimart auf die andere.

Diese Einteilung ist unabhängig davon, ob der spezielle Wirkungsmechanismus eines Antibiotikums bakteriostatisch oder bakterizid ansetzt.

2.3.5 Quorum sensing und bakterielle Synergie

Synergie

Bei polymikrobiellen Mischinfektionen spielen sich offensichtlich zusätzliche Interaktionen zwischen den verschiedenen Keimen ab und zwar sowohl als Synergieeffekte im unterstützenden als auch im hemmenden Sinn.

- Es konnte experimentell gezeigt werden, dass in komplexen Wunden geringe Keimmengen von Pseudomonas aeruginosa die Fähigkeit von Staph. aureus erhöhen, eine Infektion zu verursachen.
- Umgekehrt hemmt die Anwesenheit von Staph. aureus in einer Wunde die Entstehung von Pseudomonas-aeruginosa-Infektionen [10]. Eine Synergie zwischen E. coli und Bacteroides konnte ebenfalls nachgewiesen werden [3].

Quorum sensing

Verschiedene Bakterienstämme verfügen über eine Fähigkeit zur *Signalgebung* auf molekulargenetischer und humeraler Ebene. Dieses Phänomen, dass ein Bakterien-Individuum seinen eigenen Metabolismus der Populationsdichte seiner Spezies in einem definierten Milieu anpassen kann, wird als Quorum sensing bezeichnet [2].

- Pseudomonas aeruginosa kann seinen Metabolismus für die eigene Reproduktion und seine Virulenz z.B. über bislang drei nachgewiesene Quorum-sensing-Systeme (PAI-1, PAI-2, PQS) steuern.
- Für Staph. aureus konnte sogar gezeigt werden, dass sich verschiedene Stämme über diese Signalgebung „bekämpfen“ können und dass die Entstehung eines Biofilms auf Implantaten (☞ Kap. 2.3.3) beim Staph. epidermidis auch gezielt durch Interspezies-Signalgebung und nicht nur stochastich molekular erfolgt.

2.3.6 Sonderfall MRSA-Infektion

Eine MRSA-Infektion stellt weder bei der akuten postoperativen Infektion, noch bei der chronischen Osteitis, weder bei der Gelenkinfektion, noch bei der Endoprotheseninfektion für die lokale chirurgische Behandlung eine Besonderheit dar. Alle in den einzelnen Kapiteln genannten Behandlungsalgorithmen und chirurgischen Protokolle gelten in gleicher Weise.
Die Besonderheit liegt einmal im limitierten Einsatz der lokalen und systemischen Antibiose und andererseits im Umgang mit dem Patienten auf der Station, im Operationssaal und in den Funktionsabteilungen (Röntgen). An dieser Stelle sei auf die einschlägige Literatur zur Hygiene hingewiesen. Das Kapitel 14 befasst sich ebenfalls mit diesem Problem.

2.4 Implantatfaktoren

Allein die Anwesenheit eines Implantates im Körper erhöht die lokale Infektanfälligkeit. Bestimmte Bakterien besitzen die Fähigkeit zur Adhäsion auf den Oberflächen von inerten Biomaterialien und zum Kolonisieren (☞ Kap. 2.3.3). Begünstigt wird diese Fähigkeit durch die oft dort anliegenden, geschädigten oder abgetöteten (z.B. durch PMMA-Hitzepolymerisation) Gewebezellen [6]. Während eine Kontamination mit 10^6 – 10^8 pathogenen Keimen im gesunden Gewebe noch keine Infektion auslöst, führt die Inokulation von kleinsten Fremdkörpern dazu, dass bereits eine Kontamination mit 10^2–10^5 entsprechenden Keimen die Infektion auslöst (kritische Keimmasse). Diese kritische Keimmasse ist aber für verschiedene Bakterien höchst unterschiedlich (☞ Kap. 2.3.1). Besonders anfällig für Kontamination, Kolonisation und Infektion sind Fremdkörperoberflächen, die nicht durch eine körpereigene Zell-Gewebe-Integration „abgedichtet" sind.

Neben dieser generellen unspezifischen Wirkung, die allen Fremdkörpern und Implantaten in gleicher Weise zukommt, zeichnen sich die unterschiedlichen Werkstoffe aber durch differente spezifische Eigenschaften aus.

2.4.1 Metalle

Metallische Implantate können im vitalen Gewebe eines Organismus vier verschiedene Reaktionsformen auslösen:

- Mechanisch biologische Reaktion
- Chemisch lokaltoxische Reaktion
- Generalisierte fokaltoxische Reaktion
- Generalisierte immunologische Reaktion

Mechanisch biologische Reaktion

Die mechanisch biologische Reaktion ist eine normale Körperreaktion des Organismus („Fremdkörperreaktion"), wie sie auch auf Implantaten aus anderen Werkstoffen (z.B. Kunststoffe) und auf Fremdkörpern (z.B. Glas) zu beobachten ist.

Chemisch lokaltoxische Reaktion

Die chemisch lokaltoxische Reaktion wird dadurch ausgelöst, dass Metallimplantate in biologischen Systemen in unterschiedlichem Ausmaß verschiedenen physikalischen Abrasions- und elektrochemischen Korrosionsprozessen unterliegen. Dadurch werden die Legierungskomponenten in höchst unterschiedlichen Formen frei gesetzt.

Aus fertigungstechnischen Gründen und bedingt durch den chirurgisch mechanischen Akt des Einbauens weisen Metallimplantate immer gewisse Inhomogenitäten auf:

- Mechanisch kann dies zu elementarem Metallabrieb führen.
- Elektrochemisch bilden sich im Elektrolytmilieu des Organismus am Implantat relative Anoden und relative Kathoden (☞ Abb. 2.3). An der relativen Anode gehen freie Metallionen in Lösung. Die im Implantat verbliebenen freien Elektronen verursachen einen galvanischen Strom zur relativen Kathode. Dort reagieren sie mit Wasser und physikalisch gelöstem Sauerstoff unter Ausbildung von anorganischen Metallsalzen insbesondere von Metallosiden und Hydroxylionen. Zusätzlich entstehen unlösliche organometallische Verbindungen und kolloidale organometallische Komplexe.

Metalloberflächen von Implantaten weisen teilweise zusätzlich hohe Oberflächenspannungen auf und können dadurch sowohl chemische Reaktionen katalysieren als auch das Adhäsionsverhalten von

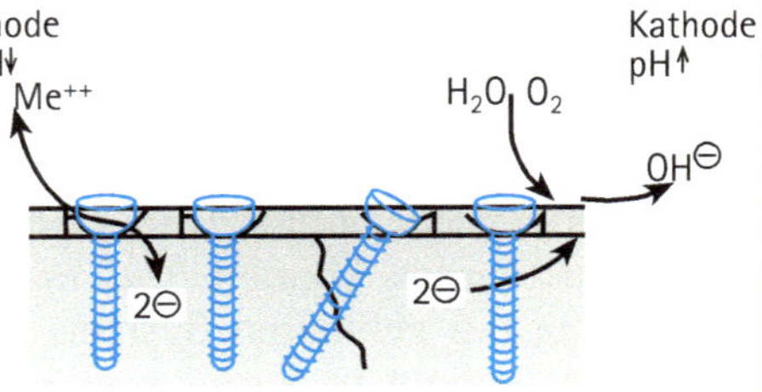

Anode: $Me \rightleftharpoons Me^{++} + 2e^-$

Kathode: $H_2O + \frac{1}{2}\,O_2 + 2e^- \rightleftharpoons 2OH^-$

Gewebe: a) Me^{++}: freie Ionen

b) $Me^{++} + 2OH^- \rightleftharpoons Me(OH)_2$

Abb. 2.3: Elektropotenzialbildung eines Metallimplantates im Elektrolytmilieu des Organismus.

Zellen (und damit auch das von Bakterien) beeinflussen.

Immunologische Reaktion

Einigen elementaren Bestandteilen verschiedener Legierungen wird klinisch eine Allergieauslösung zugeschrieben, die auf den oben beschriebenen verschiedenen biophysikalischen und elektrochemischen Prozessen basiert. In erster Linie betroffen sind *Nickel, Kobalt* und *Chrom*. Experimentelle und klinische Sensibilisierungen sind aber auch bekannt von Beryllium, Tantal, Titan und Vanadium. Die klinische Bedeutung implantatinduzierter Metallallergien wird in einer Häufigkeit zwischen 3–15% angegeben. Der Wirkungsmechanismus dieser Allergisierung wird auf unterschiedlichen Schienen diskutiert [9, 11].

Generalisierte immunologische Reaktion: Freie Metallionen können als Haptene wirken. Durch Kopplung dieser Metallionen an körpereigene Proteine werden sie zum Vollantigen und können ebenso wie koloidale organo-metallische Komplexe in spezifischer Weise das Immunsystem im Sinne einer Aktivierung triggern.

Generalisierte fokaltoxische Reaktion: Andererseits können Metallabrieb, schwerlösliche anorganische Metallsalze, unlösliche organometallische Verbindungen und präzipitierte Metallhydroxydkristalle unspezifisch nach Inkorporation durch Makrophagen das RHS stimulieren Es ist gesichert, dass Kristalle das Kontaktsystem, eines der vier humoralen Kaskadensysteme aktivieren können. Durch diese Aktivierung des zellulären Systems (Makrophagen) kommt es auch zu einer Erhöhung von IL-6, LTB-4 und TGE-2. Für beide Mechanismen wird eine Triggerfunktion bei der Entstehung von Infekten diskutiert.

Infektionsbegünstigung

Speziell für aus Legierungen herausgelöstes Eisen wird vermutet, dass dieses erhöhte Angebot an Fe^{x+}-Ionen die Pathogenität von bestimmten Bakterienstämmen (Staph. aureus, Staph. epidermidis, Pseudomonas aeruginosa und E. coli) erhöht. Umgekehrt aber hemmt es die Makrophagenaktivität.

2.4.2 Polymere

Bei den als Implantaten zum Einsatz kommenden Polymeren handelt es sich, anders als bei den Metallimplantaten, um hydrophobe, amorphe Stoffe. Die „Anfälligkeit“ eines Werkstoffes für die Ausbildung eines Biofilms ist durchaus spezifisch und sehr unterschiedlich. Teflon und Polyurethan z. B. weisen als Kathetermaterial eine wesentlich geringere „Kontaminationsanfälligkeit“ auf als PVC. Diese Unterschiede basieren auf unterschiedlichen physikalisch chemischen Eigenschaften, wie Polarität, van-der-Waals-Kräften und hydrophoben Wechselwirkungen.

Ultrahochmolekulares Polyethylen (UHMWPE) ist noch immer tribologisch unverzichtbarer Bestandteil vieler endoprothetischer Gelenkkopplungen. Allerdings erzeugt UHMWPE je nach mechanischer Beanspruchung und Standzeit unterschiedlich hohe Mengen an feinem Abrieb. Dieser Abrieb aktiviert neutrophile Granulozyten und wirkt damit als mittelbar verantwortlich für die Auslösung einer zellulären Entzündungsreaktion. Der Zusammenhang dieser Entzündungsreaktion mit der Auslockerung von Prothesenkomponenten gilt als gesichert, die infektionsbegünstigende Wirkung des Polyethylenabriebs wird diskutiert. Zum Thema „Adhärenz und Biofilm“ ☞ Kap. 2.3.3.

Eine mit einer solchen Glykokalix überzogene polymere Oberfläche an einem Im-

plantat entzieht sich intravital sowohl allen mechanischen und chemischen Säuberungsbemühungen als auch jedem Angriff sowohl durch die systemisch Abwehr als auch durch lokale und systemische Antibiose.
Beim so genannten **„Knochenzement"**, dem **PMMA (Polymethylmethacrylat)** kommt noch als zusätzlicher, die Adhäsion fördernder Faktor hinzu, dass dieser sehr spröde Stoff über eine sehr große Oberfläche verfügt. Außerdem führt die In-vivo-Polymerisation des PMMA während des Aushärtungsvorganges zu einer nachweisbaren Beeinträchtigung der Chemotaxis und Phagozytoseaktivität der polymorphzelligen Leukozyten.

2.4.3 Keramiken

Die Oberflächenwirkung von **Al_2O_3-Keramiken** und **Glaskeramiken** auf eine mögliche Bakterienadhärenz sind noch weitgehend ungeklärt. Da die meisten Keramiken aber kristalline Strukturen aufweisen, wird der Besiedelungsprozess ähnlich wie bei den Metallen vermutet.

Literatur

1 Cruse PJ, Foord R: A five-year prospective study of 23.649 surgical wounds. Arch Surg 107 (1973) 206–210
2 Donabedian H: Quorum sensing and its relevance to infections diseases (review). J of Infection 46 (2003) 207–214
3 Dunn D, Rotstein OD, Simmons RL: Fibrin in peritonitis. IV. Synergistic intraperitoneal infection caused by E. coli and Bacteroides fragilis within fibrin clots. Arch Surg 119 (1984) 139–144
4 Elek SD, Conen PE: The virulence of staphylococcus pyogenes for man: a study of the problems of wound infection. Br J Exp Pathol 38 (1957) 573–586
5 Friedl HP, Smith DJ, Till GO, Thomson PD, Louis DS, Ward PA: Ischemia-Reperfusion in Humans. Appearance of Xanthine Oxidase Activity. Am J Pathol 136 (1990) 491–495
6 Gristina AG: Biomaterials-centered infection: microbial adhesion versus tissue integration. Science 237 (1987) 1588–1595
7 Habash M, Reid G: Microbial biofilms: their development and significance for medical device-related infections. J Clin Pharmacol 39 (1999) 887–898
8 Hahn K, Mikits K, Gaterman S: Staphylokokken. In: Hahn H, Falke D, Kaufmann SHE, Ulmann U (Hrsg.). Medizinische Mikrobiologie und Infektiologie. Berlin, Heidelberg, New York: Springer-Verlag, 1999: 199–211
9 Hallab N, Merritt K, Jacobs JJ: Metal sensitivity in patients with orthopaedic implants. J Bone Jt Surg 83A (2001) 428–436
10 Hendricks KJ, Burd TA, Anglen JO, Simpson AW, Christensen GD, Gainor BJ: Synergy between Staph. aureus and Pseudomonas aeruginosa in a rat model of complex orthopaedic wounds. J Bone Jt Surg 83A (2001) 855–861
11 Hofmann GO, Lob G: Sensibilisierung unfallchirurgischer Patienten durch Osteosyntheseimplantate aus Ni-, Co-, Cr-haltigen Legierungen. Hefte zu der Unfallchirurg 230 (1993) 997–1000
12 Menon TJ, Thjellesen D, Wroblewski BM: Charnley low-friction arthroplasty in diabetic patients. J Bone Jt Surg 65B (1983) 580–581
13 Poss R, Thornhill TS, Ewald FC, Thomas WH, Batte NJ, Sledge CB: Factors influencing the incidence and outcome of infection following total joint arthroplasty. Clin Orthop 182 (1984) 117–126
14 Rose S, Fiebrich M, Weber P, Dike J, Bühren V: Neutrophil activation after skeletal muscle ischemia in humans. Shock 9 (1998) 21–26
15 Schmitz MA, Finnegan M, Natarajan R, Champine J: Effect of smoking on tibial shaft fracture healing. Clin Orthop 365 (1999) 184–200
16 von Gift C, Heilmann C, Peters G: New aspects in the molecular basis of polymer-associated infections due to staphylococci. Eur J Clin Microbial Infect Dis 18 (1999) 843–846
17 Wilson APR, Sturridge MF, Treasure T, Grueneberg RN: A scoring method (asepsis) for postoperative wound infections for use in clinical trials of antibiotic prophylaxis. The Lancet 1986, 8: 311–313

Prophylaxe von Infektionen 3

MICHAEL DIEFENBECK, EVA ROSSMANN,
GUNTHER O. HOFMANN

Inhaltsübersicht

3.1 Präoperative Phase 25
3.1.1 Infektionsrisiken 25
3.1.2 Management von offenen Frakturen 28
3.1.3 Management von kontaminierten Wunden 32
3.2 Intraoperative Phase 32
3.2.1 Infektionsrisiken 32
3.2.2 Prophylaktische Maßnahmen 33
3.3 Postoperative Phase 34
3.3.1 Infektionsrisiken 34
3.3.2 Prophylaktische Maßnahmen 35
3.3.3 Wundmonitoring 35
3.4 Prophylaxe durch Antibiotikagabe 36
3.4.1 Indikationen 36
3.4.2 Durchführung 37
3.5 Empfehlungen zur Prophylaxe von postoperativen Infektionen der Centers for Disease Control (CDC) 38
3.5.1 Präoperative Phase 39
3.5.2 Intraoperative Phase 40
3.5.3 Postoperative Phase 40
3.6 Dokumentation und Statistik 41
Literatur 42

Postoperative Wundinfekte stehen nach Harnwegsinfektionen an 2. Stelle aller nosokomialen Infektionen in chirurgischen Abteilungen [10]; sie machen 14–16% aller nosokomialen Infekte sämtlicher hospitalisierter Patienten aus. Die Folgen sind schwerwiegend: Schmerzen, Revisionsoperationen und längere Krankenhausaufenthalte für den Patienten, zusätzliche Kosten für das Gesundheitssystem.
Um das Risiko einer postoperativen Infektion zu verringern, müssen systematische, praktikable Maßnahmen während des gesamten Krankenhausaufenthaltes durchgeführt werden. Dabei muss beachtet werden, dass das Risiko durch den Patienten, die Operation, das Personal und die baulichen Gegebenheiten der jeweiligen Operationsabteilung beeinflusst wird.
Dieses Kapitel ist in die drei Abschnitte des Krankenhausaufenthaltes eines chirurgischen Patienten aufgeteilt (prä-, intra- und postoperative Phase): Zunächst werden die entsprechenden Risiken genannt, dann prophylaktische Maßnahmen empfohlen. Die Empfehlungen der Centers for Disease Control sind in Kapitel 3.5 zusammengefasst.

3.1 Präoperative Phase

3.1.1 Infektionsrisiken

Individuelle Risiken und Vorerkrankungen

Der Ausdruck „Risikofaktor" hat eine definierte Bedeutung in der Epidemiologie und bezieht sich bei der Pathophysiologie und Prävention des postoperativen Wundinfektes auf Variablen, die eine signifikante und unabhängige Assoziation mit dem Auftreten eines Wundinfektes nach einer bestimmten Operation besitzen. Risikofaktoren werden durch multivariante Analysen in epidemiologischen Studien entdeckt. Leider wird der Term „Risikofaktor" in der chirurgischen Fachliteratur oft sehr allgemein verwandt. So werden Variablen als Risikofaktor bezeichnet, die zwar in univarianten Analysen mit dem postoperativen Wundinfekt in Verbindung gebracht werden können, jedoch keine unabhängigen Prädiktoren sind. Individuelle Faktoren, die das Risiko eines postoperativen Wundinfektes erhöhen können, sind:

- Diabetes mellitus
- Nikotinabusus
- Geschwächte Immunabwehr: Therapie mit Kortikosteroiden, Immunsuppression, rheumatoide Arthritis
- Mangelernährung
- Langer präoperativer Krankenhausaufenthalt
- Kolonisation des Patienten mit Mikroorganismen
- Gleichzeitige, unabhängig vom OP-Gebiet bestehende Infektionen (ggf. okkult)
- Perioperative Transfusion von Blutprodukten
- Hohes Alter
- Adipositas

Diabetes mellitus

Die Auswirkungen eines Diabetes mellitus auf das Risiko eines postoperativen Wundinfektes wird kontrovers diskutiert; denn nach Kontrolle der möglichen Kofaktoren konnte das unabhängige Risiko nicht definitiv bewiesen werden [3].
Aktuelle Erkenntnisse einer noch nicht abgeschlossenen Studie von Patienten nach koronaren Bypass-Operationen weisen auf eine signifikante Beziehung zwischen erhöhtem HbA_{1c}-Werten und der postoperativen Wundinfektionsrate hin [4]. Zusätzlich konnte ein erhöhter Blutzuckerwert (> 200 mg/dl) direkt postoperativ (< 48 Stunden) in Zusammenhang mit einem erhöhten Risiko gebracht werden.
Weitere Studien sind nun erforderlich, um die Effizienz der postoperativen Blutzu-

ckereinstellung als Präventivmaßnahmen zu beweisen.

Nikotinabusus

Nikotinabusus verzögert die primäre Wundheilung und steigert das Risiko eines postoperativen Wundinfektes. In einer großen prospektiven Studie war Zigarettenrauchen ein unabhängiger Risikofaktor für sternale oder mediastinale Wundinfekte nach Herzoperationen [21].

Geschwächte Immunabwehr

Patienten, die unter einer Kortikosteroidtherapie stehen oder andere immunsuppressive Medikamente einnehmen sind möglicherweise für die Entwicklung eines postoperativen Wundinfektes prädispositioniert, wobei die Datenlage widersprüchlich ist. In einer Studie bei Crohn-Patienten mit langjähriger Kortikosteroidtherapie kam es bei präoperativer Kortikosteroideinnahme signifikant öfter zu Wundinfekten (12,5%) als ohne Kortikosteroide (6,7%) [24]. Andere Studien konnten jedoch keinen Zusammenhang finden [31].

Mangelernährung

Es gibt viele theoretische Argumente, dass eine schwere präoperative Mangelernährung zu einem erhöhten postoperativen Wundinfektionsrisiko führt. Die epidemiologische Beweisführung für alle chirurgischen Subdisziplinen ist jedoch schwierig. Eine multivariante, logistische Regressionsanalyse zeigte, dass eine proteinkalorische Mangelernährung bei koronaren Bypassoperationen kein unabhängiger Prädiktor eines Wundinfektes ist [27].
Auch wenn heutzutage die totale parenterale Ernährung oder die komplette enterale Ernährung bei Chirurgen und Intensivmedizinern bei vielen schweren Eingriffen allgemein anerkannt ist, steht der Beweis der Reduktion des Wundinfektionsrisikos bei mangelernährten Patienten noch aus.

Langer präoperativer Krankenhausaufenthalt

Ein verlängerter präoperativer Krankenhausaufenthalt wird oft als Risiko für das Auftreten eines postoperativen Wundinfektes genannt. Der Aufenthalt ist jedoch durch die Schwere der Erkrankung und Komorbidität (z.B. chronisch obstruktive Lungenerkrankung, Herzinsuffizienz, Niereninsuffizienz, Leberfunktionsstörungen) bedingt und ist daher kein unabhängiger Risikofaktor [15, 21].

Präoperative Kolonisation des Nasenraumes mit Staphylococcus aureus

Staphylococcus aureus wird häufig als Erreger eines postoperativen Wundinfektes nachgewiesen. Seit Jahren ist bekannt, dass die Entstehung eines postoperativen Wundinfektes durch Staphylokokken definitiv mit der Besiedlung des Nasenraumes assoziiert ist.
Bei einer aktuellen, multivarianten Analyse war die Besiedlung der Nase der stärkste unabhängige Risikofaktor für postoperative Wundinfekte nach kardiothorakalen Eingriffen [11]. Mupirocin-Nasensalbe erradiziert Staphylococcus aureus effizient bei nasaler Besiedlung. Eine Studie von Kluytmans et al. zeigte ein reduziertes Infektionsrisiko nach der präoperativen Anwendung von Mupirocin-Nasensalbe bei kardiothorakalen Operationen, unabhängig vom Kolonisationsstatus [12]. Da die Ergebnisse dieser Studie mit einer historischen Kontrollgruppe verglichen wurden, steht der definitive Beweis der Effektivität durch eine prospektive, randomisierte klinische Studie noch aus.

Gleichzeitig, unabhängig vom Operationsgebiet bestehende Infektionen

Es ist seit langem bekannt, dass eine Infektion, die an einer vom Operationsgebiet unabhängigen Körperregion besteht, das Infektionsrisiko erhöht. Daher sollten

bekannte Infekte (z.B. Harnwegsinfekte, Infekte der Atemwege, Nagelbettinfektionen) oder Infektquellen (Ulcus cruris venosum, Dekubitalulkus, Rhagaden der Zehenzwischenräume, schlechter Zahnstatus) beseitigt werden. Bei allen elektiven Eingriffen, insbesondere vor Implantation von Endoprothesen, sollte zwischen der Abheilung von chronischen Ulcera cruris venosa und der Implantation ein Intervall von zwölf Wochen liegen.
Bei der präoperativen Laborkontrolle weist eine Leukozytose oder eine Erhöhung des C-reaktiven Proteins auf einen (okkulten) Infekt hin. Hier ist zur weiteren Abklärung eine Fokussuche notwendig.

Perioperative Transfusion von Blutprodukten

Auch wenn zunächst angenommen wurde, dass die perioperative Transfusion von leukozytenhaltigen allogenen Blutkomponenten ein apparenter Risikofaktor für postoperative Wundinfektionen darstellt, ergab die genauere epidemiologische Auswertung der Zahlen, dass die Annahme durch bis zu zwölf Kovariablen beeinflusst wurde und der Effekt der Transfusion auf einen postoperativen Infekt minimal bis nicht existent ist [30].
Es gibt derzeit keine wissenschaftliche Begründung, chirurgischen Patienten notwendige Blutprodukte vorzuenthalten, um dadurch einem postoperativen Wundinfekt vorzubeugen.

Risiken bei der Operationsvorbereitung

Maßnahmen zur Reduktion möglicher Risikoquellen für einen postoperativen Wundinfekt bei der Operationsvorbereitung:

- Duschen mit Antiseptika
- Entfernung der Haare
- Hautdesinfektion
- Händedesinfektion
- Identifikation von erkranktem/infiziertem Personal

Duschen mit Antiseptika

Auch wenn durch das präoperative Duschen, z.B. mit Chlorhexidine- oder Polyvidon-Iodine-Lösungen die Keimbesiedelung deutlich reduziert werden kann, konnte eine Reduktion der postoperativen Wundinfektionsrate nicht gezeigt werden.

Entfernen der Haare

Die präoperative Rasur des Operationsgebietes eine Nacht vor der Operation steigert das Infektionsrisiko signifikant (5,6%) gegenüber der Benutzung von Enthaarungscreme oder dem Belassen der Haare (0,6%) [26]. Die Ursache ist vermutlich, dass das Rasieren zu mikroskopischen Verletzungen der Haut führt, welche später als Nische für eine exponentielle Vermehrung von Bakterienkolonien dient. Andere Studien zeigen sogar, dass die Enthaarung, egal durch welche Methode, zu einer Steigerung der postoperativen Wundinfektionsrate führt.

Hautdesinfektion im Operationssaal

Diverse Antiseptika sind für die präoperative Hautdesinfektion des Operationsgebietes im Handel. Zu den meist benutzten zählen Iodophore (z.B. Polyvidone-Iodine), alkoholische Lösungen und Chlorhexidinglukonate. Es existieren keine kontrollierten, operationsspezifischen Studien, die die Effektivität dieser Substanzen im Hinblick auf den postoperativen Wundinfekt vergleichen.

Händedesinfektion

Alkoholische Lösungen gelten in vielen europäischen Ländern bei der präoperativen Händedesinfektion als Goldstandard. In den USA werden am häufigsten Poly-

vidone-Iodine und Chlorhexidinglukonat benutzt.
Die meisten Studien, die sich mit der Effektivität der Händedesinfektion beschäftigen, beziehen sich auf die bakterielle Kolonisation der Hände. Es existieren keine vergleichenden klinischen Studien im Hinblick auf das postoperative Wundinfektionsrisiko. Aktuelle Studien belegen, dass eine zweiminütige Händedesinfektion in Bezug auf die Reduktion der bakteriellen Kolonisation genauso effektiv ist wie eine 10-minütige, wobei die optimale Zeitdauer nicht bekannt ist [17].
Die erste Handreinigung des Tages sollte eine Säuberung des Bereiches unter den Fingernägeln, meist mit einer Bürste, beinhalten.

Erkranktes oder infiziertes Personal

Operationspersonal mit aktiven Infektionen oder mit nachgewiesener Kolonisation durch bestimmte Mikroorganismen konnte mit einer auffälligen Häufung von postoperativen Wundinfekten in Verbindung gebracht werden. Somit müssen Richtlinien aufgestellt werden, um diesen Übertragungsweg zu verhindern. Dabei darf die soziale Absicherung des betroffenen Personals nicht vergessen werden.

3.1.2 Management von offenen Frakturen

Offene Frakturen werden nach der Klassifikation von Tscherne und Oestern [29] oder nach der von Gustilo [5, 6] eingeteilt (☞ Tab. 3.1).
Das Infektrisiko bei der operativen Versorgung von offenen Frakturen wird in der Literatur mit 15–40% angegeben. Daher kommt dem richtigen Management von offenen Frakturen bereits am Unfallort durch ein verbindliches Behandlungsprotokoll [13] eine große Bedeutung bei der Verhinderung einer Infektion zu.

Tab. 3.1 Klassifikation der offenen Frakturen

Grad	Nach Tscherne und Oestern [29]	Nach Gustilo [5, 6]
O I	Durchspießung eines Knochenfragments von innen mit geringer Kontusion und unbedeutender bakterieller Kontamination	Komplikationswunde < 1 cm und sauber
O II	Umschriebene Haut- und Weichteilkontusion sowie mittelschwere Kontamination	Komplikationswunde > 1 cm ohne ausgeprägten Weichteilschaden
O III	Ausgeprägte Weichteildestruktion, häufig mit Gefäß- und Nervenverletzung; starke Wundkontamination	Schwere Weichteilzerreißung
O III A		Ausreichende Weichteilbedeckung ungeachtet der ausgeprägten Weichteilzerreißung. Rasanztraumen, ungeachtet der Größe der Kontaminationswunde
O III B		Ausgedehnte Weichteilverletzung mit Deperiostierung und Knochenexposition, in der Regel mit massiver Kontamination
O III C		Zusätzlich arterielle Gefäßverletzung mit erforderlicher Gefäßrekonstruktion
O IV	Totale und subtotale Amputation	

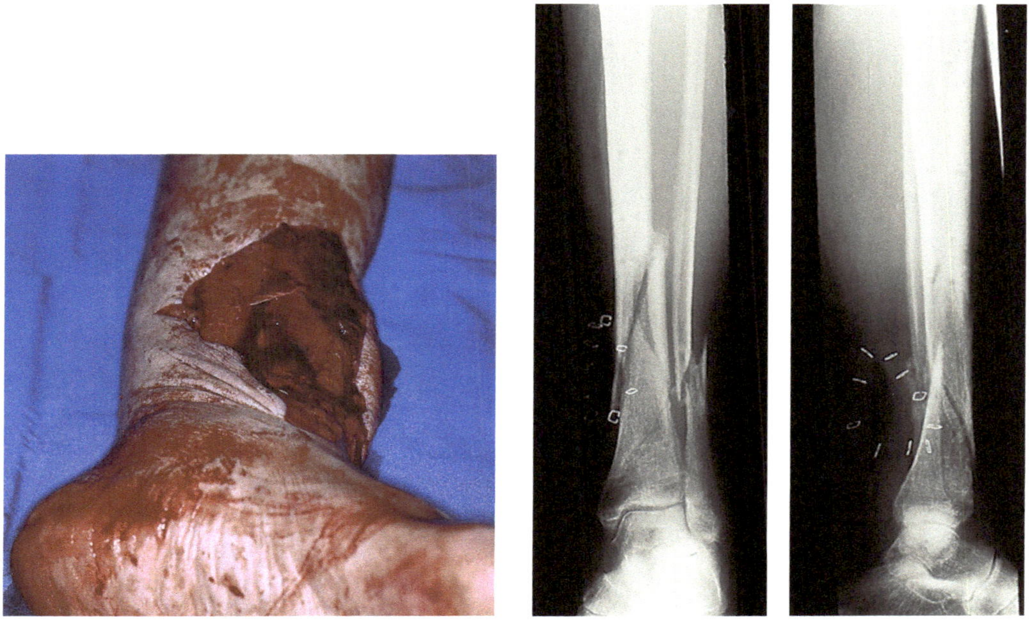

Abb. 3.1: Beispiel einer IIIA-Fraktur am distalen Unterschenkel. Umschriebene Haut- und Weichteilkontusion mit mittelschwerer Kontamination.

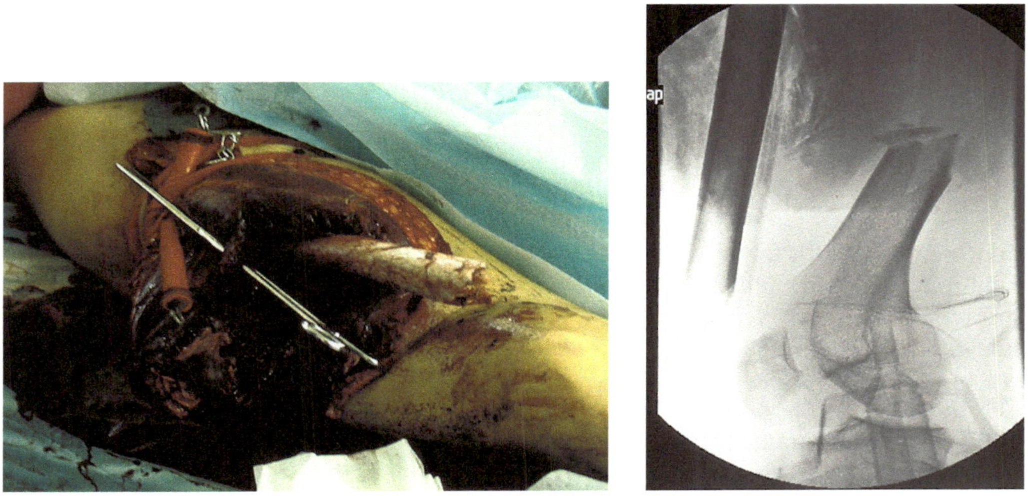

Abb. 3.2: Beispiel einer IIIC-Fraktur am distalen Oberschenkel. Schwerste Weichgewebsdestruktion, Deperiostierung des Knochens, neurovaskuläre Begleitverletzungen und starke Wundkontamination.

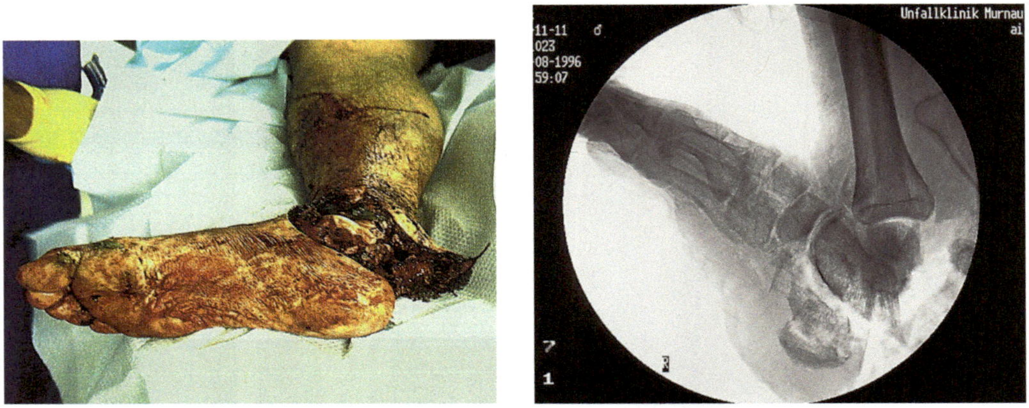

Abb. 3.3: Beispiel einer subtotalen, traumatischen Amputation eines Fußes auf Höhe des Sprunggelenkes.

Präklinik/Unfallort

Am Unfallort hat die Aufrechterhaltung der Vitalfunktionen und die Schockbehandlung oberste Priorität.

Die spezifische Therapie bei offenen Frakturen beinhaltet die Reposition, den sterilen Verband und die Schienung. Die Reposition verhindert Drucknekrosen und Durchblutungsstörungen, die einen Infekt begünstigen. Die sterile Abdeckung sollte großflächig erfolgen, mit Heftpflaster fixierte sterile Kompressen haben sich nicht bewährt.

Wir empfehlen zur Infektionsprophylaxe bereits am Unfallort ein Antibiotikum mit möglichst breitem Wirkspektrum intravenös zu verabreichen. Infrage kommen hierfür Cephalosporine der Gruppe II, wie Cefuroxim (z.B. Cefuroxim®) und Cefotiam (Spizef®), oder III, wie Cefotaxim (z.B. Claforan®) und Ceftriaxon (z.B. Rocephin®).

Notaufnahme/Schockraum

- Der sterile Verband bleibt in dieser Phase ungeöffnet. Sollte eine Blutung bei offener Fraktur nicht nach kurzer Zeit stehen, reicht meist ein zusätzlicher Kompressionsverband zur Blutstillung aus
- Die benachbarten Gelenkabschnitte müssen sorgfältig untersucht werden, insbesondere im Hinblick auf die periphere Durchblutung und, falls möglich, Neurostatus (Durchblutung, Motorik, Sensibilität)
- Ist eine intravenöse Antibiotikaprophylaxe nicht bereits am Unfallort erfolgt, sollte diese nun durchgeführt werden [13]
- Der Tetanusschutz muss überprüft und ggf. aufgefrischt werden [19] (☞ Tab. 3.2, www.rki.de)

Operationsvorbereitung im Saal

Erst im Operationssaal werden die am Unfallort angelegten Verbände unter aseptischen Bedingungen entfernt. Die Haut im Umfeld der Wunde wird mit steriler Ringer- und Seifenlösung unter Verwendung von sterilen Handwaschbürsten gereinigt und ggf. enthaart. Danach wird die Komplikationswunde selbst gespült, gereinigt und desinfiziert. Hierzu werden die sterilen Handschuhe gewechselt und frische Instrumente benutzt.

Tab. 3.2 Tetanusimmunprophylaxe im Verletzungsfall (nach STIKO [19])

Vorgeschichte der Tetanus-Immunisierung (Anzahl der Impfungen)	Saubere, geringfügige Wunden		Alle anderen Wunden[1]	
	Td oder DT[2]	TIG[3]	Td oder DT	TIG
Unbekannt	Ja	Nein	Ja	Ja
0–1	Ja	Nein	Ja	Ja
2	Ja	Nein	Ja	Nein[4]
≥ 3	Nein[5]	Nein	Nein[6]	Nein

[1] Tiefe und/oder verschmutzte (mit Staub, Erde, Speichel, Stuhl kontaminierte) Wunden, Verletzungen mit Gewebszertrümmerung und reduzierter Sauerstoffversorgung oder Eindringen von Fremdkörpern (z. B. Quetsch-, Riss-, Biss-, Stich-, Schusswunden), schwere Verbrennungen oder Erfrierungen, Gewebsnekrosen, septische Aborte
[2] Kinder < 6 Jahren DT, ältere Personen Td (d. h. Tetanus-Diphtherie-Impfstoff mit gegenüber dem DT-Impfstoff verringertem Diphtherietoxoidgehalt)
[3] TIG = Tetanus-Immunoglobulin. Im Allgemeinen werden 250 IE verabreicht, die Dosis kann auf 500 IE erhöht werden; TIG wird simultan mit Td/DT-Impfstoff angewendet
[4] Ja, wenn die Verletzung länger als 24 Stunden zurückliegt
[5] Ja (1 Dosis), wenn seit der letzten Impfung mehr als 10 Jahre vergangen sind
[6] Ja (1 Dosis), wenn seit der letzten Impfung mehr als 5 Jahre vergangen sind

Operation

Wundreinigung

- Zunächst wird die Wunde ausgiebig debridiert, wobei minderdurchblutetes Gewebe, Fremdkörper und avitale Knochenfragmente entfernt werden
- Bei der Erweiterung der Wunde müssen Zugangswege für Osteosynthesematerialien eingeplant werden. Hautbrücken sollten nicht unter 5 cm betragen
- Zur Spülung der Wunde können gepulste Lavage-Systeme (Jet-Lavage) eingesetzt werden.

Stabilisierungsverfahren

Als Stabilisierungsverfahren stehen Fixateur externe, Plattensysteme und Marknägel zur Verfügung.

- Vorteile des Fixateur externe sind seine wenig invasive, schnelle und relativ einfache Applizierung. Daher ist er insbesondere bei der Versorgung von polytraumatisierten Verletzten geeignet. Die Rate an schwerwiegenden Infekten konnte durch den Fixateur externe, insbesondere bei Problemfrakturen (OIIIB) deutlich gesenkt werden. Eine sekundäre Korrektur der Stellung der Fraktur kann problemlos beim Verfahrenswechsel erfolgen. Geringe Nachteile sind, dass die Schanz-Schraubenkanäle infektgefährdet sind (Pin-Tract-Infektion) und die Refrakturrate nach der Abnahme des Fixateurs hoch ist
- Im metaphysären Bereich finden Plattensysteme (ggf. winkelstabil) als definitive Versorgung ihre Anwendung
- Frakturen im Schaftbereich können mit Marknägeln, insbesondere bei Monoverletzungen, stabilisiert werden. Die Infektrate unterscheidet sich bei unaufgebohrten Marknägeln nicht von der des Fixateur externe. Vorteilhaft ist hier die früher mögliche Vollbelastung, weniger Revisionseingriffe und ein besseres funktionelles Ergebnis

Defektdeckung

Die Frakturzone muss mit vitalem Weichteilgewebe bedeckt werden, sobald die Wunde durch wiederholte Débridements und temporäre Versiegelungen (z.B. Vakuumverbände oder Epigardauflage) gesäubert wurde. Hierzu findet zunächst die nicht gestielte Deckung mit ortsständigem Gewebe, z.B. M. tibialis anterior oder M. soleus, Anwendung. Alternativ können lokal gestielte Muskellappen (z.B. M. soleus, M. gastrocnemius) zum Einsatz kommen. Später können gut granulierende Defekte mit Spalthauttransplantaten verschlossen werden.
Besteht keine Möglichkeit eines lokalen Verfahrens, meist bei großen, avitalen Defekten mit frei liegender Frakturzone, sollte eine Deckung mit freien, mikrovaskulär anastomosierten Muskellappen (M. latissimus dorsi, Parascapularlappen) erfolgen.

Primärer Wundverschluss

Für einen primären Wundverschluss müssen folgende Voraussetzungen bestehen: Ausreichendes Débridement, minimale Kontamination und spannungsfreie Naht. Im Zweifelsfall oder bei Gefahr des Anschwellens der Extremität darf der Wundverschluss niemals erzwungen werden. Dann ist eine temporäre Abdeckung mit Vakuumverbänden oder Epigard indiziert. Für den definitiven Wundverschluss kommen die o.g. plastischen Deckungen als sekundäre Maßnahmen in Betracht.

3.1.3 Management von kontaminierten Wunden

Das Vorgehen bei frischen kontaminierten Wunden entspricht dem Behandlungsschema der begleitenden Weichteilverletzungen bei offenen Frakturen. Der genaue Ablauf ist in Kapitel 3.1.3 „Management von offenen Frakturen“ wiedergegeben.

Die wichtigsten Punkte dabei sind zusammengefasst:

- Steriler Verband am Unfallort
- Intravenöse Antibiotikaprophylaxe am Unfallort oder in der Nothilfe
- Prüfung von Durchblutung, Motorik und Sensibilität
- Tetanusschutz überprüfen
- Wundreinigung bei der Operationsvorbereitung
- Ausgiebiges Débridement und Spülung im OP
- Primären Wundverschluss nicht erzwingen
- Ggf. offene Wundbehandlung oder Vakuumverband und sekundäre plastische Deckung

3.2 Intraoperative Phase

3.2.1 Infektionsrisiken

Während der Operation besteht die Gefahr, dass der Situs mit Krankheitskeimen kontaminiert wird. Mögliche Übertragungswege sind:

- Über die Luft/Lüftung, insbesondere an Staub, Hautschuppen oder Atemtröpfchen gebundene Keime
- Durch unsachgemäß sterilisierte Instrumente oder Implantate
- Durch Keimdurchwanderung von (feuchten) Abdecktüchern
- Über die Kleidung/Operationskittel
- Über unzureichend desinfizierte Hände/unsterile Handschuhe

Zusätzlich besteht während der Operation die Gefahr der Übertragung von Hepatitis und HIV durch kontaminierte Blutprodukte und verletzungsbedingt von Patienten auf das Operationspersonal und umgekehrt.

Infektionsrisiko bei Bluttransfusionen [14]

- Hepatitis B: 1 : 50.000 bis 1 : 100.000
- Hepatitis C: ~ 1 : 30.000
- HIV: 1 : 700.000 bis 1 : 1.400.000

Daher sollte bei elektiven Eingriffen eine Eigenblutspende in Betracht gezogen werden.

3.2.2 Prophylaktische Maßnahmen

Operationsabteilung/Operationssaal

Luft

Die Luft im Operationssaal kann keimbeladenen Staub, Hautschuppen oder Atemtröpfchen enthalten. Die Keimzahl in der Luft ist direkt proportional zur Anzahl der anwesenden Personen im Saal [1]. Daher sollten die Anzahl der Personen und der „Personenverkehr" auf ein Minimum beschränkt werden. Türen sind geschlossen zu halten.

Lüftungen bzw. Klimaanlagen müssen zumindest zwei Filtersysteme hintereinander geschaltet haben. Die Auswirkung von Laminar-Airflow (Ultrareinraumtechnik) auf den postoperativen Wundinfekt wurde von Lidwell et al. in einer Studie bei dem endoprothetischen Ersatz von 8000 Knie- und Hüftgelenken untersucht [16]. Die Rate des postoperativen Wundinfektes konnte von 3,4 % (herkömmliches Lüftungssystem) auf 1,6 % (Laminar-Airflow) reduziert werden. Aber auch eine Antibiotikaprophylaxe senkte die Wundinfektionsrate von 3,4 % (keine Prophylaxe) auf 0,8 % (Antibiotikaprophylaxe). Die Kombination (Laminar-Airflow und Antibiotikaprophylaxe) führte zu einer Reduktion auf 0,7 %. Beide Methoden verringern signifikant die Wundinfektionsrate, die Antibiotikaprophylaxe scheint jedoch effektiver zu sein.

Ultraviolette Strahlung

Ultraviolette Strahlung im Operationssaal reduziert das postoperative Infektionsrisiko nicht.

Septische Operationssäle

Die Notwendigkeit einer festen Zuordnung von septischen, infizierten oder potenziell infizierten Operationen zu bestimmten Operationseinheiten ist unnötig, da nachgewiesen wurde, dass die mikrobielle Kontamination der Luft und Flächen nach einem kontaminierten und aspetischen Eingriff identisch ist.

Reinigungs- und Desinfektionsverfahren

Reinigungs- und Desinfektionsverfahren müssen im Einvernehmen mit der Hygienekomission und dem Hygienebeauftragten der Klinik festgelegt werden. In Hygieneplänen sind Art und Umfang der Reinigungs- und Desinfektionsmaßnahmen festzulegen. Der Arbeitskreis „Krankenhaushygiene" der Arbeitsgemeinschaft der wissenschaftlichen medizinischen Fachgesellschaft (AWMF) hat eine Reihe von Empfehlungen zu diesem Themenkreis publiziert. Diese sind im Internet unter www.uni-duesseldorf.de/awmf aufgelistet.

Operationskleidung und -abdeckungen

Masken

Das Tragen von Operationsmasken, um die Kontamination der Inzision zu verhindern, ist eine lange chirurgische Tradition. Auch wenn einige Studien die Effektivität der Masken infrage gestellt haben, dienen sie definitiv zum Schutz des Operationspersonals. Masken verhindern zusammen mit Schutzbrillen das Eindringen von potenziell infiziertem Material in Augen, Mund und Nase.

Hauben

Operationshauben verhindern die Kontamination des Operationsfeldes durch Organismen, die von den Haaren und der Kopfhaut stammen. Postoperative Wundinfekte konnten jedoch auf Erreger aus den Haaren zurückgeführt werden, auch wenn Hauben getragen wurden.

Handschuhe

Sterile Handschuhe werden benutzt, um die Transmission von Keimen von den Händen des chirurgischen Personals auf den Patienten und von Körperflüssigkeiten des Patienten auf das Personal zu verhindern. Das Tragen von zwei paar Handschuhen übereinander reduziert die Gefahr der Kontamination des chirurgischen Personals mit Blut oder Körperflüssigkeiten des Patienten [28].

Kittel und Abdecktücher

Sterile Kittel und Abdecktücher bilden eine Barriere zwischen dem Operationsfeld und potenziellen Keimquellen. Unabhängig vom Material sollten sie undurchlässig für Flüssigkeiten sein.

Asepsis und chirurgische Technik

Die strikte Einhaltung aller Prinzipien der Asepsis ist die Grundlage für die Verhinderung des postoperativen Wundinfektes. Dies gilt für alle Mitglieder des chirurgischen Teams und für das Anästhesiepersonal, insbesondere beim Durchführen invasiver Prozeduren (periphere und zentrale Zugänge, Bedienung von Perfusoren, Aufziehen von Spritzen etc.).
Sorgfältige chirurgische Technik kann zur Verhinderung eines postoperativen Wundinfektes beitragen. Hierzu zählt:

- Effektive Blutstillung bei Aufrechterhaltung einer guten Perfusion
- Vermeidung von Hypothermie
- Feinfühlige Behandlung von Gewebe
- Verhinderung der ungewollten Perforation eines Hohlorgans
- Entfernung von nekrotischem Gewebe
- Einlage von Drainagen
- Verschluss von Hohlräumen
- Aufmerksame Kontrolle der OP-Wunde postoperativ

Jeder Fremdkörper, auch Nahtmaterial kann zur Infektion einer Wunde beitragen. Monofilament-Nahtmaterialien scheinen den postoperativen Wundinfekt am wenigsten zu begünstigen.

3.3 Postoperative Phase

3.3.1 Infektionsrisiken

Die hämatogene Aussaat von Keimen steht in Verdacht, durch eine Kontamination von Osteosyntheseimplantaten zu einem Früh- oder Spätinfekt zu führen. Die genauen Mechanismen sind jedoch noch nicht bekannt. In der frühen postoperativen Phase scheint ein Hämatom im Operationsgebiet besonders empfänglich für die pathogenen Organismen zu sein.
Im weiteren Verlauf bildet sich um Osteosynthesematerialien, inbesondere um Totalendoprothesen eine Schicht (☞ Kap. 2.4), welche der Nährboden für den hämatogenen Spätinfekt zu sein scheint. Somit muss eine Bakteriämie bei Einliegen von Osteosynthesematerial unter allen Umständen verhindert werden [9].
Bei Verbandswechseln besteht die Gefahr der Kreuzkontamination, d. h. dass Keime von einem Patienten zum nächsten verschleppt werden. Diese muss durch die ruhige, ohne Zeitdruck ablaufende, eingespielte und sorgfältige Zusammenarbeit von Arzt und Krankenschwester bei dem Wechsel von Verbänden verhindert werden.

3.3.2 Prophylaktische Maßnahmen

Durch folgende Maßnahmen kann das Risiko der Bakteriäme verringert werden:

- Zentrale Zugänge sollten möglichst bald durch periphere ersetzt werden. Die Katheterspitze wird routinemäßig zur mikrobiologischen Untersuchung eingeschickt. Bei Wachstum eines Keimes *und* klinischem V.a. einen Frühinfekt muss der identifizierte Keim bei der Wahl des Antibiotikums berücksichtigt werden. Entzündete/gerötete Katheter müssen sofort gewechselt werden
- Periphere Zugänge sollten am 1. postoperativen Tag bzw. möglichst früh entfernt werden. Entzündete Katheter müssen sofort gewechselt werden
- Harnwegskatheter stellen perioperativ kein Infektionsrisiko dar, wenn sie in der unmittelbaren postoperativen Phase entfernt werden
- Thoraxdrainagen sollten entfernt werden, sobald es die respiratorische Situation zulässt
- Bei Redondrainagen steigt die Infektgefahr mit der Dauer der Liegezeit drastisch an. Routinemäßig werden sie am 2. postoperativen Tag entfernt, spätestens jedoch am 3. Tag. Ausnahmen bilden Lappenplastiken, bei denen eine geringe Sekretretention zur Ablösung des Lappens und so zum Scheitern der gesamten Operation führen können
- Drainagensysteme sollten bis zur definitiven Entfernung geschlossen gehalten werden. Redonflaschen nicht routinemäßig, sondern erst wenn sie voll sind wechseln

In einer Studie konnten Riederer und Mitarbeiter zeigen, dass das postoperative Duschen bei noch liegendem Nahtmaterial nach Drainagenzug ohne Abkleben der Wunde die Wundheilung nicht negativ beeinflusst und zu keinem Ansteigen der Wundinfektrate führt [25].

Die Einschwemmung von Krankheitserregern in den Blutkreislauf wird als Entstehungsmechanismus des Spätinfektes von Osteosynthesematerialen oder Endoprothesen angesehen. Eine derartige Bakteriämie kann bei Zahneingriffen, bei Zystoskopien im Urogenitalbereich oder bei Gastro-/Koloskopien ausgelöst werden. Der Mechanismus der Infektentstehung ist vermutlich dem der Endokarditis bei Erkrankungen der Herzklappen bzw. nach Klappenersatz ähnlich, kann jedoch nicht direkt verglichen werden.

Aufgrund der katastrophalen Folgen der Kontamination einer Totalendoprothese mit nachfolgendem Infektverlauf, halten wir eine orale Antibiose für sinnvoll. Diese kann mit einem Cephalosporin II, wie Cefuroxim-Axetil (z.B. Zinnat®) als Zweifachgabe – am Abend vor dem Eingriff und kurz vor dem Eingriff – durchgeführt werden.

3.3.3 Wundmonitoring

Leider gibt es keinen zuverlässigen klinischen Indikator für einen postoperativen Frühinfekt und daher auch keine allgemein gültigen Vorschriften zum Monitoring einer Wunde. Im Mittelpunkt muss die tägliche Beobachtung der Wunde, nach Möglichkeit durch den gleichen Arzt stehen.

Geachtet werden muss auf die klassischen Infektzeichen:

- Rubor (Rötung)
- Tumor (Schwellung)
- Dolor (Schmerz)
- Kalor (Überwärmung)
- Sekretion

Schon das Fortbestehen des intrakutanen Ödems mit fehlendem Rückgang von postoperativem Schmerz und Rötung kann der erste Hinweis auf einen Frühinfekt sein. Weitere Maßnahmen sind:

- Laborkontrollen: Leukozytose/CRP-Anstieg
- Sonographie: Serom, Hämatom
- Wundabstrich bei Sekretion
- Messen der Körpertemperatur (Fieber)

Die detaillierte Diagnostik und Therapie des Frühinfektes wird in Kapitel 5 beschrieben.

3.4 Prophylaxe durch Antibiotikagabe

3.4.1 Indikationen

Die Intention der präoperativen Antibiotikaprophylaxe ist es, die intraoperativ auftretende Keimbelastung so weit zu reduzieren, dass diese die körpereigenen Abwehrmechanismen nicht überwältigen kann. Eine Antibiotikaprophylaxe kann weder Gewebe „sterilisieren" noch einer perioperativen Kontamination durch Keime vorbeugen. Als Erreger postoperativer Wundinfekte findet man vor allem Staphylokokken, E. coli, Enterokokken und Anaerobier.
Die Durchführung einer Prophylaxe wird bei folgenden Eingriffen in der Unfallchirurgie empfohlen:

- Innere Osteosynthesen nach Voreingriff am Knochen
- Erstimplantation einer Hüft-Totalendoprotese (AWMF)
- Wechsel einer Totalendoprothese
- Fakultativ bei der Erstimplantation einer Knie-Totalendoprothese (AWMF)
- Innere Osteosynthesen bei stark reduzierter allgemeiner Abwehr bzw. erheblich vergrößertem lokalem Weichteilschaden
- Osteosynthese bei offenen Frakturen [7]

Endoprothesen und hüftgelenksnahe Operationen

In Übersichtsarbeiten wird die routinemäßige Antibiotikaprophylaxe bei der Implantation von Hüftgelenkstotalendoprothesen auch unter kritischer Durchsicht der Datenlage empfohlen [20]. Die hohe Anfälligkeit von Endoprothesen, auch für eine Kontamination durch fakultativ pathogene Keime, ist wohl bekannt. Ein solcher Endoprotheseninfekt stellt eine Katastrophe dar. Daraus ergibt sich die Berechtigung einer routinemäßigen Antibiotikaprophylaxe, auch wenn ein definitiver Beweis aufgrund einer kontrollierten Studie mit großem Kontrollkollektiv noch aussteht.
Beim Endoprothesenwechsel muss von einer Inokulation mit pathogenen oder fakultativ pathogenen Keimen (zumindest theoretisch) ausgegangen werden. Da es bei der Revision zur Aussaat dieser vorbestehenden Keimbesiedelung kommen kann, ist die routinemäßige Antibiotikaprophylaxe indiziert.

Offene Frakturen

Bei offenen Frakturen muss stets von einer Inokulation von Keimen ausgegangen werden. Aus grundsätzlichen Überlegungen heraus ist es sinnvoll, hier eine Antibiotikaprophylaxe zur Verminderung des Infektrisikos zu nutzen. Mehrere Studien belegen, dass bei offenen Frakturen eine frühzeitige routinemäßige Antibiotikagabe manifeste posttraumatische Infektionen verhindern kann [22]. Der definitive Beweis der Effektivität steht für die heute üblichen Behandlungsmethoden jedoch für größere Fallzahlen noch aus.
Klar indiziert ist die Prophylaxe sicherlich bei II.- und III.-gradig offenen Frakturen und bei Verletzungen die stark kontaminiert sind. Wir empfehlen aber auch den Einsatz bei I.-gradig offenen Frakturen.

Aseptische Eingriffe bei Risikopatienten

Falls mehrere präoperative Risikofaktoren für einen Wundinfekt vorliegen (☞ Kap. 3.1) und diese nicht präoperativ beseitigt werden können oder von einer ungewöhnlich langen Operationsdauer bzw. großen Weichteiltraumatisierung ausgegangen werden muss, ist eine Antibiotikaprophylaxe zu empfehlen.

Aseptische Eingriffe nach ehemals offenen Verletzungen

Bei aseptischen Eingriffen nach vorausgegangenen offenen Verletzungen, z.B. Verfahrenswechsel von Fixateur externe auf interne Osteosynthese, besteht die Gefahr einer alten Keiminokulation und somit ausreichende Gründe für eine Antibiotikaprophylaxe.

Antibiotikaprophylaxe im Rahmen des Revisionsprogrammes

Die Intention der Antibiotikaprophylaxe bei einem Eingriff des Revisionsprogrammes ist, einer Keimeinschwemmung in den Blutkreislauf während der Operation entgegenzuwirken. Besonders kritische Operationsschritte sind unserer Meinung nach dabei das Eröffnen der Markhöhle langer Röhrenknochen, eine neuerliche Knochenresektion und eine Gelenk- oder Endoprothesenrevision. Bei diesen Eingriffen empfehlen wir die intravenöse Einmalprophylaxe 30 Minuten vor dem Hautschnitt [9]. Wenn der Keim bekannt ist, sollte ein Antibiotikum testgerecht, sonst kalkuliert ausgewählt werden.
Auf die präoperative Prophylaxe kann verzichtet werden, falls der Patient ohnehin im Rahmen des Revisionsprogrammes unter Antibiotikatherapie steht oder es sich um umschriebene Eingriffe bei der programmierten Etappenlavage (☞ Kap. 11.1.2) handelt.

Kontraindikationen und Nebenwirkung müssen bei der Auswahl des Antibiotikums berücksichtigt werden.

3.4.2 Durchführung

Applikation

Empfohlen wird die intravenöse Applikation als Kurzinfusion [2]. Das Antibiotikum sollte zum Zeitpunkt der Inzision in möglichst hoher Konzentration in Serum und Gewebe vorhanden sein (Prophylaxe ca. 30 Minuten vor Hautschnitt während Narkoseeinleitung). Der Wirkspiegel sollte noch etwas über den Wundverschluss hinaus bestehen bleiben. Bei langer Operationsdauer oder hohem Blutverlust sind eine Zweitgabe oder sogar eine Drittgabe zu erwägen.

Substanzauswahl

Cephalosporine sind die am genauesten untersuchten Antibiotika für den prophylaktischen Einsatz. Sie sind effektiv gegen die meisten gramnegativen und -positiven Keime, sicher, im Vergleich preiswert und haben eine akzeptable Pharmakokinetik [23]. Empfohlen werden Cephalosporine der Gruppe I, wie Cefazolin (z.B. Elzogram®), und II, wie Cefuroxim (z.B. Cefuroxim®, Zinacef®) oder Cefotiam (Spizef®). Bei V.a. drohender Mischinfektionen ist die Kombination mit einem anaerobierwirksamen Antibiotikum, wie Metronidazol (z.B. Clont®), Amoxicillin mit Clavulansäure (Augmentan®) oder Piperacillin mit Tazobactam (Tazobac®) angezeigt.

Durchführung der Antibiotikaprophylaxe

- Applikation: Intravenös
- Zeitpunkt: Etwa 30 Minuten vor Inzision
- Zweitgabe: 3 – 4 Stunden nach der ersten Gabe (Pharmakokinetik beachten)
- Präparat: Cephalosporine der ersten oder zweiten Generation.

- Von den Centers for Disease Control werden für aseptische Operationen Cephalosporine der ersten Generation, wie Cefazolin (z.B. Elzogram®) empfohlen. Bei Penicillinallergie kann auf Clindamycin (Sobelin®) oder Vancomycin (z.B. Vancomycin®) ausgewichen werden.
- Von Hansis werden für Eingriffe aus dem Spektrum der Unfallchirurgie Cephalosporine der zweiten Generation, wie Cefuroxim (z.B. Cefuroxim® oder Zinacef®) oder Cefotiam (Spizef®) empfohlen [7].
- Der Arbeitskreis für Krankenhaushygiene der AWMF empfiehlt ebenfalls Cephalosporine der zweiten Generation oder alternativ Aminopenicilline in Kombination mit Betalaktamasehemmern, wie Amoxicillin mit Clavulansäure (Augmentan®) oder Piperacillin mit Tazobactam (Tazobac®).

Vancomycin sollte nicht zur routinemäßigen Prophylaxe verwendet werden, damit ein Reserveantibiotikum gegen MRSA erhalten bleibt.

3.5 Empfehlungen zur Prophylaxe von postoperativen Infektionen der Centers for Disease Control (CDC)

Die Empfehlungen der CDC sind in vier Kategorien gegliedert:

- **Kategorie IA:** Nachdrückliche Empfehlung für alle Krankenhäuser. Die Empfehlungen basieren auf gut geplanten experimentellen, klinischen oder epidemiologischen Studien.
- **Kategorie IB:** Nachdrückliche Empfehlung für alle Krankenhäuser. Die Empfehlungen werden durch experimentelle, klinische oder epidemiologische Studien unterstützt oder basieren auf theoretischen Überlegungen, ohne dass wissenschaftliche Studien vorliegen müssen.
- **Kategorie II:** Empfehlung zur Umsetzung in vielen Kliniken. Die Empfehlungen beruhen auf hinweisenden klinischen oder epidemiologischen Studien oder theoretischen Überlegungen, die in einigen, nicht aber allen Kliniken umzusetzen sind.
- **Keine Empfehlung:** Ungeklärte Sachlage; Maßnahmen, für welche nur unzureichende Beweise oder kein Konsens ihre Effizienz betreffend vorliegen.

Die Homepage der **Centers for Disease Control and Prevention** (der größten staatlichen Organisation zur Prävention u.a. von Infektionskrankheiten der USA) ist im Internet unter www.cdc.gov zu finden. Die Richtlinien zur Verhinderung von postoperativen Wundinfekten können unter www.cdc.gov/ncidod/hip/SSI/SSI.pdf abgefragt werden.

Für Deutschland wurden Anforderungen der Hygiene bei Operationen und anderen invasiven Eingriffen von der Kommission für Krankenhaushygiene und Infektionsprävention am **Robert-Koch-Institut** aufgestellt [18]. Diese Empfehlungen können über die Homepage des Robert-Koch-Institus (www.rki.de) abgerufen werden. Sie stimmen weitgehend mit denen der CDC überein.
Zusätzlich hat die **Arbeitsgemeinschaft der Wissenschaftlichen Medizinischen Fachgesellschaften** (AWMF) Leitlininen zur Krankenhaushygiene erarbeitet. Sie sind im Internet unter www.uni-duesseldorf.de/AWMF veröffentlicht.

3.5.1 Präoperative Phase

Individuelle Risiken und Vorerkrankungen

- Therapie aller unabhängig vom Operationsgebiet bestehenden Infektionen vor elektiven Eingriffen bzw. Aufschieben aller elektiver Operationen bis zur Ausheilung der Infektionen (Kategorie IA)
- Blutzuckerspiegel bei Diabetikern kontrollieren und insbesondere eine postoperative Hyperglykämie vermeiden (Kategorie IB)
- Patienten ermutigen, ihren Nikotinabusus zu beenden oder zumindest 30 Tage vor einer elektiven Operation mit dem Rauchen von Zigaretten, Zigarren oder Pfeifen zu pausieren (Kategorie IB)
- Patienten benötigte Blutprodukte nicht vorenthalten, um einen postoperativen Wundinfekt zu verhindern (Kategorie IB)
- Präoperativen Krankenhausaufenthalt möglichst kurz halten, ausreichende Operationsvorbereitung muss jedoch individuell gewährleistet sein (Kategorie II)
- Keine Empfehlung, ob eine Kortikosteroidtherapie vor der Operation fortgesetzt oder pausiert werden soll (ungeklärte Sachlage)
- Keine Empfehlung zur präoperativen Ernährungstherapie bei mangelernährten Patienten zur Vermeidung einer postoperativen Wundinfektion (ungeklärte Sachlage)
- Keine Empfehlung zur präoperativen Therapie mit Mupirocin-Nasensalbe zur Infektverhütung (ungeklärte Sachlage)

Operationsvorbereitung

- Keine präoperative Haarentfernung, es sei denn, der Haarwuchs ist so stark, dass er das operative Vorgehen behindert (Kategorie IA)
- Falls Haare entfernt werden müssen, elektrischen Clipper benutzen (Kategorie IA)
- Patienten sollen zumindest am Abend vor der Operation mit antibakterieller Seife duschen oder baden (Kategorie IB)
- Operationsgebiet vor Desinfektion von groben Verunreinigungen säubern (Kategorie IB)
- Herkömmliche handelsübliche antibakterielle Lösung zur Hautdesinfektion verwenden (Kategorie IB)
- Hautdesinfektion in konzentrischen Kreisen, vom Ort der geplanten Inzision beginnend ausführen. Das Operationsfeld muss so vorbereitet werden, dass Inzisionen verlängert und Drainagen ausgeleitet werden können (Kategorie II)
- Fingernägel kurz halten; keine künstlichen Nägel tragen (Kategorie IB)
- Präoperative Händedesinfektion für mindestens 2–5 Minuten unter Verwendung von handelsüblichen Desinfektionslösungen von Fingerspitzen bis Ellbogen durchführen (Kategorie IB)
- Verschmutzungen unter den Fingernägeln mit einer Bürste vor der ersten Händereinigung des Tages entfernen (Kategorie II)
- Keinen Schmuck (Ringe, Armbänder, etc.) tragen (Kategorie II)
- Keine Empfehlung zum Tragen von Nagellack (ungeklärte Sachlage)

Operationspersonal

- Operationspersonal mit Zeichen oder Symptomen von übertragbaren Krankheiten ermutigen bzw. darauf hinweisen, sich bei ihrem Vorgesetzten und auch beim Betriebsarzt zu melden (Kategorie IB)
- Leitlinien für den Umgang mit infiziertem, erkranktem Personal erstellen (Kategorie IB)
- Operationspersonal mit sezernierenen Wunden von der Arbeit ausschließen, bis der Verdacht auf eine Infektion widerlegt ist (Kategorie IB)
- Operationspersonal nicht routinemäßig bei einer Besiedlung von Nasen oder Händen mit Staphylococcus aureus oder

A-Streptokokken von der Arbeit im Operationssaal ausschließen, es sei denn, dass eine Infektionskette epidemiologisch nachgewiesen werden konnte (Kategorie IB)

3.5.2 Intraoperative Phase

- Keine Verwendung von UV-Licht im OP zur Verhinderung eines postoperativen Wundinfektes (Kategorie IB)
- Türen des Saales geschlossen halten (Kategorie IB)
- Für die Implantation von Endoprothesen sollte die Benutzung eines Operationssaales mit Laminar-Air-Flow in Betracht gezogen werden (Kategorie II)
- Die Anzahl an Personen, die sich im Operationssaal aufhalten auf das notwendige beschränken (Kategorie II)
- Wenn Geräte oder Oberflächen sichtbar mit Blut oder anderen Körperflüssigkeiten beschmutzt sind, sollte ein handelsübliches Desinfektionsmittel zur Reinigung vor dem nächsten Eingriff verwendet werden (Kategorie IB)
- Eine spezielle Reinigung oder das Stilllegen eines Operationssaales nach einem kontaminierten oder septischen Eingriff ist nicht nötig (Kategorie IB)
- Keine antiseptischen Matten vor dem Eingang des Operationssaales (Kategorie IB)
- Keine routinemäßige Bestimmung der Keimzahl in der Luft oder in der Umgebung (Kategorie IB)
- Alle Instrumente müssen nach den geltenden Richtlinien sterilisiert werden (Kategorie IB)
- „Blitzsterilisation" nur für Instrumente benutzen, die sofort benötigt werden, z.B. Resterilisation eines unabsichtlich auf den Boden gefallenen Instrumentes (Kategorie IB)
- Operationsmasken von Beginn bis Ende bei einer Operation über Mund und Nase tragen (Kategorie IB)
- Operationshaube mit vollständiger Bedeckung der Haare ab dem Betreten des Operationssaales tragen (Kategorie IB)
- Das Tragen von Überschuhen verringert das Risiko eines postoperativen Wundinfektes nicht (Kategorie IB)
- Sterile Handschuhe nach Handdesinfektion als Mitglied des chirurgischen Teams anziehen (Kategorie IB)
- Operationskittel und Abdecktücher verwenden, die auch wenn sie feucht werden weiterhin als effektive Barriere dienen (Kategorie IB)
- OP-Hemd und -Hose wechseln, wenn sie sichtbar verschmutzt sind (Kategorie IB)
- Das Einbringen von intravasalen, spinalen und epiduralen Kathetern oder das Aufziehen und Verabreichen von intravenösen Medikamenten muss unter sterilen Kautelen durchgeführt werden (Kategorie IA)
- Gewebe feinfühlig behandeln, auf effektive Blutstillung achten, avitales Gewebe entfernen, wenig Fremdkörper (Nahtmaterial) einbringen und Hohlräume verschließen (Kategorie IB)
- Bei starker Kontamination von Wunden keinen primären Wundverschluss durchführen (Kategorie IB)
- Falls eine Drainage nötig ist, geschlossene Systeme verwenden. Drainagen durch separate Inzision vom Operationszugang entfernt ausleiten. Drainagen so bald wie möglich entfernen (Kategorie IB)

3.5.3 Postoperative Phase

- Nach primärem Wundverschluss sollte eine Operationswunde für 24–48 Stunden durch einen sterilen Verband geschützt werden (Kategorie IB)
- Hände vor und nach jedem Verbandswechsel waschen (Kategorie II)
- Verbände nur unter sterilen Kautelen wechseln (Kategorie II)

- Keine Empfehlung, ob eine Inzision länger als 48 Stunden steril verbunden werden muss oder ab wann der Patient ohne Abdeckung der Wunde duschen oder baden darf (ungeklärte Sachlage)

3.6 Dokumentation und Statistik

Es ist dringend anzuraten, zur Qualitätssicherung in operativen Einrichtungen eine Abteilungs- bzw. klinikbezogene Infektionsstatistik zu führen [8]. Diese muss einem standardisiertem Konzept folgen. Der Verdacht auf eine Infektion wird z.B. während der Visite vom Stationsarzt gestellt. Die Meldung des Verdachts darf für ihn keine Arbeit verursachen. Hierfür bietet sich ein einfacher Meldebogen an.

Dieser Meldebogen wird an den hygienebeauftragten Arzt weitergeleitet. Er muss den Verdacht bestätigen, verwerfen oder weitere Informationen sammeln. Beim postoperativen Wundinfekt zählen hierzu der intraoperative Kontaminationsgrad (aseptischer, kontaminierter, septischer Eingriff), Klassifikation des Infektes nach der CDC-Definition, Risikofaktoren, Operationsmethode, Ergebnis des Wundabstriches und Antibiogramm.

Damit der Kontaminationsgrad nicht nachwirkend von einem aseptischen in einen kontaminierten Eingriff „umdeklariert" werden kann, muss dieser durch den Operateur bei der Operationsdokumentation unmittelbar nach dem Eingriff eingetragen werden. Nur so kann die Statistik auch für die drei Infektionsklassen verbindlich festgestellt werden.

Ein weiteres Problem ist der „Nenner" der Infektionsrate. Werden z.B. alle Eingriffe einbezogen, auch die geschlossenen Repositionen von Gelenksluxationen, sinkt die Infektrate. Folglich ist beim Vergleich von Infektraten immer ein kritischer Blick auf die Definition der Eingriffe nötig.

Im Rahmen einer turnusgemäßen Komplikationsbesprechung sollten alle Infektfälle diskutiert und aufgearbeitet werden.

Literatur

1 Ayliffe GA: Role of the environment of the operating suite in surgical wound infection. Rev Infect Dis 1991; 13 (Suppl. 10): S 800–804

2 Classen DC, Evans RS, Pestotnik SL, Horn SD, Menlove RL, Burke JP: The timing of prophylactic administration of antibiotics and the risk of surgical wound infection. N Engl J Med 1992; 326: 281–286

3 Gil-Egea MJ, Pi-Sunyer MT, Verdaguer A, Sanz F, Sitges-Serra A, Eleizegui LT: Surgical wound infections: prospective study of 4486 clean wounds. Infect control 1987; 8 (7): 277–280

4 Gordon SM, Serkey JM, Barr C, Cosgrove D, Potts W: The relationship between glycosylated hemoglobin (HbA1c) levels and postoperative infections in patients undergoing primary coronary artery bypass surgery (CABG). Infect Control Hosp Epidemiol 1997; 18: 29

5 Gustilo RB, Anderson JT: Prevention of infection in the treatment of one thousand and twenty-five open fractures of long bones. J Bone Joint Surg 1976; 58-A (4): 453–458

6 Gustilo RB, Mendoza RM, Williams DN: Problems in the management of type III (severe) open fractures: A new classification of type III open fractures. J Trauma 1984; 24 (8): 742–746

7 Hansis M: Antibiotikaprophylaxe in der Unfallchirurgie. Chirurg 1997; 68: 948–951

8 Hansis M: Was ist perioperative Infektionsprophylaxe? Übersicht am Beispiel der Unfallchirurgie. Chirurg 1996; 67: 1123–1128

9 Hanssen AD, Osmon DR, Nelson CL: Prevention of deep periprosthetic joint infection. J Bone Jt Surg 1996; 78 A: 458–471

10 Kampf G, Gastmeier P, Wischnewski N, Schlingmann J, Schumacher M, Daschner F, Rüden H: Nosokomiale Infektionen in Deutschland – Erfassung und Prävention. Chirurg 1996; 67: 637–642

11 Kluytmans JA, Mouton JW, Ijzerman EP, Vandenbroucke-Grauls CM, Maat AW, Wagenvoort JH et al.: Nasal carriage of Staphylococcus aureus as a major risk factor for wound infections after cardiac surgery. J Infect Dis 1995; 171: 216–219

12 Kluytmans JA, Mouton JW, VandenBergh MF, Manders MJ, Maat AP et al.: Reduction of surgical site infections in cardiothoracic surgery by elimination of nasal carriage of Staphylococcus aureus. Infect Control Hosp Epidemiol 1996; 17: 780–785

13 Krettek C: Fraktur und Weichteilschaden. Chirurg 1998; 69: 684–700

14 Kühnl P, Löliger C, Laufs R: Infektionsrisiko durch Fremdblutspende. Chirurg 1994; 65: 1071–1074

15 Lee JT: Operative complications and quality improvement. Am J Surg 1996; 171 : 545–547

16 Lidwell OM, Lowbury EJL, Whyte W, Blowers R, Stanley SJ, Lowe D: Effect of ultraclean air in operating rooms on deep sepsis in the joint after total hip or knee replacement: A randomised study. BMJ 1982; 285: 10–14

17 Masterson BJ: Cleansing the surgeon's hands. Scientific American Surgeon 1996; 2: 3–9

18 Mitteilung der Kommission für Krankenhaushygiene und Infektionsprävention am Robert-Koch-Institut. Anforderungen der Hygiene bei Operationen und anderen invasiven Eingriffen. Bundesgesundheitsbl-Gesundheitsforsch-Gesundheitsschutz 2000; 43: 644–648

19 Mitteilung der Ständigen Impfkommission (STIKO) am Robert Koch-Institut. Epidemiologisches Bulletin 2003; 32: 1–18

20 N.N.: Perioperative Antibiotikaprophylaxe – Empfehlungen der DGKH. Hyg + Med 1994; 19: 213–222

21 Nagachinta T, Stephens M, Reitz B, Polk BF: Risk factors for surgical wound infection following cardiac surgery. J Infect Dis 1987; 156: 967–973

22 Ostermann PA, Seligson D, Henry SL: Local antibiotic therapy for severe open fractures. A review of 1085 consecutive cases. J Bone-Joint-Surg 1995 (Br.) 77: 93–97

23 Page CP, Bohnen JM, Fletcher JR, McManus AT, Solomkin JS, Wittmann DH: Antimicrobial prophylaxis for surgical wounds. Guidelines for clinical care. Arch Surg 1993; 128 (1): 79–88

24 Post S, Betzler M, von Ditfurth B, Schurmann G, Kuppers P Herfarth C: Risk of intestinal anastomoses in Crohn's disease. Ann Surg 1991; 213 (1): 37–42
25 Riederer SR, Inderbitzi R: Gefährdet das Duschen die postoperative Wundheilung? Chirurg 1997; 68:715–717
26 Seropian R, Reynolds BM. Wound infections after preoperative depilatory versus razor preparation. Am J Surg 1971; 121: 251–254
27 The Veterans Affairs Total Parenteral Nutrition Cooperative Study Group. Perioperative total parenteral nutrition in surgical patients. N Engl J Med 1991; 325: 525–532
28 Tokars JI, Culver DH, Mendelson MH, Sloan EP, Farber BF, Fligner DJ et al.: Skin and mucous membrane contacts with blood during surgical procedures: risk and prevention. Infekt Control Hosp Epidemiol 1995; 16: 703–711
29 Tscherne H, Oestern HJ: Die Klassifizierung des Weichteilschadens bei offenen und geschlossenen Frakturen. Unfallheilkunde 1982; 85: 111–115
30 Vamvakas EC, Carven JH. Transfusion of white-cell-containing allogeneic blood components and postoperative wound infection: effect of confounding factors. Transfus Med 1998; 8: 29–36
31 Ziv Y, Church JM, Fazio VW, King TM, Lavery IC: Effect of systemic steroides on ileal pouch-anal anastomosis in patients with ulcerative colitis. Dis colon Rectum 1996; 39 (5): 504–508

Akute postoperative Osteitis

4

GUNTHER O. HOFMANN

Inhaltsübersicht

4.1 Häufigkeit und Bedeutung 47
4.2 Diagnostik 47
4.2.1 Klinische Infektzeichen 47
4.2.2 Laborparameter 48
4.2.3 Bildgebende Verfahren 48
4.2.4 Bakteriologischer Keimnachweis 49
4.3 Therapie 50
4.3.1 Chirurgisches Revisionskonzept 50
4.3.2 Sekundärverfahren zur Frakturheilung 55
4.3.3 Begleittherapie 55
4.4 Prävention 56
4.4.1 Asepsis 56
4.4.2 Präklinisches Frakturmanagement 56
4.4.3 Second look 56
4.4.4 Risikofaktoren 57
4.5 Komplikationen 57
Literatur 58

Als „akute postoperative Osteitis" (APO) bezeichnet man eine bakterielle Infektion der Weichgewebe, des Implantatlagers und der heilenden Fraktur innerhalb von acht Wochen nach Trauma und operativer Frakturversorgung. Später manifest werdende Infektionen gelten als „chronische Osteitis" (☞ Kap. 5).

4.1 Häufigkeit und Bedeutung

Die APO stellt immer noch eine der am meisten gefürchteten Komplikationen nach einer operativen Frakturversorgung dar. Ihre Häufigkeit wird in der Literatur für Elektiveingriffe mit 0,1–1,7%, für geschlossene Frakturen mit 1–5% [1, 9] und für offene Frakturen verschiedenen Schweregrades mit 2,7–43% angegeben [4]. Die Häufigkeit korreliert mit der Topographie der Verletzung, mit dem Verletzungstyp und insbesondere dem Ausmaß des Weichgewebsschadens, mit der Implantatart und der bei der primären Osteosynthese erreichten Stabilität sowie mit der erzielten Weichteildeckung über der Osteosynthese. Dagegen spielt für die APO die Keimart im Gegensatz zur chronischen Osteitis nur eine untergeordnete Rolle.
Eine APO verlängert die durchschnittlich stationäre Behandlungsdauer um 13,2–24,3 Tage. Dadurch entstehen allein im stationären Bereich Mehrkosten von rund 14.000 € pro Fall. In 10–30% der Fälle findet ein Übergang von der APO zur chronischen Osteitis statt. Welche Bedeutung der Beherrschung einer APO binnen ihrer definierten Zeitspanne von acht Wochen zukommt, wird durch den immensen sozioökonomischen Schaden erkennbar, den die chronische Osteitis verursacht. In der BRD werden pro Jahr etwa 1000 Neuerkrankungsfälle an chronischer Osteitis geschätzt. Insgesamt verursacht eine chronische Osteitis einen Gesamtkostenanfall von etwa 500.000 € pro Fall [7]. Das bedeutet hochgerechnet auf die Anzahl der Neuerkrankungsfälle für Deutschland einen gesamten volkswirtschaftlichen Schaden von ungefähr 500 Millionen € pro Jahr. Aus den USA liegen ähnliche Zahlen vor. Es werden etwa 270 Millionen US-Dollar pro Jahr an Kosten der APO nach Verletzungen an den Extremitäten veranschlagt [3].

4.2 Diagnostik

Die Anzahl der Keime und die Ausdehnung des Infekts stehen in enger Beziehung zur Zeit, die zwischen Infektbeginn und zielgerichteter Therapie verstreicht. Einer sicheren Frühdiagnostik der Osteitis kommt daher bei ihrer Behandlung und Prognose richtungsweisende Bedeutung zu.

4.2.1 Klinische Infektzeichen

Die Erhebung von *Anamnese* und *Befund* nehmen in der Diagnostik der APO eine Schlüsselrolle ein. Wenn sich im Anschluss an Trauma und operativer Frakturversorgung fakultativ auftretende klinische Entzündungszeichen nicht binnen weniger Tage zurückbilden, ist dieser Umstand höchst verdächtig auf eine postoperative Infektion (☞ Abb. 4.1).
Eine postoperativ erhöhte Körpertemperatur (< 38,5 °C) sollte sich normalerweise spätestens nach 3–4 Tagen zurückbilden. Eine anhaltende, oder auch schubweise auftretende Temperaturerhöhung länger als 5 Tage nach der osteosynthetischen Versorgung weist auf eine akute Infektion ebenso hin wie zunehmende oder anhaltende Schmerzen (länger als 2–3 Tage), ein allgemeines Krankheitsgefühl und eine persistierende Sekretion aus der Wunde.

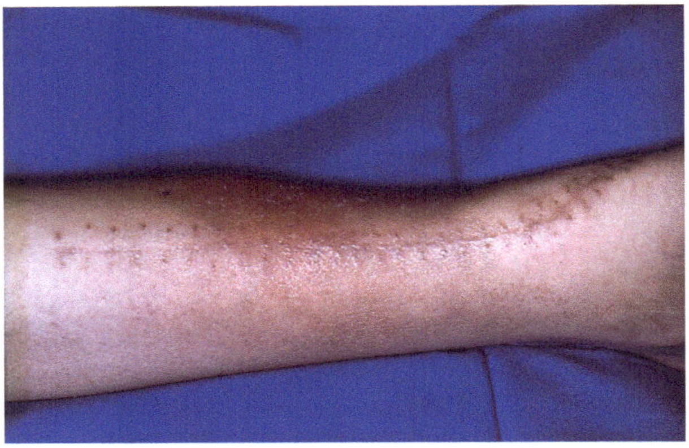

Abb. 4.1: Akute posttraumatische Osteitis (bakteriologisch gesichert) 23 Tage nach Osteosyntese: Rötung, Schwellung, Sekretion, Überwärmung und Schmerz.

Insbesondere am Unterschenkel muss differenzialdiagnostisch ein beginnendes Kompartmentsyndrom mit in Erwägung gezogen werden.
Ausgedehnte postoperative Hämatome im Operationssitus stellen Prädilektionsgebiete für Keimbesiedlung und Infektion dar und sollten unter großzügiger Indikationsstellung operativ ausgeräumt werden.

4.2.2 Laborparameter

Klinisch chemische Laborparameter

Unter den klinisch chemischen Laborparametern stellen eine Leukozytose sowie ein Anstieg der Blutkörperchensenkungsgeschwindigkeit Begleitphänomene dar, die zwar häufig vorliegen aber nicht notwendigerweise vorhanden sein müssen. Zudem ist bei der Verlaufsbeobachtung der klinisch chemischen Laborparameter zu beachten, dass zeitgleich keine systemische Antibiose durchgeführt wird.

C-reaktives Protein

Dagegen kommt dem postoperativen CRP-Verlauf eine gewisse Schlüsselrolle in der Diagnostik der APO zu. Während bei unkompliziertem postoperativen Verlauf in Abhängigkeit vom Eingriff der relative Spitzenwert am 2.–3. Tag erreicht wird und im Lauf des 6.–7. Tages auf Normalniveau zurückkehren sollte, treten bei einer APO bereits am 2.–3. Tag signifikant erhöhte Werte auf, die Spitze wird erst am 6.–7. Tag erreicht. Anschließend bleibt der Wert meist kontinuierlich hoch. Der maximale CRP-Spiegel ist auch in der Traumatologie abhängig von der Invasivität des Eingriffs [59]. Dennoch ist der Anstieg auch dieses Laborparameters per se noch nicht beweisend für eine Infektion.

Blutkulturen

Persistiert hohes Fieber, sollten Blutkulturen (aerob/anaerob) angesetzt werden. Bei positivem Befund können diese als Grundlage für eine testgerechte intravenöse Antibiotikatherapie dienen.

4.2.3 Bildgebende Verfahren

Den bildgebenden Verfahren kommt bei der Diagnose der APO keine große Bedeutung zu.

Röntgen

Das konventionelle Röntgenbild zeigt frühestens nach 2–3 Wochen – wenn überhaupt – Osteolysen, kortikale Destruktionen und periostale Reaktionen. Diese sind aber keinesfalls typisch und oftmals nicht von der physiologischen Kallusbildung zu unterscheiden (☞ Abb. 4.2). CT und Szintigraphie bringen in dieser Phase keine zusätzliche Erkenntnis. Kurz nach einer Verletzung oder Osteosynthese weist das Gewebe immer eine vermehrte Nukleidspeicherung auf.

Sonographie

Auch ein positiver sonographischer Befund (Flüssigkeitsansammlung) besitzt in dieser Phase selten mehr Aussagekraft als der klinische Untersuchungsbefund.

Kernspintomographie

Durch die Möglichkeit, periossäre Ödeme, periostale Reaktionen, Markraumveränderungen sowie die lokale Durchblutung sichtbar zu machen, hat einzig die Kernspintomographie (NMR) mit Kontrastmittel in der Frühdiagnostik einen bestimmten Stellenwert. Da in der vorliegenden Fragestellung jedoch meist Osteosynthesematerialien das Bild erheblich verfälschen, kann das NMR in praxi bisher nur selten genutzt werden. Außerdem ist das Verfahren bei hoher Sensitivität viel zu wenig spezifisch auf eine Infektion.

4.2.4 Bakteriologischer Keimnachweis

Einzig beweisend ist die Materialgewinnung (Abstrich und Gewebe) aus dem Fraktur-Implantat-Situs und die sich anschließende bakteriologische Untersuchung (☞ Abb. 4.3). Für die Abstrichgewinnung und -verarbeitung ☞ Kap. 11.
Grundsätzlich sollten zwei verschiedene Teströhrchen (Aerobier, Anaerobier) zur Anwendung kommen. Von entscheidender Bedeutung ist auch die Zeitdauer zwischen der Materialentnahme und der bakteriologischen Untersuchung, weil empfindliche Keime eine zu lange Wartezeit bis zur Inkubation nicht überleben. Die Missachtung dieser einfachen technischen Details ist die Ursache für viele falsch negative bakteriologische Testungen.
Lassen sich trotz klinisch hochgradigem Infektionsverdacht aus einem Situs wiederholt keine Keime isolieren, sollte auch an eine spezifische Infektion (z.B. TB, Lues) gedacht und die entsprechenden Untersuchungen zum spezifischen Erregernachweis durchgeführt werden.
Eine zusätzliche bakteriologische Bestimmung von Untergruppen bestimmter Erreger kann auf verschiedene Weise erfolgen.

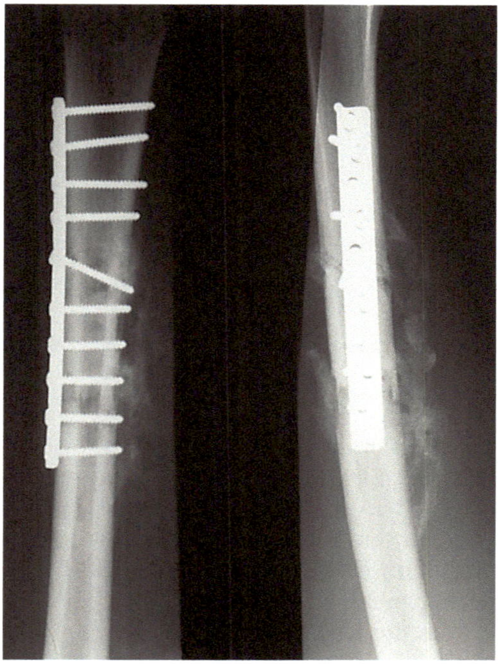

Abb. 4.2: APO (bakteriologisch gesichert) sieben Wochen nach Osteosynthese: Klinisch Überwärmung und Schmerz. Die im Röntgenbild sichtbare Kallusbildung ist völlig regelrecht. Auffällig höchstens ein kleiner Sequester im Frakturspalt, der keinen Anschluss an die Knochenheilung findet.

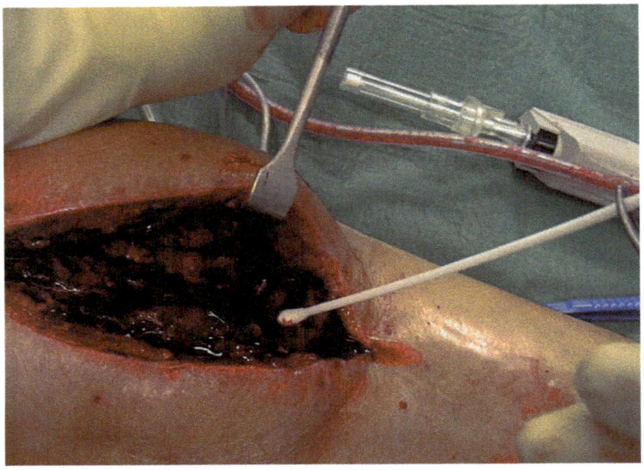
a

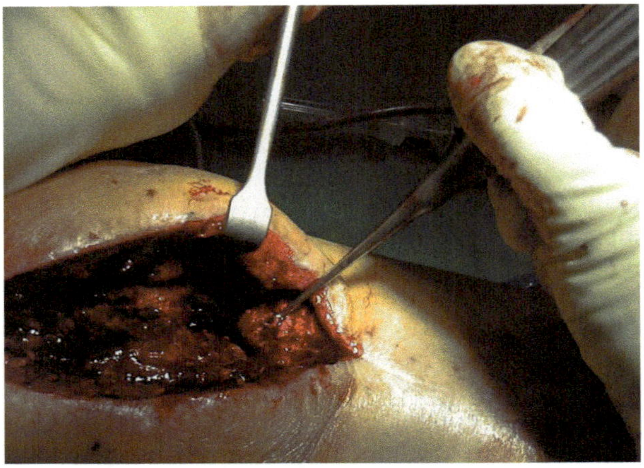
b

Abb. 4.3: Materialgewinnung (Abstrich und Gewebe) aus dem Fraktur-Inplantat-Situs zur bakteriologischen Untersuchung.
a: Abstrichentnahme mit Watteträger.
b: Entnahme einer Gewebeprobe mit dem scharfen Löffel.

Ein Verfahren ist die so genannte Puls-feld-Gel-Elektrophorese. Dabei wird Bakterien-DNA mittels spezifischer Enzyme geschnitten. In der Gel-Elektrophorese lassen dann die verschiedenen DNA-Bruchstückbanden nach Färbung eine Identifikation der Keime zu.
Im akuten Osteitisschub mit hohem Fieber kann auch die Entnahme einer Blutkultur zur Isolation und Identifikation der Erreger angezeigt sein.

4.3 Therapie

Ist die Diagnose APO, auch nur klinisch, gestellt, ist die Indikation zur dringlichen Intervention gegeben und der Revisionseingriff sollte notfallmäßig durchgeführt werden.

4.3.1 Chirurgisches Revisionskonzept

Das hier vorgestellte und empfohlene Revisionskonzept basiert auf einer 1997 publizierten Studie, die als Qualitätskontrolle für die Behandlung akuter postoperativer Infektionen im eigenen Krankengut diente [6]. Die Therapie der APO verfolgt in hierarchischer Reihenfolge zwei Ziele:

- Beherrschung der akuten Infektion
- Erhaltung der Osteosynthese

Das bedeutet, dass, um das Ziel einer schnellst möglichen Infektsanierung zu erreichen, notfalls die primäre Osteosynthese aufgegeben wird.
Unser Revisionskonzept (☞ Abb. 4.4) sieht eine programmierte Etappenlavage in 2- bis 3-tägigem Abstand vor. Operative Eingriffe zur Infektsanierung werden möglichst ohne Blutsperre durchgeführt (☞ Kap. 2.1.1).

Débridement

Bei jedem Eingriff werden mehrere Gewebeproben (nicht nur Abstriche!) aus der Umgebung des Implantatlagers für die bakteriologische und histologische Untersuchung entnommen (☞ Abb. 4.4). Zur Technik der Probengewinnung ☞ Kap. 11. Es folgt ein ausgiebiges Weichgewebsdébridement und die konsequente Nekrektomie aller avitaler Strukturen.

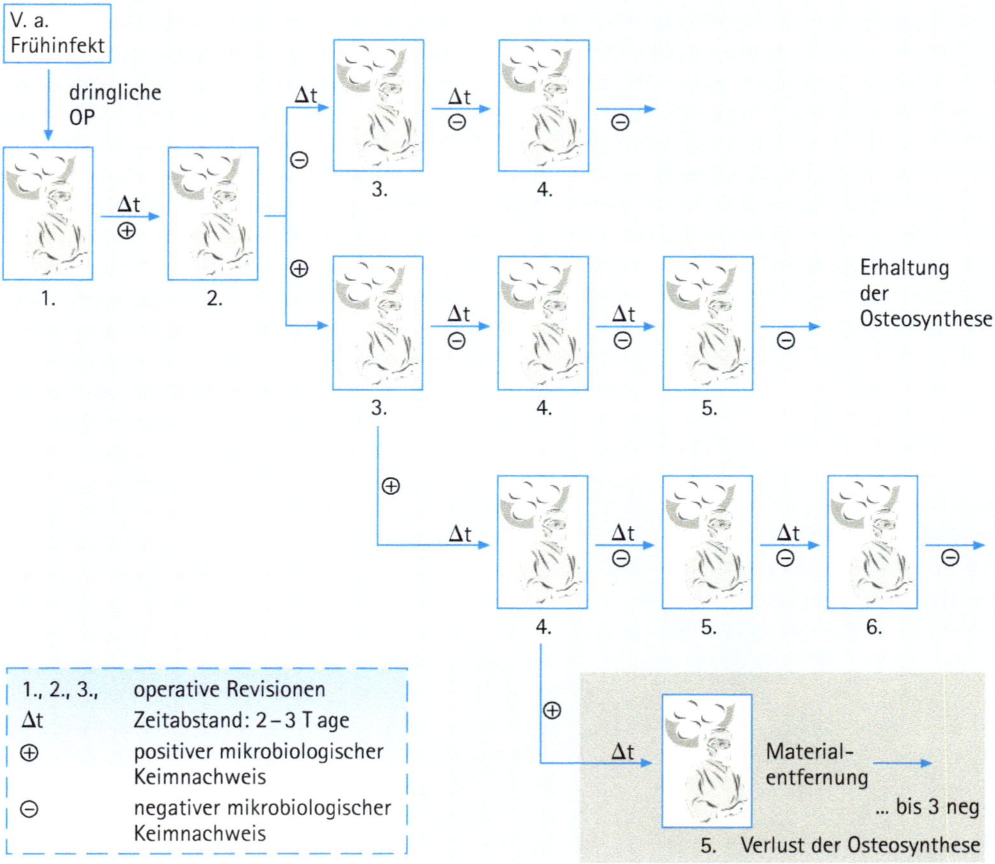

Abb. 4.4: Operatives Revisionskonzept bei akuter postoperativer Osteitis.

Bezüglich des Knochens kann bei der Erstrevision in der Akutphase noch differenziert vorgegangen werden. Das heißt, dass zu diesem Zeitpunkt Areale, die avital erscheinen, nicht obligatorisch entfernt werden müssen, sofern sie sich im Weichteil- oder Knochenverbund befinden. Sofern ein Übergreifen des Infekts auf den Knochen ausbleibt, sind Revitalisierungen, zumindest kürzerer Kortikalisstrecken möglich.

Jet-Lavage

Anschließend wird der Situs mittels Jet-Lavage (3 – 5 l Ringerlösung) hydromechanisch gereinigt (☞ Abb. 4.5).
Der Einsatz der Jet-Lavage am frisch eröffneten spongiösen Knochen ist nicht unumstritten. Die Verringerung der Keimzahl im Weichgewebe durch ihren Einsatz erscheint ausreichend gesichert. Ebenso gesichert wurde aber ein schädigender Effekt der Hochdruck-Jet-Lavage ($p \cong 500$ kPa) auf die Osteoblasten bzw. Osteozyten und die Gefahr einer Keimpropulsion in die Tiefe des knöchernen Markraumes [2]. Die Niederdruck-Jet-Lavage ($p \cong 100$ kPa, $f = 550$ Pulse/min Stryker Canada, Burlington, Ontario, Canada) vermeidet diese Knochenschädigung und besitzt die gleiche keimmindernde Wirkung wie die Hochdruck-Jet-Lavage.
Als Flüssigkeiten für die Jet-Lavage sollten ausschließlich Ringer- oder isotone Kochsalzlösung zum Einsatz kommen. Alle anderen Substanzen (verdünnte Ethanollösung, Polyvidon-Iod-Lösung, Seifenlösungen, antimikrobielle Lösungen, Chlorhexidin-Glukonat) haben in Verbindung mit der Jet-Lavage auf Osteoblasten/Osteozyten einen zu ausgeprägten zytotoxischen Effekt [2].

Antisepsis

Anschließend wird in den mit der Jet-Lavage gereinigten Situs ein lokales Antiseptikum, z.B. Lavasept® (Poly-Hexanidum 200 mg + Makrogolum 4000, 10 mg/2 l Ringer) auf eingelegten Kompressen oder Bauchtüchern instilliert (☞ Abb. 4.6). Lavasept® enthält als desinfizierenden Wirkstoff Polyhexanide, ein Polymer des Chlorhexidins. Unsere Erfahrungen mit dieser lokalen Antisepsis sind sehr positiv. Die Wirksamkeit ist jedoch durch Studien bislang nicht gesichert. Es sind auch Fälle von anaphylaktischen Reaktionen beim Wundkontakt mit Lavasept beschrieben worden [8].
Nach 5-minütiger Einwirkzeit werden die

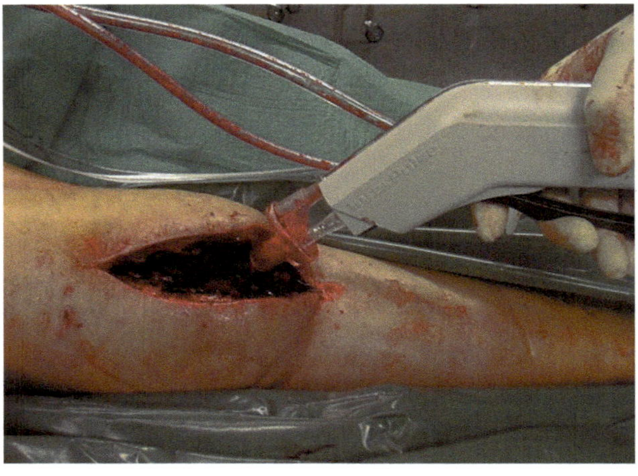

Abb. 4.5: Hydromechanische Reinigung des Situs mit der Jet-Lavage und Ringerlösung.

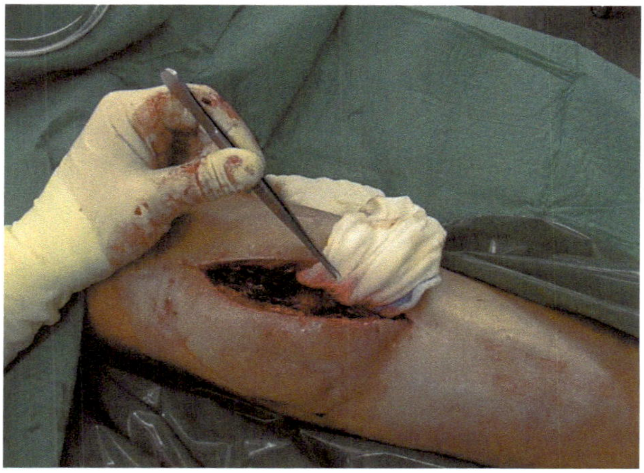

Abb. 4.6: Einlage einer mit lokalem Antiseptikum (Lavasept®) getränkten Kompresse.

getränkten Bauchtücher entfernt und es wird ein Wirkstoffträger zur testgerechten lokalen Antibiose eingelegt, wie Sulmycin® (Essex-Pharma), TachoComb®H (Nycomed-Pharma, Unterschleißheim), Gentacoll® (Resorba, Nürnberg) oder Septocoll® (Biomet Merck, Darmstadt) (☞ Abb. 4.7) sowie eine Redondrainage.
Bei Gentamicinresistenz der Keime muss in den resorbierbaren Medikamententräger (z.B. Kollagenvlies) ein testgerechtes Antibiotikum (z.B. Vancomycin, Teicoplanin) in hoher Dosierung zugemischt werden (☞ Abb. 4.8). Wichtig ist die schnelle Wirkstofffreisetzung binnen der 2–3 Tage bis zur nächsten Revision.

Wundverschluss

Bei guter Weichgewebsdeckung und falls dies spannungsfrei möglich ist, erfolgt ein adaptierender Wundverschluss zwischen den einzelnen Revisionen mittels Intrakutannaht zur Hautschonung. Gelingt die Adaptation der Wundränder nicht spannungsfrei oder erscheint die Durchblutung gefährdet, empfiehlt sich die Anwendung der Okklusionsverbandstechnik, z.B. Col-

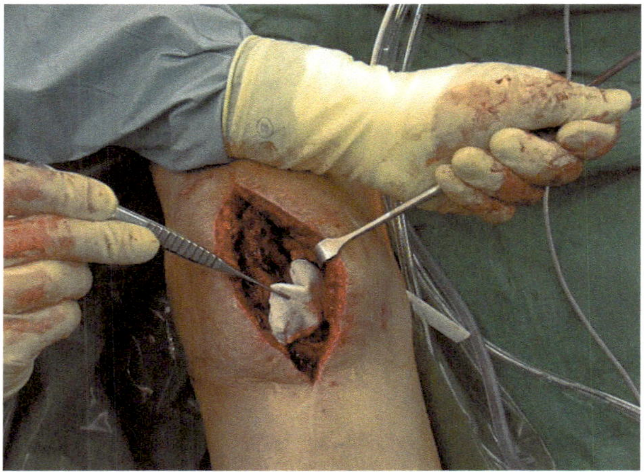

Abb. 4.7: Einbringung eines antibiotikahaltigen Kollagenflieses zur testgerechten lokalen Antibiose.

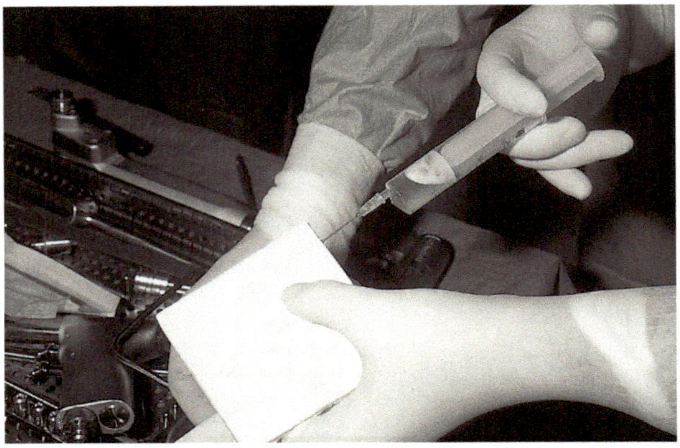

Abb. 4.8: Applikation eines testgerechten Antibiotikums in hoher Dosierung in ein resorbierbares Kollagenvlies bei Gentamicinresistenz.

dex® (Mondoved, Belgien) – Versiegelung mit Ioban® (3M, USA-Folie) (☞ Abb. 4.9).

Intravenöse, testgerechte systemische Antibiose

Die Durchführung einer intravenösen, testgerechten systemischen Antibiose sehen wir nicht in jedem Fall zwingend gegeben. Durchgeführt werden sollte sie, wenn eine der folgenden Voraussetzungen vorliegt:

- Erhöhte Körpertemperatur > 38,5 °C während des Revisionsprogrammes
- Gelenkbeteiligung
- Temporäre Entfernung eines Marknagels und Markraumdébridement

Bei einem Markraumdébridement mit flexibler Bohrwelle und Bürstenlavage erscheint eine testgerechte, systemische, adjuvante Antibiose schon deshalb sinnvoll, um eine hämatogene Streuung der Keime während der mechanischen Manipulationen im Markraum des langen Röhrenknochens zu verhindern.

Therapieerfolg

Das Ziel „infektfreier Erhalt einer Osteosynthese" gilt dann als erreicht, wenn bei drei aufeinander folgenden Revisionen die Gewebeproben ein negatives bakteriologisches Ergebnis erbringen. Dann kann die Operationswunde sekundär verschlossen

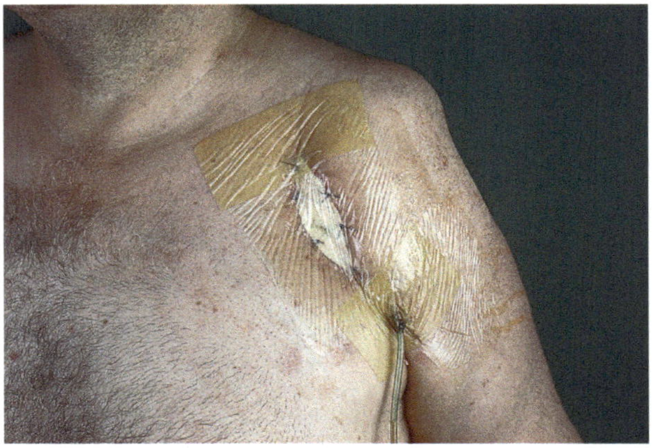

Abb. 4.9: Okklusion eines revidierten OP-Situs durch Polyvinylalkohol-Schwann (Coldex®) und Opsite-Folie.

werden. Das Erreichen dieses Zieles ist somit frühestens nach der 4. Revision möglich, sollte aber spätestens nach der 6. Revision erfüllt sein (☞ Abb. 4.4).
Im Fall einer nach wie vor bestehenden bakteriologisch gesicherten Kontamination bei der 4. Revision wird im 5. Eingriff die Materialentfernung durchgeführt. Es folgen dann weitere Revisionen, bis erneut in drei aufeinander folgenden Etappeneingriffen ein negatives bakteriologisches Untersuchungsergebnis vorliegt.
Zwischenzeitlich muss die Fraktur in einer Gipsschiene, mit einem Brace oder mit einem Fixateur externe stabilisiert werden. Bei entfernten intramedullären Implantaten hat es sich auch bewährt, zwischen den Revisionen einen jeweils nachsterilisierten Marknagel als innere Schienung (ohne Verriegelung) einzubringen, um der Extremität eine gewisse Lagerungsstabilität zu verleihen.

4.3.2 Sekundärverfahren zur Frakturheilung

Nach Erreichen des Etappenzieles „Infektfreiheit nach Verlust der Osteosynthese" muss die eigentliche Frakturbehandlung sekundär auf verschiedenen alternativen Wegen zu Ende geführt werden:

- Neuerliche „interne" Osteosynthese
- Ausbehandlung im Fixateur externe
- Konservative Behandlung (Gips, Brace)

Die konsequente Anwendung dieses Revisionsprotokolls hat im eigenen Krankengut dazu geführt, dass es in keinem Fall einer APO zur Chronifizierung gekommen ist. Interessanterweise spielt die Keimart bei der APO im Gegensatz zur chronischen Osteitis bezüglich der Erfolgsaussichten der Sanierung keine Rolle.
In unserem Krankengut zeigte sich, dass in erster Linie die untere Extremität von Infektkomplikationen betroffen ist. Wir fanden aber auch, dass die Sanierung einer APO an der oberen Extremität ebenso mit Schwierigkeiten verbunden sein kann. Offensichtlich gibt es eine Korrelation zwischen der Weichteildeckung über dem Implantat und der Aussicht auf Erfolg bei den Sanierungsbemühungen. Bezüglich der Implantate zeigt sich kein eindeutiges Bild. Es erscheint fast unmöglich, eine APO nach Plattenosteosynthese bei gleichzeitiger Belassung der Implantate zu sanieren. Andererseits können selbst Spickdraht- und Pin-Infekte bei Zuggurtungsosteosynthesen und Infekte bei primärer Fixateur-externe-Behandlung ebenfalls so aggressiv verlaufen, dass sie nicht ohne Materialentfernung in den Griff zu bekommen sind. Hier kommt der Einfluss von Stabilität und Retention des gewählten Osteosyntheseverfahrens zur Geltung.

4.3.3 Begleittherapie

Physio- und Ergotherapie haben bereits während des Etappenlavageprogrammes (Mobilisation der Nachbargelenke), aber auch nach erfolgreicher Infektsanierung zur Wiederherstellung verloren gegangener Funktion einen hohen Stellenwert. Von Anfang an muss der Inaktivitätsatrophie der Muskulatur und der funktionellen Beeinträchtigung der Gelenke durch Kontrakturen entgegengewirkt werden.
Die **hyperbare Sauerstofftherapie (HBO)** ist im Bereich der septischen Chirurgie bei einer Gasbrandinfektion durch Clostridium perfringens – allgemein akzeptiert – indiziert. In Kasuistiken wurde auch bei der APO ein positiver Effekt beschrieben. Kontrollierte, randomisierte Studien fehlen jedoch noch.

4.4 Prävention

> Die durchschnittliche Infektionsrate für elektive und notfallmäßige Eingriffe ist höchst klinikspezifisch.

4.4.1 Asepsis

Die Aufrechterhaltung eines hohen Hygienestandards im Operationssaal und auf Station ist eine gemeinsame Aufgabe aller Beteiligten und bedarf unablässlich höchster Anstrengung (☞ Kap. 3). Strenge Disziplin ist hier wesentlich effektiver als das Vertrauen auf bauliche Maßnahmen. Das korrekte Bedecken von Kopf und Barthaaren – auch der Anästhesisten und der nicht ärztlichen Mitarbeiter – sowie das Tragen von Mänteln, die auch den Rücken bedecken und für bestimmte Eingriffe feuchtigkeitsundurchlässig sein sollten, sind Stützpfeiler der Asepsisstrategie. Sie müssen vom verantwortlichen Operateur immer wieder erklärend eingefordert werden.
Nach chirurgischer Auffassung ist auch die strenge Trennung von aseptischen und septischen Operationssälen unverzichtbar. Vom Operateur, den Assistenten und vom nicht ärztlichen OP-Personal wird im Operationsbereich ein Höchstmaß an Disziplin erwartet. Eine schnelle, zielgerichtete und gewebeschonende Operationstechnik dient der Vermeidung von Hämatomen und damit der sekundären Ausbildung von Infektionen.
Auch an die postoperative Wundpflege auf Station sind hohe Sterilitätsanforderungen zu stellen. Die exakte Kenntnis der Infektraten des eigenen Krankenguts ist unabdingbarer Bestandteil einer verantwortungsbewussten unfallchirurgischen Tätigkeit. Hierzu ist es erforderlich, fortlaufend und zuverlässig Statistiken zu führen. Die auch mit noch so viel gutem Willen bemühte Erinnerung führt immer zu kleinen Zahlen.
Auf die Bedeutung einer konsequenten Dokumentation der eigenen Osteitisbelastung weist auch die derzeitige Rechtsprechung hin. Danach ist das Auftreten einer Infektion nicht als Beweis einer Fehlbehandlung zu sehen, sofern der beklagte Arzt nachweisen kann, dass der Prozentsatz dieser Komplikation in seinem Haus den heutigen Standard nicht überschreitet.

4.4.2 Präklinisches Frakturmanagement

Auch das richtige präklinische Management von Frakturen am Unfallort leistet einen wesentlichen Beitrag zur Infektionsprophylaxe. Die richtige Lagerung und temporäre Ruhigstellung der verletzten Extremität sowie die sterile Abdeckung offener Frakturen sind ebenso unstrittig wie die Tatsache, dass offene Verletzungen erst im sterilen OP unter völlig aseptischen Bedingungen beurteilt und behandelt werden sollten.
Der präklinische Einsatz einer intravenösen Antibiotikaprophylaxe zur Vermeidung von Infektionen bei II° und III° offenen Frakturen ist zwar durch Studien nicht belegt, erscheint aber plausibel.

4.4.3 Second look

Ein „second look" kann bereits bei der Primärversorgung einer Fraktur mit Weichteilschaden fest eingeplant worden sein. Er wird obligat, wenn Zeichen von Störungen der Wundheilung oder eines sich anbahnenden Infekts auftreten. Bereits Hämatome erfordern einen Revisionseingriff unter den Bedingungen eines sterilen Operationssaals. Neben der mechanischen Beeinträchtigung der Wundheilung bilden sie einen idealen Nährboden für alle Keime und sind häufig Ausgangspunkt der Infektion. Keinesfalls reicht es aus, solche Hämatome nur zu punktieren.

4.4.4 Risikofaktoren

Liegt bereits eine APO vor, gibt es für das Nichterreichen des Zieles „Infektsanierung unter Beibehaltung der Osteosynthese" eine Reihe von gesicherten *exogenen* (Nikotin, Alkohol) und *endogenen* (AVK, Diabetes, Alter) *Risikofaktoren* (☞ Kap. 2.1.1 und 2.2.2).

Insbesondere bei betagten Patienten aus Einrichtungen der Altenpflege beeinflusst die präoperative Krankenhausverweildauer in hohem Maße die postoperative Infektionsrate offensichtlich wegen einer Besiedelung mit pathogenen Krankenhauskeimen.

Zumindest ein partieller Schutz vor virulenten Hospitalkeimen lässt sich dadurch erreichen, dass ein Patient vor Wahleingriffen möglichst kurzfristig, maximal 24 Stunden vorher aufgenommen wird.

Der entscheidende Faktor für den Erfolg der Sanierung einer APO ist jedoch die Zeit: Innerhalb der ersten acht Wochen nach primärer Osteosynthese gelingen „Infektsanierung und Erhaltung der Osteosynthese" in immerhin 40% der Fälle, während dieses Ziel nach Verstreichen der ersten acht Wochen nahezu in keinem Fall mehr erreicht werden kann [6].

4.5 Komplikationen

Es besteht mittlerweile Einigkeit darüber, dass die frühestmögliche Erkennung und konsequente Behandlung einer APO für die sichere Ausheilung der Infektion von entscheidender Bedeutung ist. Nur dadurch lassen sich ein zufrieden stellendes Behandlungsergebnis und ein akzeptabler Endzustand erreichen.

Lässt sich die APO nicht ohne Materialentfernung beherrschen, ist das primär erreichte operative Repositionsergebnis und damit unter Umständen die Ausheilung der Verletzung gefährdet.

Die schwerwiegendste Komplikation allerdings ist der Übergang in die chronische Form der Osteitis und damit der Einstieg in einen, im schlimmsten Fall, lebenslangen Krankheitsverlauf. Dieser Übergang findet immerhin in 10–30% der Fälle statt und droht insbesondere dann, wenn eine APO nicht innerhalb der ersten acht Wochen nach Trauma und Primärversorgung zur Ausheilung gebracht werden kann. Die zuweilen angeführte Gegenargumentation, die Anzahl der erforderlichen Revisionen stellt zumindest für Risikopatienten ein unvertretbar hohes Risiko dar, trifft nicht zu. Die Revisionseingriffe dauern unter 25 Minuten und sind alle in Kurznarkosen (Larynxmaske) durchführbar. Allgemeine anästhesiologische und internistische Risikofaktoren gegen die häufigen Narkosen im Rahmen des Etappenlavageprogrammes führten im eigenen Krankengut zur Nichtanwendung des Sanierungsprogrammes in weniger als 0,5% der Fälle. In diesen Ausnahmesituationen erscheint eine Abkürzung in der Konsequenz des Sanierungsverfahrens vertretbar.

Literatur

1 Bhandari M, Guyatt GH, Tond D, Alili A, Shaugnessy SG: Reamed versus nonreamed intramedullary nailing of lower extremity long bone fractures: a systematic overview and meta-analysis. J Orthop Trauma (2000); 14: 2–9

2 Bhandari M, Adili A, Schemitsch EH: The efficacy of low-pressure lavage with different inigating solutions to remove adherent bacteria from bone. J Bone Jt Surg 83 A (2001) 412–419

3 Bloom BS, Esterhai JL Jr.: Musculoskeletal infection: impact, morbidity and costs to society, medicine and government. In: Esterhai JL Jr., Gristina AG, Poss R (Eds): Musculoskeletal infection. Park Ridge, JL; American Academy of Orthopaedic Surgeons, 1992, S. 5–11

4 Carsenti-Etesse H, Doyon F, Desplaces N, Gagey O, Tancrede C, Pradier C, Dunais B, Bellamonica P: Epidemiology of bacterial infection during management of open leg fractures. Eur J Clin Microbiol Infect Dis (1999); 18: 315–23

5 Gonschorek O, Rüttinger D, Hofmann GO, Bühren V: C-reactive protein as predicitive parameter to detect septic complications following elective reconstructive and trauma surgery. 5th World Congr Trauma, Shock, Inflammation and Sepsis (2000) 437–441

6 Hofmann GO, Bär T, Bühren V: Osteosynthese-Implantat und früher postoperativer Infekt: Sanierung mit oder ohne Materialentfernung? Chirurg 68 (1997) 1175–1180

7 Klemm K, Junghanns H: Behandlungs- und Folgekosten bei posttraumatischer Osteomyelitis des Ober- und Unterschenkels. Berufsgen Hefte (1976) 6: 3

8 Olivieri J, Eigenmann PA, Hauser C: Severe anaphylaxis to a new desinfectant: polyhexanide, a chlorhexidine polymer. Schweiz Med Wochenschr 128 (1998) 1508–1511

9 Smektala R, Wenning M, Ekkernkamp A: Schenkelhalsfraktur: Analyse der Ergebnisse externer Qualitätssicherung. Ein Bericht über 22556 Patienten. Chirurg (1999); 70: 1330–9

Chronische Osteitis

5

GUNTHER O. HOFMANN

Inhaltsübersicht

5.1 Ursachen und Häufigkeit 61
5.1.1 Pathogene Keime 61
5.1.2 Prävalenz 61
5.2 Einteilung 62
5.2.1 Pathophysiologische Stadieneinteilung 62
5.2.2 Histopathologische Stadieneinteilung 63
5.3 Diagnostik 63
5.3.1 Anamnese 63
5.3.2 Klinischer Befund 63
5.3.3 Labordiagnostik 64
5.3.4 Bildgebende Diagnostik 65
5.3.5 Bakteriologie 69
5.4 Therapie 69
5.4.1 Phase 1: Infektsanierung 69
5.4.2 Phase 2: Deckung des Weichgewebsdefektes 72
5.4.3 Phase 3: Rekonstruktion des knöchernen Defektes 74
5.4.4 Risikofaktoren 78
5.4.5 Sonderfall: Infizierte Pseudarthrose 79
5.4.6 Physiotherapie und Ergotherapie 79
5.4.7 Patientenführung 79
5.4.8 Amputation 79
5.4.9 Adjuvante HBO-Therapie 80
5.5 Prävention 81
5.6 Komplikationen 81
5.6.1 Rezidiv 81
5.6.2 Fistelkarzinom 81
5.6.3 Amyloidose 82
Literatur 83

Als chronische Osteitis (CO) wird die bakteriologisch gesicherte Infektion eines Knochens definiert, wenn zwischen Frakturereignis bzw. operativer Versorgung und Auftreten der Infektion mehr als acht Wochen vergangen sind.

5.1 Ursachen und Häufigkeit

Die häufigste Ursache für die Entstehung einer CO ist die Nichtbeherrschung einer akuten Infektion im günstigen Zeitfenster, also bis zur 8. Woche nach dem Beginn der Infektion (☞ Kap. 4).

5.1.1 Pathogene Keime

Den typischen Erreger einer chronischen Osteitis gibt es nicht. Wenngleich bei der CO ebenso wie bei der APO die verschiedenen Staphylokokkenstämme bedeutungsmäßig klar im Vordergrund stehen, können prinzipiell alle Eitererreger eine CO verursachen. Keimstatistiken aus den CO-Herden haben aus mehreren Gründen einen sehr begrenzten Aussagewert. Der ursprüngliche Infektionserreger kann längst in seinem „Biotop" durch einen Konkurrenten verdrängt worden sein. Über den Fistelgang kommuniziert der CO-Herd mit der Außenwelt des Patienten und ihrer charakteristischen Keimflora. Ein solcher Erregerwechsel kann sich im jahrzehntelangen Verlauf einer CO mehrfach wiederholen. Schließlich bleiben oftmals Mischinfektionen zurück, in denen Bakterien unterschiedlichster Milieu-Ansprüche und Resistenzen koexistieren können. Hinzu kommt noch der Selektionsdruck durch antibiotische Langzeitbehandlung bei diesen Patienten.
Aus der Gruppe der aeroben Keime stehen die Staphylokokken mit Abstand an der Spitze der CO-auslösenden Erreger. Gefolgt werden sie in den meisten Statistiken von Pseudomonas aeruginosa, Proteus, Streptokokken, E. coli und Mischinfektionen.
Wie häufig Anaerobier den für eine CO verantwortlichen Keim darstellen, lässt sich nur schwer abschätzen. Kasuistiken konnten für eine Vielzahl von anaeroben Keimen eine Kausalität im Infektgeschehen aufzeigen. Klinisch bedeutsam ist hier in erster Linie das Clostridium perfringens, aber auch alle anderen Keime (Sporenbildner oder nicht) konnten nachgewiesen werden. Allerdings misslingt vielfach der Nachweis anaerober Keime aufgrund methodischer Unzulänglichkeiten bei der Gewinnung und Verarbeitung des Materials für die bakteriologische Untersuchung. Letztendlich ist die erfolgreiche Anzüchtung anaerober Sporenloser oder Sporenbildner auch eine Frage der personellen und materiellen Leistungsfähigkeit eines mikrobiologischen Labors. Unsere eigenen Untersuchungen belegen, dass anaerobe Keime vielfach sich in solchen Infektherden nachweisen lassen, die zunächst als „steril" falsch negativ eingestuft worden waren.

5.1.2 Prävalenz

Eine CO steht bedauerlicherweise oft als Endresultat eines komplizierten Behandlungsverlaufes nach Frakturen an langen Röhrenknochen. Allein für die Bundesrepublik Deutschland wird mit einem jährlichen Neuanfall von etwa 1.500 Fällen an CO gerechnet.
Die volkswirtschaftliche Bedeutung ist immens. Die stationären und ambulanten Behandlungskosten, die Kosten des Arbeitsausfalles, der Rehabilitation und Berentung werden für jeden Fall auf etwa 700.000 € geschätzt. Der sich dadurch ergebende gesamte volkswirtschaftliche Schaden liegt in Milliardenhöhe.

5.2 Einteilung

Eine CO an den langen Röhrenknochen kann in verschiedenen Erscheinungsformen vorliegen:

- Chronischer Infekt bei stellungsgerechter knöcherner Ausheilung einer Fraktur
- Chronischer Infekt bei knöcherner Konsolidierung in Fehlstellung,
- Infizierte Pseudarthrose

Für die Einteilung der CO ebenso wie für die Planung und Durchführung ihrer Therapie bietet sich eine Anlehnung an „tumorchirurgische Prinzipien“ an.
Die analoge Anwendung der Begriffe „Staging“ für die pathophysiologische und „Grading“ für die histopathologische Stadieneinteilung auf die chronischen Infektionen am Bewegungsapparat könnte eine ganzheitliche Klassifikation der Erkrankung im Einzelfall ermöglichen und damit die herkömmlichen Klassifikationen der Osteomyelitis (z.B. die nach Cierny-Mader) weiterentwickeln.

5.2.1 Pathophysiologische Stadieneinteilung

Eine scharfe Abgrenzung der klinischen Stadien der Infektionen am Muskulo-Skeletalsystem ist nicht möglich. Die Übergänge sind fließend. Das „Staging“ (☞ Kasten) gibt mehr das klinische Bild des gesamten Krankheitsverlaufes wieder und muss keineswegs immer in Korrelation zum jeweiligen „Grading“ (☞ Tab. 5.1) der Infektsituation stehen.

- Am besten passen noch die beiden Phasen I von „Staging“ und „Grading“ zusammen. Die latente Kontamination z.B. einer Endoprothese oder eines einliegenden Implantates läuft klinisch unter Umständen völlig unauffällig ab. Ebenso wenig muss der Patient irgendeinen pathologischen Laborparameter aufweisen.
- Anders in der Phase II, der akuten lokalen Infektion. Diese Phase gibt im Wesentlichen das Bild der „akuten postoperativen Osteitis“ (☞ Kap. 4) wieder.
- Kommt es zu einem Übertritt pathogener Keime aus dem lokalen Herd in die Blutbahn, ist per definitionem das Stadium III, die generalisierte Bakteriämie erreicht.
- Der Übergang in die Phasen IV und V ist dann sehr stark abhängig von der allgemeinen Abwehrlage des Patienten, Art und Virulenz der Keime, infektiöser Aktivität des ursprünglichen Fokus und den Begleiterkrankungen bzw. -verletzungen des Patienten.

Die verschiedenen pathogenen Keime haben auf das „Staging“ der CO durchaus einen Einfluss. Ihre unterschiedliche Virulenz und ihre ungleichen Resistenzeigenschaften bestimmen entscheidend den generalisierten Verlauf einer CO. In der Phase IV bilden sich gestreute Mikroabszesse in Lungen, Nieren und Gehirn. In dieser Phase kommte es auch oft zur bakteriellen Herzklappenbesiedlung. Durch die Emission von bakterienbeladenen Emboli sowohl von den kolonisierten Herzklappen, als auch durch bakterienbeladene Emboli aus dem peripheren Fokus findet dann eine weitere Metastasierung statt. Jeder unbeherrschte lokale Infektherd kann bei entsprechend ungünstiger Konstellation in die Phase V, in die Sepsis, einmünden.

„Staging“ der chronischen Osteitis:

I	Latente Kontamination (subklinische Infektion)
II	Akute lokale Infektion
III	Generalisierte Bakteriämie
IV	Septische Metastasierung
V	Sepsis, SIRS (systemic inflammatory response syndrome)

5.2.2 Histopathologische Stadieneinteilung

Ebenso wie beim „Staging", zeigen sich auch beim „Grading" der CO fließende Übergänge der feingeweblichen Veränderungen zwischen den einzelnen Stadien. Dabei darf bei Infektionen des Muskulo-Skeletalsystems nie der Knochen isoliert betrachtet werden. Es ist immer eine Gesamtschau aller beteiligten Gewebe, also auch des Periostes, der Sehnen und Faszien, der Muskulatur, der Nervenscheiden, des Subkutangewebes und der darüber liegenden Haut notwendig. Interessanterweise vollziehen sich die histopathologischen Veränderungen im Wesentlichen unabhängig vom verantwortlichen Keim. Grundsätzlich ist jeder unspezifische Eitererreger dazu geeignet, alle morphologischen Stadien der CO hervorzurufen.

Für das „Grading" der CO schlagen wir eine histopathologische Klassifikation vor, die sich ebenfalls in fünf Stadien eingeteilt an die bekannten Formen der Osteitis anlehnt (☞ Tab. 5.1).

Richtungsweisend für die Entwicklung der CO sind die Gefäßveränderungen. Die zunehmende Verschlechterung bzw. der Ausfall von Vaskularisation und Perfusion bedingt die Reaktionen und Veränderungen an den einzelnen Geweben. Insbesondere durch die einschneidenden Veränderungen an den Gefäßen im Übergang III/IV wird verständlich, warum eine systemische Antibiose spätestens zu diesem Zeitpunkt auf den weiteren Krankheitsverlauf keinen Einfluss mehr hat. Der Zusammenbruch der lokalen Gewebeperfusion lässt hier keine ausreichend hohen lokalen Wirkspiegel mehr entstehen. Die physiologische zelluläre und plasmatische Abwehrkompetenz gegen die eingedrungenen Erreger bricht völlig zusammen.

5.3 Diagnostik

5.3.1 Anamnese

Die Anamnese weist in den meisten Fällen den Weg. Verzögerte Wundheilung, Beschwerdepersistenz mit Sekretion und subfebrile nächtliche Temperaturen nach länger zurückliegender operativer Frakturversorgung sind untrügerische Hinweise auf eine chronische Infektion. Im fortgeschrittenen Stadium findet sich oftmals eine ungewollte schleichende Gewichtsreduktion bis hin zur ausgeprägten Kachexie. Die Patienten beobachten oftmals einen schleichenden Verfall ihrer körperlichen Leistungsfähigkeit.

5.3.2 Klinischer Befund

Die klinische Symptomatik der CO ist oft sehr unspezifisch. Sofern kein akuter Schub vorliegt, unterscheidet sie sich von der akuten Infektion durch das Fehlen allgemeiner Entzündungszeichen, wie Fieber. Nur ausnahmsweise bietet ein Patient mit CO das klinische Bild eines Schwerkranken mit systemischen Auswirkungen auf den Gesamtorganismus.

- Entzündungszeichen: Bei der CO bestimmt oft ein latenter, rezidivierend auftretender dumpfer Schmerz in der betroffenen Extremität das klinische Bild. Ob zusätzlich zum Ruheschmerz auch bewegungs- und belastungsabhängige Schmerzen auftreten, hängt davon ab, ob sich im Infektbereich zusätzlich eine Pseudarthrose ausgebildet hat. Andere Entzündungszeichen fehlen oft vollständig. Eine Schwellung findet sich allenfalls im Ansatz oder überhaupt nicht.
- Eine Fistel als äußeres, sichtbares Zeichen, ggf. intermittierend offen und produktiv, dann wieder geschlossen, sichert bereits die Diagnose (☞ Abb. 5.1). Der akute, vorübergehende Verschluss

Tab. 5.1 „Grading" der chronischen Osteitis

Stadium	Gefäße + Perfusion	Zell-infiltrationen	Gewebe-reaktionen	Knochen	Haut
I Latente Kontamination	–	Granulozyten, Makrophagen	–	–	–
II Akute, plasmazelluläre Osteitis	Intakt, noch gute Blut-versorgung	Lymphozyten, Plasmazellen	Fasergewebe: zellreich, kapillarreich	Hauptsächlich osteoblastisch, weniger osteo-klastisch	
III Produktiv persistierende Osteitis	Zunehmende narbige Gefäß-obliterationen, organisierte Thromben, zunehmend schlechtere Durchblutung	Lymphozyten, Plasmazellen	Narbengewebe, zellarm, kapillararm, faserreich	Zunehmend osteoblastischer Umbau, Exo-phyten an der Kortikalis im Randbereich (Garrè), zentral zunehmende Eburnisationen	
IV Chronisch exsudative, aggressive Osteitis	Reduzierte bis aufgehobene Perfusion, zentral deutliche Fibrin-exsudationen, peripher kapillarreiche Granulationen	Polymorph-kernige Leukozyten	Granulations-gewebe in der Peripherie, Abszesse zen-tral (Brodie)	Überwiegend osteoklastischer Umbau, ausgedehnte Devitalisierung von Spongiosa und Kortikalis	Temporäre oder permanente Fistelbildungen
V Osteitis-(Fistel-) Karzinom	wie IV	wie IV	Fistelgänge kleiden sich mit Plattenepithel aus, Eiter-sequestrierung durch die Gänge	Permanenter Wechsel von Regeneration und Zerstörung	Metaplasie des Plattenepithels der Haut im Bereich des Fistelganges, Entartung, frühe Metastasierung

einer solchen Fistel initiiert meist Spontanschmerzen und andere Entzündungszeichen.

- Häufig finden sich vernarbte, durchblutungsgestörte, zum Teil pigmentierte Hautareale.
- Eine gründliche körperliche Untersuchung lässt oftmals vergrößerte Lymphknoten im Abflussgebiet des CO-Herdes zum Vorschein kommen. Nicht selten aber zeigen sich keine oder nur geringfügige lokale Entzündungszeichen.

5.3.3 Labordiagnostik

In der Labordiagnostik (Blutbild, BSG, CRP) finden sich nicht selten völlig normale Werte, insbesondere wenn eine Fistel für regelmäßigen Sekretabfluss sorgt. Im Rahmen des operativen Sanierungsprogramms allerdings erweist sich der CRP-Wert als ein oftmals sehr sensibler Verlaufsparameter für den Erfolg der Bemühungen, eine infektfreie Defektsituation zu erhalten.

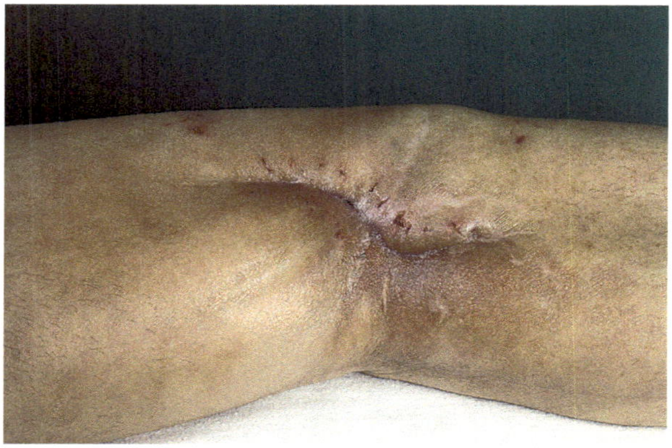

Abb. 5.1: Fistel bei chronischer Osteitis im Narbenbereich einer länger zurückliegenden Knochenbruchbehandlung. Intermittierende Sekretion aus dem Fistelkanal.

5.3.4 Bildgebende Diagnostik

Konventionelle Röntgendiagnostik

Die konventionelle Röntgendiagnostik spiegelt im fortgeschrittenen Stadium der CO das Nebeneinander von An- und Abbauvorgängen am Knochen wider, mit Aufhellungs- und Verdichtungszonen im Wechsel und einer völlig unregelmäßigen Struktur. Sklerosierungen, Defekte, zystische Aufhellungsareale und Knochensequester („Totenladen") am betroffenen Knochen sowie eine Inaktivitätsosteoporose um das betroffene Areal herum sind typische Zeichen (☞ Abb. 5.2). Je aggressiver der Verlauf ist, desto häufiger finden sich ossäre Destruktionen als Ausdruck der nekrotisierenden Entzündung. Bei eher inaktivem Verlauf kommt der konventionellen Röntgendiagnostik nur ein Hinweischarakter zu. Eine zuverlässige Aussage über Lokalisation und Ausdehnung des Infektes ist nicht möglich. Auch über den aktuellen Aktivitätsgrad einer CO lässt sich hiermit wenig aussagen.

Gelockerte Osteosyntheseimplantate sind ein weiteres Indiz für eine chronische Infektion. Gegebenenfalls kann eine Fistelfüllung mit Kontrastmittel Klarheit verschaffen (☞ Abb. 5.3). Auch diese Methode ist jedoch nicht absolut sicher, weil die oft engen Fistelgänge mit ihrem gewundenen Verlauf („Fuchsbau") eine komplette Passage des Kontrastmittels nicht zulassen.

Computertomographie

Die Computertomographie kann insbesondere in der 3D-Rekonstruktion zum Auffinden kleinerer Knochensequester ei-

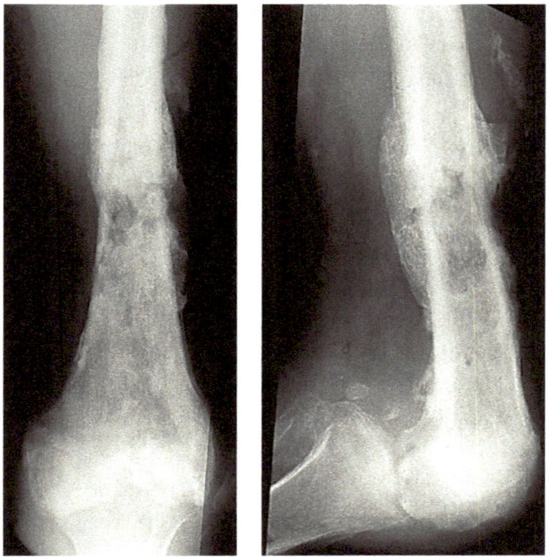

Abb. 5.2: Konventionelle Röntgendiagnostik bei chronischer Osteitis des Femurs. Wechsel von Verdichtungs- und zystischen Aufhellungszonen. Deutliche periostale Begleitreaktionen. Sichtbare gasgefüllte Weichgewebskaverne.

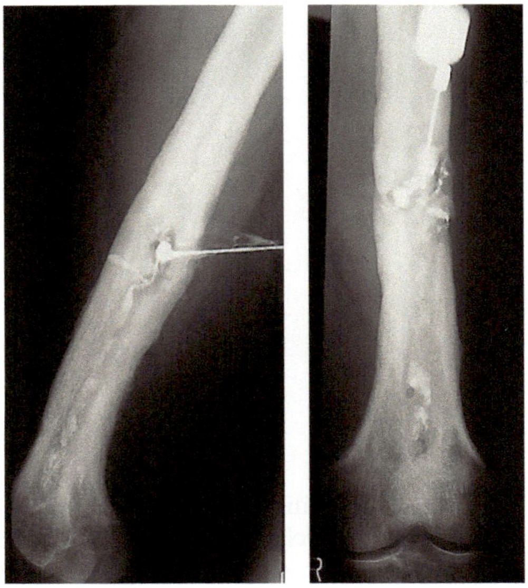

Abb. 5.3: Fistelfüllung mit Kontrastmittel bei CO des Femurs nach einer viele Jahre zurückliegenden intramedullären Osteosynthese. Ausdehnung der intramedullären Abszesshöhe („Fuchsbau") bis in die distale Femurmetaphyse.

nen wertvollen Beitrag liefern (☞ Abb. 5.4). Darüber hinaus ermöglicht das CT einen Einblick in das Ausmaß der Demineralisation. Finden sich Lufteinschlüsse in einigen Schichten (ohne unmittelbar vorausgegangene Operation) oder sogar Abzesse, so hat dies im speziellen Fall sogar Beweischarakter für eine Infektion (☞ Abb. 5.5). Aber auch hier ist der aktuelle Aktivitätsgrad einer CO nur schwer zu beurteilen.

Kernspintomographie

Die Kernspintomograpie brachte Fortschritte in der Lokalisation der Infektion. Sie zeigt die Ausdehnung der Infektion, insbesondere auch der perifokalen und Knochenmarksveränderungen, ist hochsensibel, aber auch sehr oft unspezifisch. Eine aktive CO erscheint typischerweise dunkel in der T1-Wichtung (☞ Abb. 5.6 a)

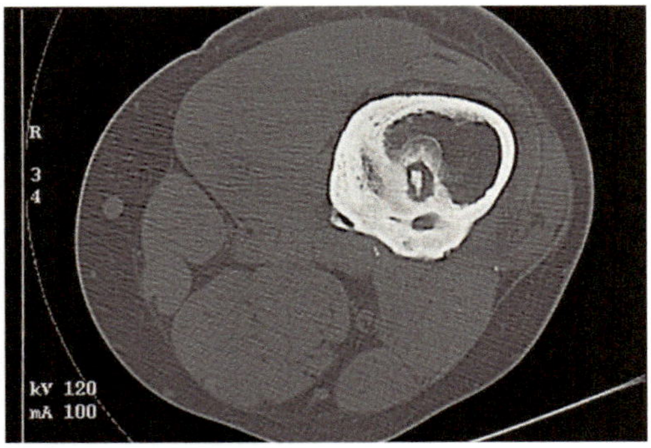

Abb. 5.4: CO linkes Femur seit vier Jahren. Im CT zeigt sich eine knöchern völlig eingemauerte Abszesshöhle im knöchernen Schaft mit einem kleinen zentralen Sequester.

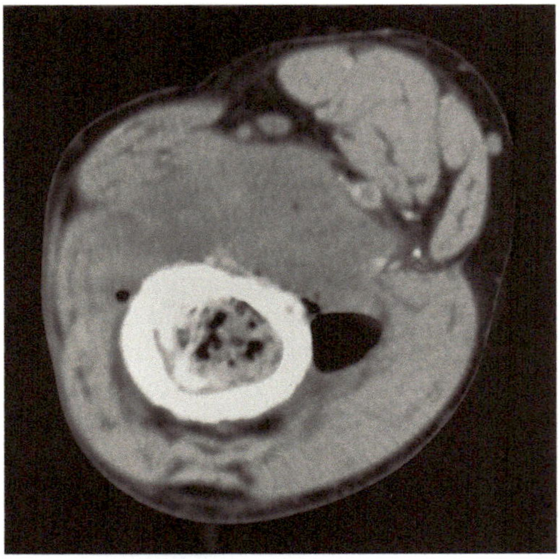

Abb. 5.5: CT Oberschenkel: Lufteinschlüsse im Markraum und in den umliegenden Weichgeweben als sicherer Hinweis auf eine CO (ohne vorausgegangene Operation).

und hell in der T2-Wichtung (☞ Abb. 5.6 b), wobei letzteres Signal im Markraum mit zunehmender Chronizität der CO immer heterogener wird. Die Sensitivität des NMR für die Erkennung einer CO liegt zwischen 95 und 100 %, die Spezifität bei etwa 88 % [8, 11, 13]. Eine gewisse

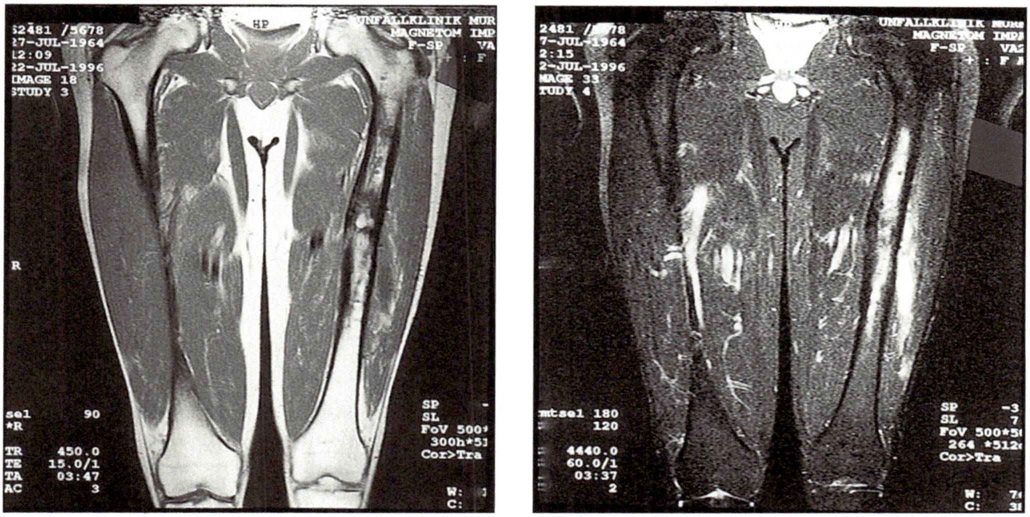

a b

Abb. 5.6: Kernspintomographische Darstellung einer seit vielen Jahren bestehenden CO im linken Oberschenkel.
a: T1-Wichtung: Der befallene Abschnitt stellt sich dunkel dar.
b: T2-Wichtung: Der betroffene Abschnitt demarkiert sich hell.

Einschränkung in der Aussagekraft des NMR ergibt sich am voroperierten Situs, was aber bei der CO meistens gegeben ist. Noch einliegende Metallimplantate können zusätzlich stören. Eine Verbesserung von Spezifität und Sensitivität lässt sich möglicherweise in Zukunft durch den Einsatz von eisenhaltigen Kontrastmitteln (USPIO: ultra small particles of iron oxide) zur Abszessdiagnostik erzielen.

Szintigraphie

Szintigraphische Untersuchungen in verschiedenen Techniken und mit unterschiedlichen Radionukleiden (^{99m}Tc-MDP, ^{111}In, ^{67}Ga-Zitrat) weisen in konventioneller und Leukozyten-Markierungs-Technik eine hohe **Sensitivität** auf (0,86) (☞ Abb. 5.7).
Leider ist die **Spezifität** (0,72 – 0,84) dieser Untersuchungen oftmals unzureichend. Relativ gute Ergebnisse werden aber nur bei kombinierter Anwendung verschiedener Techniken (^{99m}Tc-MDP und ^{111}In) erreicht. Das bedeutet, dass eine negative Szintigraphie zwar eine Infektion nahezu mit Sicherheit ausschließt, andererseits eine positive Szintigraphie differenzialdiagnostisch nur wenig weiterhilft. Verzögerte Knochenbruchheilung, Pseudarthrosen, diabetische Neuroarthropathie, einliegende Endoprothesen, rheumatoide Arthritis, Myositis ossificans, heterotope Ossifikationen und aseptische Entzündungsprozesse sind die häufigste Ursache für falsch positive Szintigraphie-Ergebnisse. Selbst in verschiedenen Schichtebenen lässt sich oftmals nicht feststellen, ob sich die markierten Leukozyten im Knochen oder im umliegenden Weichgewebe anreichern.
Die **Akkuranz** der Szintigraphie, allerdings in kombinierter Technik (^{99m}Tc-MDP und ^{111}In), liegt bei 0,82, der positive Vorhersagewert bei 0,69, der negative Vorhersagewert bei 0,94. Falsch positive Ergebnisse treten oftmals im gelenknahen, metaphysären Bereich auf, wenn gleich-

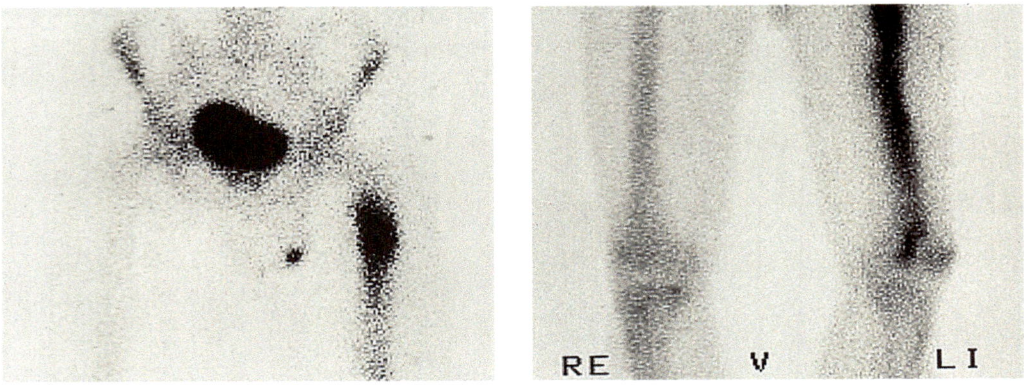

Abb. 5.7: ^{99m}Tc-MDP-Szintigraphie bei CO des rechten Femurs. Der „region of interest" (ROI) – Vergleich der beiden Femura lässt zwar eine prinzipielle Diagnose der CO zu. Für eine exakte Festlegung der Ausdehnung des Infektbefalles ist diese Untersuchung aber zu unscharf.

zeitig eine posttraumatische Arthrose vorliegt. Weitere Nachteile dieser Verfahren sind die Radionuklidexposition von Patienten und Umfeld und die hohen Kosten, insbesondere dann, wenn zur Erhöhung der Akkuranz kombinierte (bis zu drei!) Techniken angewendet werden müssen.

Positronen-Emissions-Tomographie

Die Positronen-Emissions-Tomographie (PET) ist ein nicht-invasives Verfahren, welches für die Diagnostik entzündliche Erkrankungen des muskuloskeletalen Systems in zunehmendem Umfang Anwendung findet (☞ Abb. 5.8). Der zum Einsatz kommende Tracer ist 18-Fluoro-Desoxyglukose. Die 18-Fluoro-Desoxyglukose PET detektiert den zellulären Glucose-Stoffwechsel. Dieser ist in aktivierten Neutrophilen und Makrophagen bei Entzündungsprozessen erhöht.
Verglichen mit anderen bildgebenden Verfahren in der Infektionsdiagnostik sind die *Vorteile* des PET

- Hohe Objekt-Hintergrund-Auflösung
- Hohe Auflösung (± 5 mm)
- Geringer knöcherner und Knochenmark-uptake

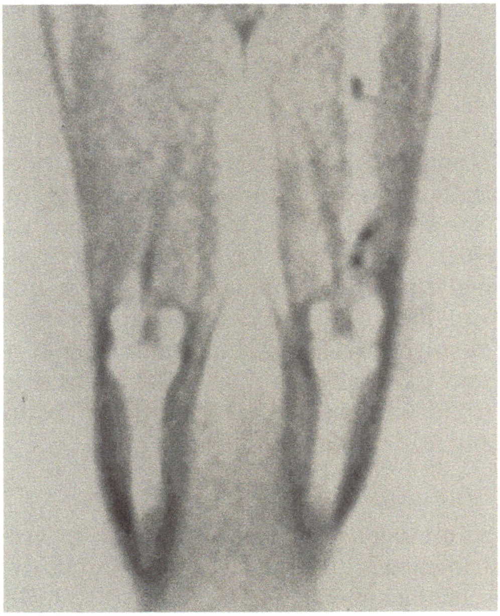

Abb. 5.8: Positronen-Emissions-Tomographie (PET) bei CO: Die drei sequenziellen Schichten lassen eine wesentlich präzisere Lokalisation des CO-Herdes zu als eine konventionelle Szintigraphie.

- Hohe Akkuranz am zentralen Skelett (0,93) [3]
- Keine Beeinträchtigung durch einliegende Metallimplantate
- Hohe Inter-Observer-Übereinstimmung (0,97) [3]
- Sensitiv auch für „Low-grade"-Infektionen

Nachteile:
- Hohe Kosten
- Möglicherweise eingeschränkte Aussagefähigkeit bei Diabetikern
- Technik noch nicht ubiquitär verfügbar
- Keine Differenzialdiagnose zwischen Infekt und Tumor
- Möglicherweise eingeschränkte Aussagefähigkeit früh postoperativ

Insgesamt ist die PET der Szintigraphie bezüglich Sensitivität (1,00) und Spezifität (0,88) überlegen [3]. Im zentralen Skelettabschnitt ersetzt die PET die Szintigraphie, insbesondere dann, wenn drei Techniken zum Einsatz kommen müssten.

5.3.5 Bakteriologie

Letztendlich ist auch für die CO der Keimnachweis in der bakteriologischen Untersuchung beweisend. Der Nachweis pathogener Keime gelingt oftmals schon im Fistelsekret, wobei dieses diagnostische Ergebnis nur sehr wenig weiterhilft. Fistelgänge beherbergen häufig Mischpopulationen, während der eigentliche Osteitisherd in der Tiefe von einer bakteriellen Monokultur beherrscht wird. Deshalb sollte aus unterschiedlicher Tiefe einer Fistel, des Fistelgangsystems und des Herdes bei jeder operativen Gelegenheit jeweils eine bakteriologische Probe gewonnen werden („bakteriologische Schichtaufnahme" [9]). Nicht ungewöhnlich ist es, dass im Verlauf einer CO ein Wechsel im Keimspektrum stattfindet. Einige primäre Kontaminationskeime verschwinden, andere beginnen zu überwuchern und es findet eine Selektion bestimmter prädestinierter Keime statt.

5.4 Therapie

An der Berufsgenossenschaftlichen Unfallklinik in Murnau wurde ein Therapiekonzept etabliert, und seit einigen Jahren angewandt, das in einem hohen Anteil der Fälle eine langfristige Sanierung einer CO ermöglicht. Das Vorgehen gliedert sich dabei in drei Phasen:

- Phase 1: Infektsanierung
- Phase 2: Deckung des Weichgewebsdefektes
- Phase 3: Rekonstruktion des knöchernen Defektes

5.4.1 Phase 1: Infektsanierung

In der ersten Phase steht die Infektsanierung im Vordergrund. Planung und Durchführung des ersten Eingriffs zur Sanierung einer chronischen Osteitis erfolgen der Radikalität nach tumorchirurgischen Grundsätzen. Vorbestehende Narben und Fistelgänge müssen für Inzisionen und Zugang bereits beim ersten Eingriff mit eingeplant werden. Die Erkenntnisse aus den bildgebenden Verfahren (z.B. Sequesterlokalisation im CT) sind ebenfalls präoperativ mit einzubeziehen.

Primäre Resektion

Eine intraoperative Fistelfüllung mit Methylenblau kann dabei die Festlegung der primären Resektion erleichtern. Der Eingriff beginnt mit einem radikalen Knochen- und Weichteildébridement. Um einen zusätzlichen Ischämie-Reperfusionsschaden zu vermeiden, führen wir die Eingriffe, soweit möglich, ohne Blutsperre durch.

Zur Dekontamination und gleichzeitig als erster Schritt zur Verbesserung der lokalen Vitalität dient auch die Entfernung jeglichen schlecht durchbluteten Narbengewebes. Eine vollständige Entfernung aller Osteosynthesematerialien und Fremdkörper sowie eine komplette Ausräumung aller avitaler Gewebe (Knochen, Sehnen, Faszien) bis in die makroskopisch gut durchbluteten Randbereiche ist essenziell. Diese Priorität (Ausräumung aller avitaler Gewebe) bestimmt die Radikalitätseskalation der Resektion:

- Sequestrektomie mit Höhlendébridement
- Ausmuldung unter Kontinuitätserhalt
- Kontinuitätsresektion (☞ Abb. 5.9 – 5.11)

Beim Heranwachsenden sollte zumindest bei der ersten Resektion in der Nähe von Wachstumsfugen zurückhaltend vorgegangen werden. Aufgrund der günstigen Perfusionsverhältnisse lassen sich die Infekte hier auch durch weniger radikale Resektionen dauerhaft sanieren. Im Fall einer notwendigen Kontinuitätsresektion sollten die proximale und distale Osteotomie orthogonal zur Hauptachse des langen Röhrenknochens weit im Gesunden erfolgen.

Die früher zur Bestimmung der Vitalitätsgrenze gelegentlich empfohlene Anfärbung des Knochens (aber damit auch des gesamten Patienten) mit Toluidin-Blau oder ähnlichen Farbstoffen ist heute vollständig verlassen. Einerseits verwischen sich die Farbgrenzen durch Blutungen während der Operation sehr rasch, andererseits schädigen diese Farbstoffe die Makrophagen.

Jet-Lavage

Der Einsatz der Jet-Lavage (3 – 5 l Ringerlösung) orientiert sich an den in Kapitel 4 ausgeführten Kriterien. Allerdings ist der Einsatz der Jet-Lavage am frisch osteotomierten spongiösen Knochen nicht unumstritten. Es besteht die Gefahr einer tiefen Propulsion von Keimen in den Markraum der noch nicht kontaminierten Spongiosa. Ob die lokale Anwendung von antiseptischen Lösungen (z. B. Lavasept®) zu besseren Resultaten, insbesondere zu einer schnelleren Keimfreiheit des Situs führt, ist nicht gesichert.

Fixation

Wichtig ist es, mechanische Ruhe in die Infekt-Defekt-Situation zu bringen. Bei der Sequestrektomie und der Ausmuldung bleibt ein gewisses Maß an Stabilität der

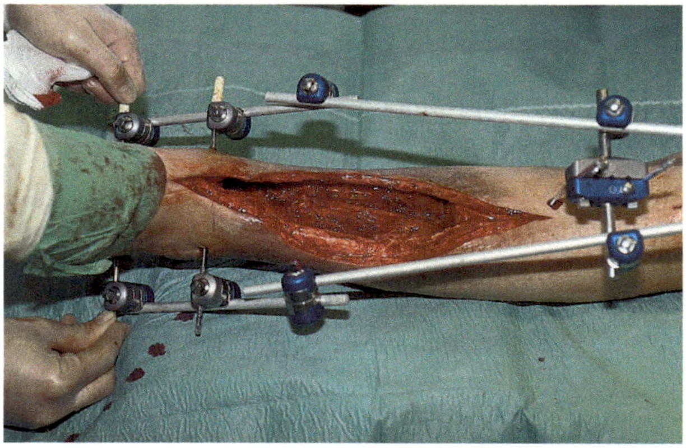

Abb. 5.9: Segmentresektion: Intraoperativer Situs linker Unterschenkel nach En-bloc-Resektion des infekttragenden Abschnittes der Tibia und Débridement. Defektüberbrückende Stabilisation mit 3D-Fixateur-externe-Montage (45-jähriger Mann, CO seit 25 Jahren nach III° OF).

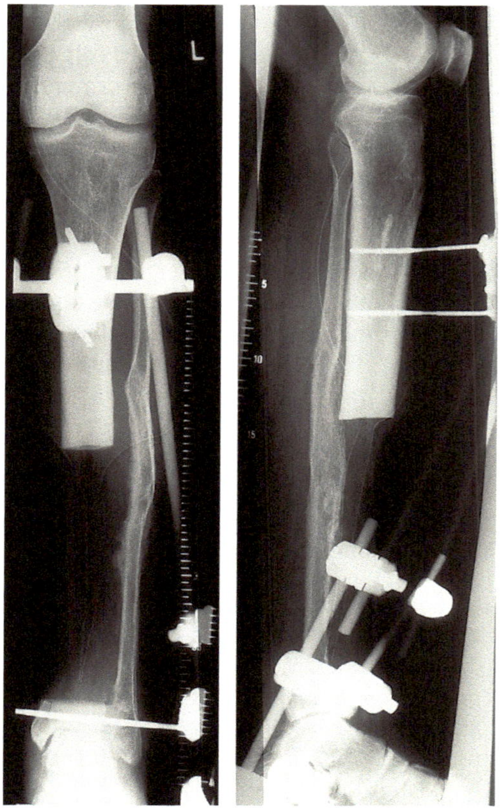

Abb. 5.10: Segmentresektion: Nativröntgen linker Unterschenkel. Radiologische Darstellung der Situation aus Abb. 5.9.

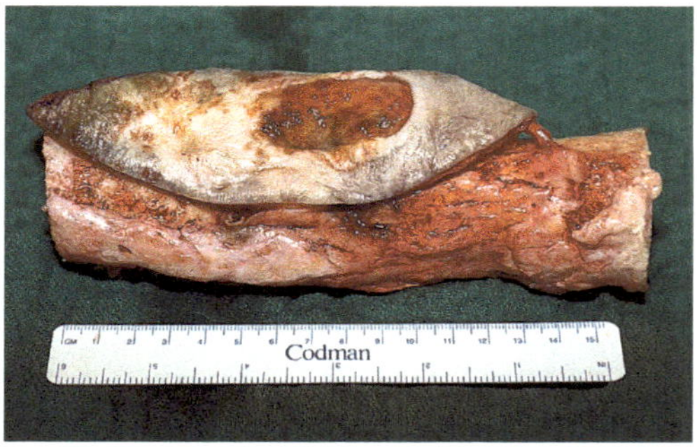

Abb. 5.11: Patient wie Abbildung 5.9. 17-cm-langes En-bloc-Resektat der linken Tibia unter Miteinbeziehung des Fistelsystems durch den Haut-Weichteil-Mantel.

Extremität gewahrt. Zum Schutz vor Spontanfrakturen empfiehlt es sich dennoch, die operierte Extremität zwischen den Revisionen auf einer Schiene zu lagern. Nach einer Kontinuitätsresektion ist eine operative Stabilisierung erforderlich. Diese erfolgt in erster Linie durch den Fixateur externe (☞ Abb. 5.9, 5.10), in seltenen Fällen auch durch intramedulläre Kraftträger, die bei jeder Revision entfernt, resterilisiert und temporär wieder eingebracht werden können. Schrauben und Platten finden ebenso wie K-Drähte im Sanierungsareal nur in Ausnahmesituationen einen Einsatz.

Lokale Wirkstoffträger

Der adjuvante Beitrag von lokalen Wirkstoffträgern mit testgerechtem Antibiotikum im Defekt gilt als gesichert, darf aber niemals die Radikalität des Débridements ersetzen. Anforderungen an die lokalen Wirkstoffträger sind:

- Rasche Freisetzung des testgerechten Antibiotikums
- Hohe lokale Gewebespiegel für mindestens fünf Tage
- Vollständige Abgabe
- Vollständige Resorption in einem limitierten Zeitraum.

Erfüllt werden diese Anforderungen in erster Linie von kollagenen Wirkstoffträgern (Sulmycin®, Gentacoll®, Septocoll®). Das Kollagen hat dabei zusätzlich eine lokal blutstillende Wirkung.
Andere lokal wirksame antiinfektiöse und chemotherapeutische sowie antitoxisch wirksame Substanzen (Taurolin®, Polyvidon-Iod) haben dagegen keine breite klinische Anwendung gefunden.

Temporärer Wundverschluss

Der temporäre Wundverschluss erfolgt meist in Okklusionstechnik mit Vakuumversiegelung (Coldex® + Ioban-Folie®)

(☞ Abb. 5.12). In Ausnahmefällen bei guter Haut-/Weichteildeckung kann der Hautverschluss auch mittels Intrakutannaht erfolgen. Allerdings sollten zwischen den einzelnen Revisionen kein oder möglichst wenig Nahtmaterial in der Tiefe versenkt werden. Der Einsatz von großlumigen Redondrainagen zwischen den einzelnen Revisionen ist obligat. Die früher häufig zum Einsatz gekommenen geschlossenen Saug-Spül-Drainage-Systeme wurden wegen prinzipieller („Spülstraßen-Effekt") und praktischer (Verstopfung, pflegerischer Aufwand) Nachteile in den letzten Jahren zunehmend verlassen. Das Vorgehen mit programmierten Revisionen in kurzer zeitlicher Folge hat ihren Einsatz gänzlich erübrigt.

Testgerechte systemische Antibiose

Zur testgerechten, systemischen Antibiose gelten die in Kapitel 3.4. aufgeführten Empfehlungen. Sobald der oder die verursachenden Keime isoliert sind, sollte eine testgerechte, systemische Antibiose adjuvant durchgeführt werden. Dies erfolgt auch unter der Vorstellung, dass durch die mechanischen Resektions- und Reinigungsmanöver eine systemische Keimverschleppung vermieden werden soll.

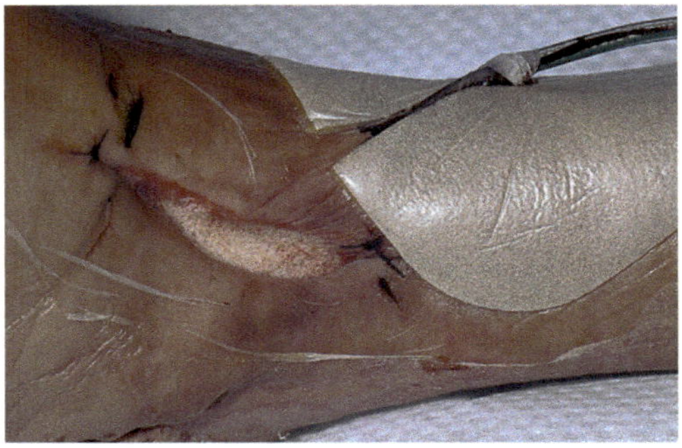

Abb. 5.12: Okklusionstechnik mit Vakuumversiegelung: Temporärer Wundverschluss mit Coldex®-Einlage und Versiegelung mit Operationsfolie zwischen den einzelnen programmierten Revisionen.

Etappenlavage

In gleicher Weise wie bei der APO folgen in 2- bis 5-tägigem Abstand programmierte Revisionen (Etappenlavage) in Kurznarkosen (10–15 Minuten.). Diese beinhalten jeweils Materialgewinnung zur Bakteriologie, Nachdébridement, ggf. Nachresektion, Jet-Lavage (3–5 l Ringerlösung), Einlage lokaler Medikamententräger und Versiegelung. Zielpunkt der Phase 1 ist eine in drei aufeinander folgenden Eingriffen gesicherte keimfreie Defektsituation. In unserem Krankengut ist dies nach durchschnittlich sechs Revisionen der Fall. Neben der mikrobiologischen Kontrolle kommt der seriellen Bestimmung des CRP oft eine wichtige Monitorfunktion des Ansprechens auf die Therapie zu.

> Im Gegensatz zur APO spielt bei der CO die Keimart eine Rolle für die Hartnäckigkeit der Infektpersistenz. Misch- und Pseudomonasinfektionen erfordern überdurchschnittlich mehr Revisonseingriffe im Etappenlavageprogramm bis zur Infektfreiheit als z.B. Monoinfektionen mit Staphylokokken.

5.4.2 Phase 2: Deckung des Weichgewebsdefektes

Ohne qualitativ und quantitativ ausreichende Haut-/Weichteildeckung über einem sanierten knöchernen Areal lässt sich keine dauerhafte, rezidivfreie Ausheilung einer CO erreichen. Der Einsatz von so genannten Hautexpandern oder die Anwendung so genannter dynamischer Hautnähte bleibt Ausnahmefällen vorbehalten. Nur in den wenigsten Fällen gelingt ein einfacher „sekundärer Wundverschluss".

Lappenplastiken

Plastische und rekonstruktive Chirurgie versetzen uns heute in die Lage, im Sinne der Infekteradikation weitaus kompromissloser ins Gesunde zu resezieren als dies früher der Fall war. Dennoch sollten Lappenplastiken erst nach gesicherter Infektfeiheit und nie zu früh zum Einsatz kommen. Beim erneuten Auftreten eines Rezidivs ist ansonsten der Lappen gefährdet.

Drei Gruppen von Lappenplastiken kommen zum Einsatz:

- **Ortsständige Lappen** in Verschiebelappentechnik fasziokutan, myokutan, als einfacher Brückenlappen, als Schwenklappen, oder als Muskellappen mit Spalthautdeckung, z.B. Gastrocnemius, Soleus, Tibialis anterior, Peroneus brevis, Gracilis (☞ Abb. 5.13)
- **Gestielte Fernlappen:** z.B. Cross-leg-flap für die untere Extremität, Bauchhaut-Leistenlappen für die obere Extremität. Diese gestielten Fernlappen sind aber ebenso wie die früher angewandten Wanderlappenplastiken durch die freien Fernlappen mittlerweile weitgehend verdrängt.
- **Freie Fernlappen** in mikrovaskulärer Technik, z.B. Latissimus dorsi (☞ Abb. 5.14), Radialis, Rectus abdominalis, Paraskapular.

Das von uns propagierte, phasengegliederte Behandlungskonzept der CO erfordert eine enge interdisziplinäre Zusammenarbeit zwischen Unfallchirurgie und plastischer Chirurgie. Die notwendige Vorhaltung des operativen Know-hows zumindest für die freien, mikrovasuklären Lappentechniken lässt erkennen, dass eine effiziente Behandlung der CO eigentlich nur an Zentren möglich erscheint, die über eine leistungsstarke plastisch-chirurgische Abteilung verfügen.

- Zielpunkt der Behandlung in Phase 2 ist die langfristige Sicherung der Keimfreiheit der Osteotomieränder und des Defektes durch eine stabil eingeheilte Haut-/Weichteildeckung.
- Der Start für Phase 3, die Rekonstruktion der knöchernen Defektstrecke hängt von lokalen und systemischen Parametern in gleicher Weise ab. Das Fehlen lokaler Entzündungszeichen über dem plastisch gedeckten Areal ist ebenso wichtig, wie die Beachtung klinischer (subfebrile Temperaturen) und laborchemischer (BSG, Leukozyten, CRP) Parameter.

In bestimmten, besonders gelagerten Fällen lassen sich Phase 2 und Phase 3 auch kombinieren. Wenn zur Erzielung von Keimfreiheit keine radikale Segmentresektion über mehrere Zentimeter erforderlich

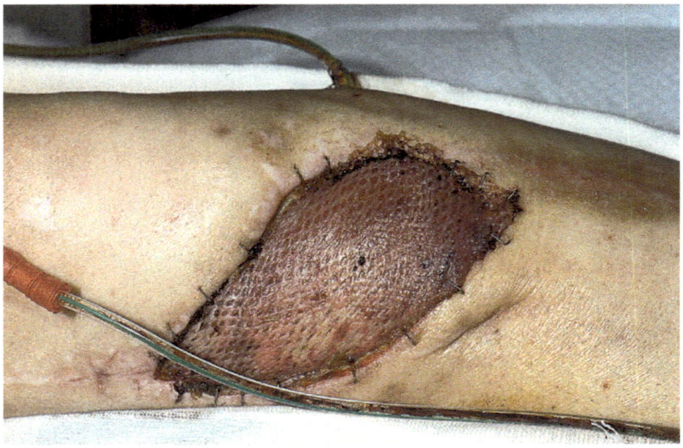

Abb. 5.13: Defektdeckung durch lokale Lappenplastik: Medialer Gastrocnemiuslappen mit Spalthauttransplantation am Unterschenkel.

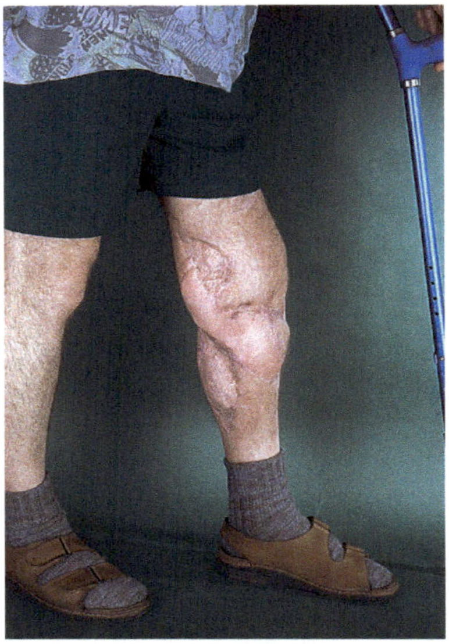

Abb. 5.14: Haut-Weichteil-Management mit freier Lappenplastik: Deckung eines ausgedehnten Haut-/Weichteildefektes am linken Ober- und Unterschenkel durch gelenkübergreifende Lappenplastik mit Latissimus-dorsi-Transplantat und Meshgraft-Deckung.

war, wenn eine keimfreie, durchblutete knöcherne Brücke („Halbrohr", „Drittelrohr") eine verbleibende, mechanische Reststabilität (lagerungsstabil) gewährleistet, kann der Defekt auch mit einem **osteomyokutanen Lappentranslantat** gedeckt werden. Eine additive autologe Spongiosaplastik dient der weiteren biologischen Defektversiegelung und Wiederherstellung der knöchernen Kontinuität.

5.4.3 Phase 3: Rekonstruktion des knöchernen Defektes

Vorab muss darauf hingewiesen werden, dass nicht grundsätzlich alle resezierten knöchernen Skelettanteile wieder rekonstruiert werden müssen. Neben den unverzichtbaren Skelettanteilen wie Wirbelkörper, Kreuzbein und großen Röhrenknochen (Femur, Humerus, Tibia) gibt es verzichtbare und bedingt verzichtbare Skelettabschnitte (☞ Tab. 5.2), bei denen der Aufwand einer Rekonstruktion meist den Nutzen der Wiederherstellung nicht aufwiegt.

- Bei kurzstreckigen Defekten kann auch eine Verkürzung der Extremität erwogen werden.
- Bei Schädel-Hirn-traumatisierten Patienten mit kurzstreckigen Defekten darf unter Umständen auf eine spontane Überbrückung gehofft werden.
- Für kleine Defekte oder zur Hohlraumversiegelung eignet sich die autologe Spongiosaplastik.
- Die „offene Spongiosaplastik" (Papineau-Technik) ist mit der großen Gefahr einer Infektpersistenz oder eines Infektrezidives verbunden und findet aktuell praktisch keine Anwendung mehr.
- Die allogene Bankspongiosa kommt bei postinfektiösen Defekten nur noch sehr selten zum Einsatz. Wichtig für allogene wie autologe Spongiosa ist eine gute Vorbereitung des Transplantatlagers durch Dekortikation und tangen-

Tab. 5.2 Verzichtbare und bedingt verzichtbare Skelettanteile für rekonstruktive Maßnahmen

Verzichtbar	Bedingt verzichtbar
Einzelne Rippen Teile der Skapula Teile des Darmbeines Dornfortsätze der Wirbelkörper Querfortsätze der Wirbelkörper Steißbein	Klavikula Sternum Wirbelbögen Sitzbein Schambein Proximales Radiusdrittel Distales Ulnadrittel Fibula Patella z.T. Metacarpalia z.T. Metatarsalia Kalkaneus

tielles Anfrischen der Kortikalis zur Schaffung eines ersatzstarken Lagers.

- Gefäßgestielte, mikrovaskuläre autologe Knochentransplantate (Fibula, Rippe, Beckenkamm) bringen bei Kindern und Jugendlichen zum Teil erstaunliche Ergebnisse, für den Erwachsenen haben sie sich zur Rekonstruktion der postinfektiösen Defekte nicht durchgesetzt. Vielfach erlauben sie einen nur sehr verzögerten Belastungsaufbau. Hinzu kommt das Problem der Entnahmemorbidität dieser autologen Transplantate. Der allogene vaskularisierte Transfer von Knochen und Gelenken ist eine Ausnahmeindikation. Weiterführende Informationen zum Thema Knochenersatz in Kapitel 12.

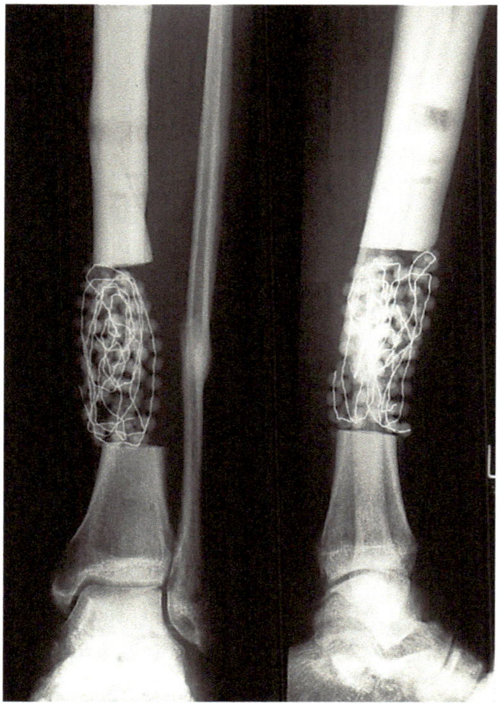

Abb. 5.15: Z.n. Segmentresektion der distalen Tibia mit einliegenden PMMA-Gentamicinketten. Sanierte Infektsituation mit erfolgreich eingeheilter Weichgewebsdeckung (Startpunkt Phase 3).

Segmenttransport durch Kallusdistraktion (Ilizarov-Technik)

Das derzeit am häufigsten zum Einsatz kommende Verfahren ist der Segmenttransport durch Kallusdistraktion nach der Ilizarov-Technik (☞ Abb. 5.15–5.20). Das Wissen um die Verfügbarkeit dieser an sich einfachen Technik mit reproduzierbar guten Ergebnissen hat die Radikalität der chirurgischen Resektion beim chronischen Infekt sicherlich gesteigert.

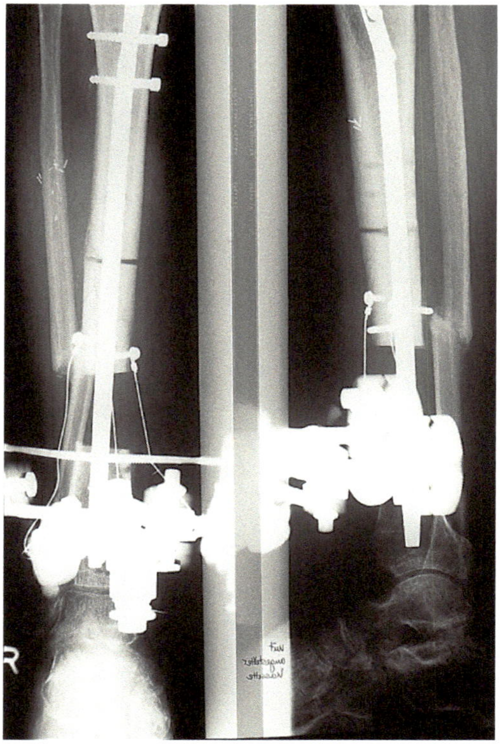

Abb. 5.16: Phase 3: Segmenttransport zu knöchernen Defektüberbrückung mit Kombination aus antegrad eingebrachten Tibiamarknagel (Fixationssystem) und über Fixateur externe montiertem Seilzugsystem (Transportsystem). Situation unmittelbar nach Osteotomie in der Ruhephase. Der Transport hat noch nicht begonnen.

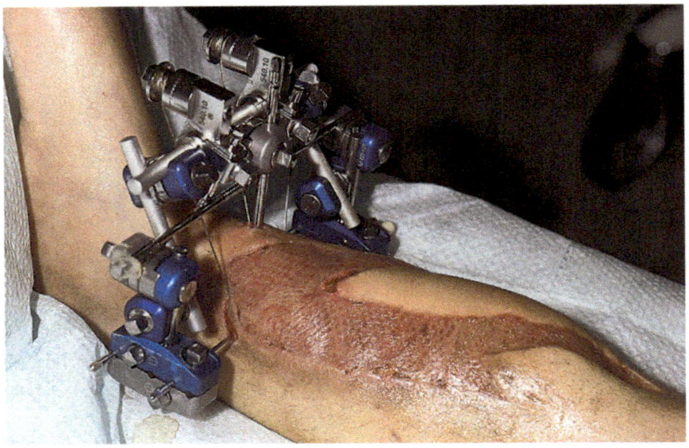

Abb. 5.17: Kallusdistraktion: Seilzug am distalen Unterschenkel.

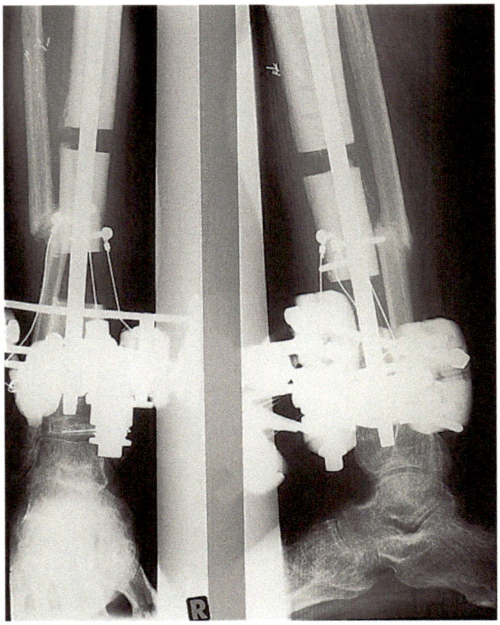

Abb. 5.18: Kallusdistraktion: Fall wie Abb. 5.17. Transportphase nach distal.

Operationserfolg

Die Erfolgsquote der Kallusdistraktion liegt bei 77–85%. Allerdings sinkt diese sehr rasch, wenn Komorbidität (AVK, Diabetes, Alter) und Risikofaktoren (chron. Nikotinabusus) vorliegen. Die Komplikationsrate wird mit 5–72% angegeben. Allerdings kann diese z.T. sehr hohe Komplikationsrate gesenkt werden, wenn innovative Distraktionstechniken (selbsttransportierender Nagel) und adjuvante Maßnahmen (BMP in die Andockzone) zum Einsatz kommen.

Verfahren

Für einen Segmenttransport über Kallusdistraktion stehen verschiedene Verfahren zur Verfügung. Die Transport- und Fixationssysteme basieren im Wesentlichen auf Ringfixateuren, monolateralen Fixateuren, Marknägeln und Seilzügen. Wann immer möglich, bevorzugen wir für den Segmenttransport eine Kombination aus Marknagel (Fixationssystem) mit einem Seilzug (Transportsystem) (☞ Abb. 5.16–5.18). Die Vorteile dieses Verfahrens liegen im höheren Patientenkomfort, in der erleichterten Physiotherapie und im Fehlen der bei allen Fixateur-externe-Montage gefürchteten Pin-Infektionen. Die Hauptgefahr des intramedullären Verfahrens besteht zweifelsfrei in der möglichen Reaktivierung der Osteitis im Markraum des Röhrenknochens.

- Je nach topographisch anatomischen Gegebenheiten erfolgt der Segmenttransport auf dem Marknagel als Schiene in anterograder oder retrograder Richtung.

- Die Osteotomie des Transportsegmentes kann am Oberschenkel idealerweise mithilfe einer so genannten Innensäge erfolgen, für den Unterschenkel liegt ein solches Instrument noch nicht vor. Hier muss die Osteotomie möglichst periostschonend vor der Implantation des Marknagels mit einem Meißel erfolgen. Die Transportgeschwindigkeit liegt beim System Marknagel und Seilzug etwa 10% über der von monolateralen und Ringfixateur-Systemen.
- Nach Abschluss des Segmenttransportes können alle externen Implantate des Zugsystems (Fixateur externe, Seilzug) (☞ Abb. 5.19) entfernt werden. Die Ausbehandlung über Neutralisations- und Dynamisierungsphase bis zur knöchernen Konsolidierung des Regenerates und der Andockstelle erfolgt dann ausschließlich über das intramedulläre Implantat. Die Materialentfernung darf nicht zu früh erfolgen. Erst bei weit fortgeschrittener knöcherner Konsolidierung des Regenerates besteht keine Gefahr des sekundären Längenverlustes mehr (☞ Abb. 5.20).

Hohlraumversiegelung

Ist die mechanische Kontinuität des Knochens nach erfolgreicher Infektsanierung nicht durchbrochen, muss unter Umständen eine definitive Hohlraumversiegelung erfolgen. Dies kann in Ausnahmefällen mit PMMA-Gentamicin-Ketten

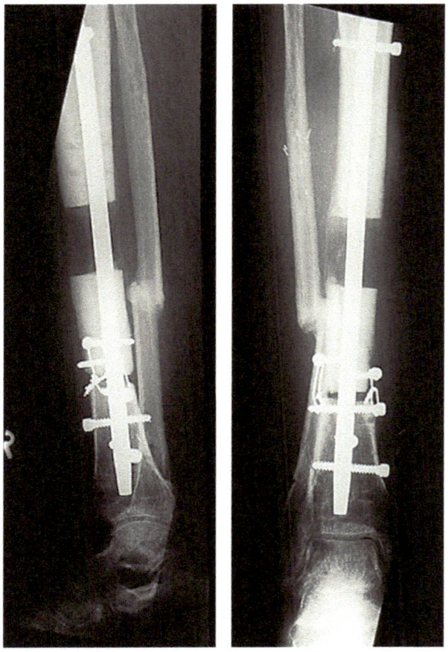

Abb. 5.19: Kallusdistraktion: Fall wie Abb. 5.17. Nach Abschluss des Transportes ist der Fixateur externe entfernt. Der einliegende Marknagel ist mit Schrauben verriegelt und das Transportsegment ist an der Andockstelle durch eine zusätzliche Drahtcerclage fixiert.

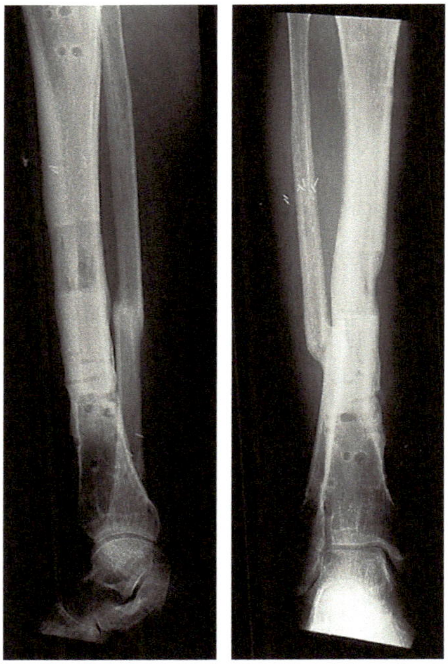

Abb. 5.20: Kallusdistraktion: Fall wie Abb. 5.17. Nach weitgehend knöcherner Kosolidierung von Andockzone und Distraktat wurde der Marknagel entfernt.

(☞ Abb. 5.21) oder mit einer PMMA-Zementplombe ggf. zeitgleich mit der Lappenplastik erfolgen. Bei nachgewiesener Gentamicinresistenz der ursprünglichen Erreger kann ein 5%iger Zusatz von Vancomycin oder Teicoplanin zum Gentamicin-PMMA während der Anrühr- und Formungsphase des passenden Platzhalters erfolgen. Bei kleineren Defekten bietet sich auch die autologe Spongiosa an. In Erprobung sind antibiotikadotierte resorbierbare Zemente auf Hydroxylapatitbasis. Kleinere Defekthöhlen im Knochen lassen sich auch durch gestielte Muskellappenplastiken dauerhaft auffüllen (z.B. Gastrocnemiuslappen im Tibiakopf).

5.4.4 Risikofaktoren

Die Bemühungen, eine CO dauerhaft zu sanieren, können durch Begleiterkrankungen und Risikofaktoren des Patienten erschwert bzw. unmöglich gemacht werden. Eine generelle Abhandlung von endogenen und exogenen Risikofaktoren im Zusammenhang mit Infekten findet sich in den Kapiteln 2 und 3. Aufgrund ihrer herausragenden Bedeutung sollten aber zwei Aspekte hier eingehender beleuchtet werden.

Bei zusätzlichem Vorliegen einer **arteriellen Verschlusskrankheit** kann eine beeinträchtigte Durchblutungssituation insbesondere an der unteren Extremität jede Sanierungsbemühung einer CO unmöglich machen. Deshalb muss in solchen Fällen im Sanierungsintervall (nach dem ersten Eingriff zur Fokusentfernung) ein gefäßchirurgischer Eingriff zur Wiederherstellung der Strombahn vorgeschaltet werden. Erst dann kann ein weiterer erfolgreicher Verlauf eines Sanierungsprogrammes erwartet werden.

Der fatale Einfluss des **chronischen Nikotinkonsums** auf den Verlauf von chronischen Infektionen und Knochenbruchheilung am Skelettsystem kann mittlerweile als zweifelsfrei gesichert angesehen werden [1, 2, 5, 6, 7, 12]. Eigene Beobachtungen aus einer fast 10-jährigen Verlaufskontrolle unserer Patienten mit CO zeigen, dass es praktisch unmöglich ist, einem Raucher mit CO im Bereich des Unterschenkels ein Infektsanierungsprogramm

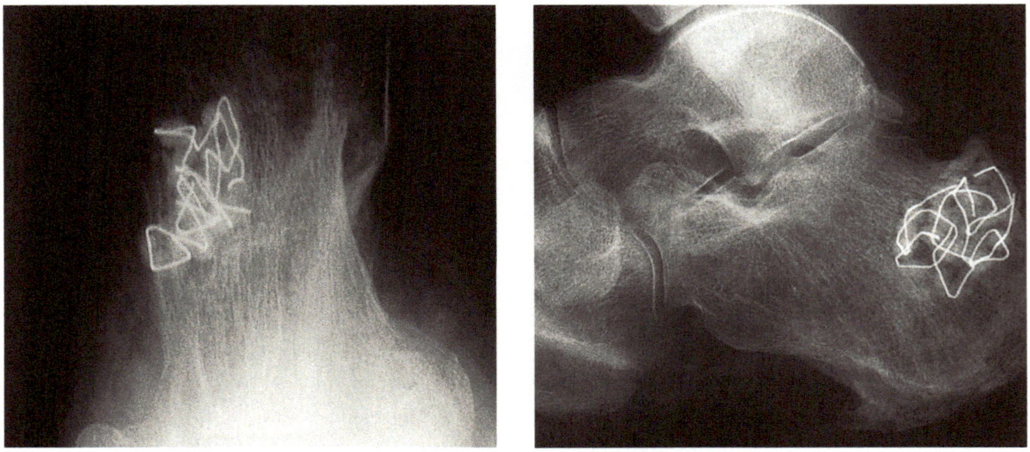

Abb. 5.21: 45-jähriger Patient, Zustand nach sanierter chronischer Osteitis im Fersenbein, rechter Rückfuß in 2 Ebenen. Definitive Hohlraumversiegelung durch Einlage einer Gentamycin-PMMA-Kugelkette.

mit anschließender plastisch-chirurgischer Lappendeckung und Wiederherstellung der knöchernen Kontinuität durch Segmenttransport erfolgreich ohne Infektrezidiv durchlaufen zu lassen.
Patienten mit CO befinden sich oftmals in einem insgesamt **reduzierten Allgemeinzustand** mit hoher **Begleitmorbidität**. Während der Durchführung eines operativen Sanierungsprotokolls bietet sich eine ausreichende, zum Teil intravenöse Substitution mit Proteinen, Eisen, Spurenelementen (z.B. Mg, Se, Zn) und Vitaminen (insbesondere Vitamin C) an.

5.4.5 Sonderfall: Infizierte Pseudarthrose

Schon per definitionem stellt eine infizierte Pseudarthrose (≥ 6 Monate nach Fraktur) immer eine CO (≥ 8 Wochen nach Fraktur bzw. Osteosynthese) dar. Ihre extrem schlechte Prognose liegt in der verhängnisvollen Verquickung von Instabilität und Infektion. Aus diesem Grund folgt die Behandlung der Infektpseudarthrosen bei uns den in den vergangenen Kapiteln erläuterten Therapierichtlinien. Meist kann eine Ausheilung nur nach Kontinuitätsresektion mit anschließender Verkürzung des Knochens oder nachgeschalteter Kallusdistraktion mittels Segmenttransfers zur Überbrückung der Defektstrecke gelingen. Es bleibt also meist nur der Weg, die infizierte Pseudarthrose über eine sanierte „Defektpseudarthrose" auszuheilen.

5.4.6 Physiotherapie und Ergotherapie

Durch den Fixateur externe ist eine ausreichende Stabilität gewährleistet, die aktive und passive Bewegungstherapie der angrenzenden Gelenke durchzuführen. Die frühzeitige Mobilisation des Patienten ebenso wie die frühzeitige Nachbehandlung unter Umständen durch Einsatz einer äußeren Schienung (Sarmiento-Brace) ist anzustreben.

5.4.7 Patientenführung

Noch Jahre nach einer – auch rezidivfreien – Osteitisbehandlung weisen diese Patienten eine deutliche Einschränkung der physischen und psychischen Befindlichkeiten und generell ihrer Lebensqualität auf. Patienten mit CO zeigen zum Teil eine ausgeprägte Hospitalisation. Die psychologische Betreuung, die psychotherapeutische Begleitung dieser Patienten ist essenziell. Nicht selten muss eine qualifizierte Schmerztherapie eingebaut werden, um zu vermeiden, dass die Patienten durch unkontrollierte Selbstmedikation in einen Abusus mit Suchtbildung abgleiten. Leider persistieren die Schmerzen der Patienten oft noch Jahre nach einem erfolgreichen Behandlungsverlauf einer CO. Die Patienten sollten in das Behandlungsprotokoll aktiv mit einbezogen werden, z.B. durch Delegation der Verantwortung für die Pflege der Pin-Eintrittsstellen des Fixateur externe, oder für die Gestaltung des Physio- und Ergotherapieprogrammes. Die Auswirkungen des chronischen Nikotinabusus auf den Sanierungserfolg bei chronischer Osteitis sind bewiesen, auch hierauf sollten die Patienten eindringlich hingewiesen werden.

5.4.8 Amputation

Die Amputation einer Extremität hat unter bestimmten Voraussetzungen immer noch ihren Platz in der Behandlung der chronischen Osteitis:
„Vitale Indikation": Bei drohender Sepsis nach exazerbiertem, foudroyanten Verlauf einer CO.

„Allgemeine medizinische Indikation“: Alter und Komorbidität eines Patienten schließen aus internistischen und anästhesiologischen Gründen die Durchführung des operativen Revisionsprotokolls mit wiederholten Eingriffen und Narkosen aus. Das Gleiche gilt für den seltenen Fall, dass sich eine generalisierte Amyloidose manifestiert.
„Psychosoziale Indikation“: Neuerliches Rezidiv nach zunächst erfolgreich durchlaufenem Sanierungsprogramm einer CO. Die speziellen Lebensumstände des Patienten lassen eine Gliedmaßenerhaltung nicht sinnvoll erscheinen.
„Funktionelle Indikation“: Ausgeprägte neurologische Schäden an der betroffenen Extremität infolge vorangegangener Traumata und Eingriffe, wenn durch Amputation und Prothesenversorgung ein besseres funktionelles Ergebnis erreicht werden kann als durch rekonstruktive und plastische Maßnahmen.
„Technische Indikation“: Infauste Defektsituation an Weichteilen, Knochen und Gelenken.
„Onkologische Indikation“: Ein aufgetretenes Fistelkarzinom zwingt zu radikalchirurgischen Maßnahmen.
Eine eingeschränkte Fokusierung von Arzt und Patient auf den Gliedmaßenerhalt darf nicht dazu führen, dass die Gesamtsituation des Betroffenen im langen zeitlichen Verlauf einer solchen Behandlung aus dem Blickfeld rückt. Nicht selten wird ein zweifelhaft erfolgreicher Gliedmaßenerhalt nach vielen Jahren der Behandlung mit einem viel zu hohen Preis bezahlt: Arbeitsplatzverlust, Suchtproblematik, Partnerverlust, finanzielles Desaster und Obdachlosigkeit.

Da hierbei in funktionell wertvoller Höhe ein rasch und dauerhaft belastbarer Stumpf geschaffen werden soll, darf dieser Eingriff keinesfalls als „Bankrotterklärung der Therapie" dem jüngsten Operateur zugeschoben werden. Die heute obligatorischen myoplastischen Absetzungstechniken verlangen theoretische Kenntnisse, anatomische Vorstellungen und Gewebeschonung, sodass diese Eingriffe gleichermaßen verantwortungsvoll sind wie rekonstruktives Operieren.

5.4.9 Adjuvante HBO-Therapie

Der zugrunde liegende Effekt der hyperbaren Oxygenierung (HBO-Therapie) ist die therapeutische Anwendung des Sauerstoffes unter den Bedingungen eines erhöhten Partialdruckes in allen Komponenten des Organismus. Unter hyperbaren Bedingungen ($1{,}4 \times 10^5$ Pa = 1,4 atü reine O_2-Atmung) wird durch eine verstärkte physikalische Lösung des Sauerstoffs im Plasma eine übermaximale Sauerstoffsättigung des Gewebes erreicht.
Die dadurch zu erwartenden Effekte sind vor allem:

- Direkte Toxizität auf anaerobe Keime
- Verbesserte Mikrozirkulation
- Erhöhtes O_2-Angebot in infiziertem Gewebe
- Erhöhte Leukozyten- und Makrophagenaktivität
- Verstärkte Wirkung vieler Antibiotika (z.B. Aminoglykoside)

So theoretisch einleuchtend alle diese Vorteile erscheinen, gelang es dennoch bislang nicht, eine statistisch gesicherte Aussage über den Benefit einer HBO-Therapie bei Patienten mit CO zu treffen. In der Literatur werden hauptsächlich Einzelfälle oder Verlaufsstudien mit niedrigeren Fallzahlen beschrieben. Die dort dokumentierten Verläufe zeigen zwar eine Verbesserung, den Beweis müssten jedoch kontrollierte, evtl. sogar randomisierte klinische Studien liefern.

5.5 Prävention

Die entscheidende Prävention der CO ist die Beherrschung der akuten posttraumatischen Osteitis (☞ Kap. 4).

5.6 Komplikationen

Als Folgen einer chronischen Osteitis können auftreten:

- Rezidiv
- In Fehlstellung verheilte lange Röhrenknochen
- Spontanfakturen
- Postinfektiöse Arthrosen an den Nachbargelenken
- Infektpseudarthrosen
- Generalisierte Amyloidose
- Fistelkarzinome
- Myositis ossificans

5.6.1 Rezidiv

Die wohl schwerwiegendste Komplikation in der Behandlung der CO ist das Rezidiv.

Es gibt kein Zeitintervall, nach dessen rezidivfreiem Ablauf eine CO als ausgeheilt angesehen werden könnte.

Auch bei vermeintlich erfolgreich sanierten, blanden lokalen Knochen- und Weichgewebsverhältnissen muss noch über Jahre, oft Jahrzehnte mit einer Persistenz der ehemaligen Infektionserreger gerechnet werden. Diese persistierenden Keime (Persister) können über lange Zeit ruhen und sich plötzlich, abhängig von externen und internen Einflüssen, erneut vermehren. Sanierte Weichteile, Knochen und Gelenke bleiben vorgeschädigt, mit oft instabilen Narben und mit eingeschränkter biologischer Potenz des Gewebes.
Die Rezidivquote – selbst bei unserem auf Radikalität bedachtem Vorgehen – beträgt etwa 15 %, in der Literatur bis zu 80 %.

5.6.2 Fistelkarzinom

Das Fistelkarzinom ist eine sehr heimtückische Komplikation. Es kann in osteitischen Fisteln bereits nach wenigen Wochen, aber auch erst nach mehreren Jahrzehnten auftreten [4].

Klinik

Die klinischen Erscheinungen sind nicht charakteristisch (☞ Abb. 5.22). Die mit dem Tumorzerfall einhergehende Sekretion kann nicht sicher von einer osteitischen Eiterung unterschieden werden. Der Verdacht muss sich jedoch sofort auf diese Komplikation richten, wenn nach längerer Ruhepause ohne sonstige Entzündungszeichen wieder meist putride Sekretionen aus dem Fistelsystem auftreten oder dem Sekret Blut beigemengt ist.

Diagnostik

Zur histologischen Diagnose sind mehrere Biopsien aus verschiedenen Regionen des Fistelsystems erforderlich, da die maligne Entartung meist nur umschriebene Anteile betrifft. Histologisch handelt es sich meist um Plattenepithelkarzinome, es sind aber auch andere maligne Tumoren, wie Plasmozytome [109] oder andere malignen Myolome beschrieben. Solche Fistelmalignome metastasieren unterschiedlich schnell. Es sind z.T. sehr rasch einsetzende Tochterbesiedlungen beschrieben.
Zur Diagnostik gehören heute CT oder NMR, um einen evtl. Befall des Markraums abschätzen zu können, sowie ein

a

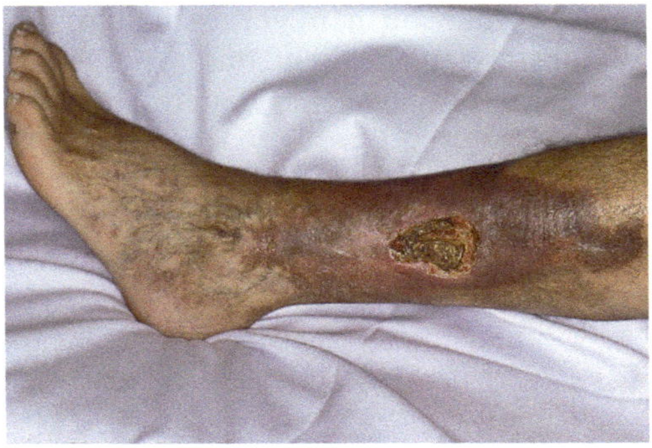

b

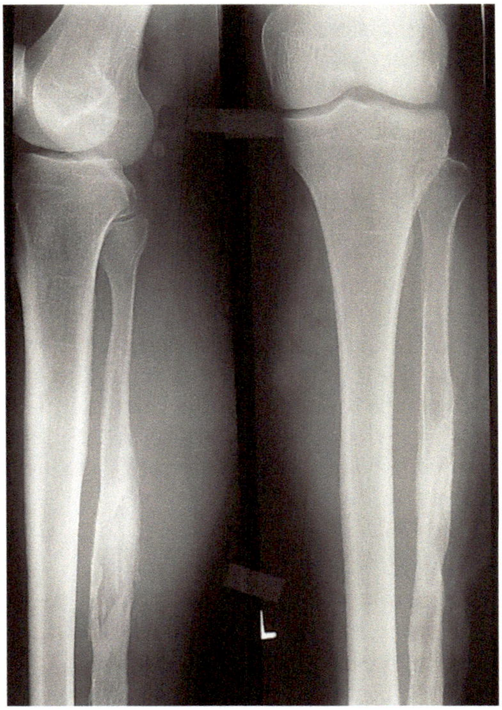

Abb. 5.22:
a: 48-jähriger Mann, CO am linken Unterschenkel seit 13 Jahren, histologisch gesichertes Plattenepithelkarzinom im chronischen Ulkus an der Außenseite des linken Unterschenkels.
b: Radiologische Anzeichen der knöchernen Beteiligung, jedoch differenzialdiagnostisch zwischen chronischem Infekt und Neoplasie nicht unterscheidbar.

Oberbauchsonogramm und ein Thoraxröntgenbild und -CT zum Ausschluss einer Metastasierung.

Therapie

Als kurative Therapie bleibt nur die Amputation unter Einhaltung eines ausreichenden Sicherheitsabstands von 12–15 cm, ggf. die Exartikulation im proximalen Nachbargelenk [14]. Lokale Maßnahmen sind allenfalls bei nachgewiesener Metastasierung in Betracht zu ziehen.

5.6.3 Amyloidose

Eine generalisierte Amyloidose als Spätfolge einer CO ist beschrieben. Das lokalisierte Auftreten der Amyloidose im Zusammenhang mit einer CO dagegen ist umstritten. Insgesamt scheint eine Amyloidose aber bei Beherrschung der CO eine gewisse Chance auf Reversibilität zu besitzen. Amyloidosen im Zusammenhang mit CO sind heute eher selten, weil keine so langen Verläufe mehr vorliegen. Bei frühzeitig angewandter Therapie wird diese Komplikation eher zur Seltenheit.
Die generalisierten Amyloidablagerungen führen zu schweren neurologischen Schädigungen und funktionellen Ausfällen verschiedener Organe, insbesondere der Nieren bis hin zur Niereninsuffizienz. Die Diagnostik stützt sich zumeist auf die Rektumbiopsie (Kongorot-Färbung), ist aber ebenfalls nicht absolut zuverlässig.

Literatur

1 Adams C, Keating JF, Court-Brown CM: Cigarette smoking and open tibial fractures. Injury 32 (2001) 61–65

2 Brown CW, Orme TJ, Richardson HD: The rate of pseudarthrosis in patients who are smokers and patients who are nonsmokers: a comparison study. Spine 11 (1986) 942–943

3 DeWinter F, van de Wiele C, Vogelaers D, DeSmet K, Verdonk R, Dierckx RA: Fluorine - 18 fluorodeoxyglucose - Positron Emission Tomography: a highly accurate imaging modality for the diagnosis of chronic musculoskeletal infection. I Bone 3t Sury 83 A (2001) 651–660

4 Faschingbauer M, Jürgens Ch, Schmit HGK, Wolter D: Ergebnisse und Behandlung von Narben- und Fistelcarcinomen. Chirurg 66 (1995) 1141–1145

5 Goldminz, D, Bennett RG: Cigarette smoking and flap and full-thickness graft necrosis. Arch Dermatol 127 (1991) 1012–1015

6 Yro A, Usenius JP, Aarnio M, Kunnamo I, Avikainen V: Are smokers a risk group for delayed healing of tibial shaft fractures. Ann Chir Gynaecol 82 (1993) 254–262

7 Lovich SF, Arnold PG: The effect of smoking on muscle transposition. Plast Reconstr Surg 93 (1994) 825–882

8 Mason MD, Zlatkin MB, Esterhai JL, Dalinka MK, Velchik MG, Kressel HY: Chronic complicated osteomyelitis of the lower extremity: evaluation with MR imaging. Radiology 173 (1989) 355–359

9 Popkirov S: Die Behandlung der hämatogenen und der traumatischen Osteomyelitis. VEB-Verlag Volk und Gesundheit, Berlin, 1971

10 Roger DJ, Bono IV, Singh JK: Plasmocytoma arising from a focus of chronic osteomyelitis. I Bone 3t Sury 74A (1992) 619–623

11 Schauwecker DS: The scintigraphic diagnosis of osteomyelitis. Am J Roentgenol 158 (1992) 9–18

12 Schmitz MA, Finnegan M, Natarajan R, Champine J: Effect of smoking on tibial shaft fracture healing. Clin Orthop 365 (1999) 184–200

13 Tang JS, Gold RH, Bassett LW, Seeger LL: Musculoskeletal infection of the extremities: evaluation with MR imaging. Radiology 166 (1988) 205–209

14 Tumorzentrum München: Empfehlungen zur Diagnostik, Therapie und Nachsorge: Knochentumoren, Weichteilsarkome. Schriftenreihe des TZ München, 3. Auflage 1999

Gelenkinfektion

6

GUNTHER O. HOFMANN, MARTIN H. KIRSCHNER

Inhaltsübersicht

6.1 Einteilung 87
6.1.1 Frühinfekt 87
6.1.2 Spätinfekt 87
6.2 Häufigkeit und Ursachen 88
6.2.1 Häufigkeit 88
6.2.2 Ursachen 89
6.2.3 Pathophysiologie 90
6.3 Diagnostik 90
6.3.1 Anamnese 90
6.3.2 Klinischer Befund 91
6.3.3 Laboruntersuchungen 91
6.3.4 Bildgebende Diagnostik 92
6.4 Therapie 93
6.4.1 Arthroskopische Revision 93
6.4.2 Offene Revision 94
6.4.3 Gelenkersatzverfahren 95
6.4.4 Physiotherapie und Ergotherapie 98
6.5 Prävention 100
6.5.1 Gelenkpunktionen 100
6.5.2 Traumatische Gelenkeröffnungen 101
6.5.3 Behandlungszeitpunkt 101
6.6 Komplikationen 101
6.7 Ausblick 102
Literatur 103

Eine Gelenkinfektion ist definiert als der Befall eines Gelenkes durch pathogene Erreger, meistens Bakterien, und eine sich anschließende Entzündung. Pilzbedingte Gelenkinfektionen sind nur bei immungeschwächten Personen bekannt. Eine bakterielle Gelenkinfektion bedroht unbehandelt die Funktion der gesamten betroffenen Extremität.

6.1 Einteilung

Eine Einteilung der Gelenkinfektionen [6, 7, 8] kann unterschiedlichen Gesichtspunkten folgen, wobei beide unten genannten Einteilungen Überschneidungen aufweisen (☞ Abb. 6.1):

- Nach dem Zeitintervall zwischen der Kontamination des Gelenkbinnenraumes und Diagnose der Infektion:
  - *Frühinfekt:* Der o.g. Zeitraum zwischen Kontamination und Auftreten der Infektion beträgt weniger als sechs Wochen.
  - *Spätinfekt:* Infektsituationen eines Gelenkes, die länger als sechs Wochen bestehen [10].

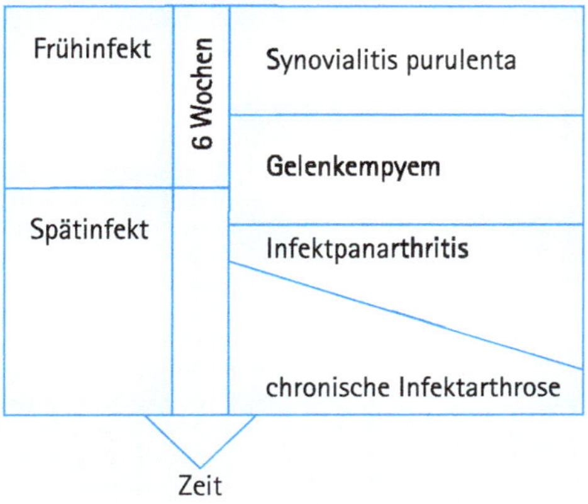

Abb. 6.1: Zeitliche und morphologische Einteilung der Gelenkinfektionen.

- Nach dem morphologischen Korrelat, also nach den bereits vollzogenen histopathologischen Veränderungen, wobei diese Übergänge fließend sind. Die am morphologischen Korrelat und am klinischen Verlauf [7] orientierte Klassifikation umfasst folgende Stadien:
  - Stadium I: Synovialitis purulenta
  - Stadium II: Gelenkempyem
  - Stadium III: Infektpanarthritis
  - Stadium IV: Chronische Infektarthrose.

Für die Praxis lässt sich zwischen beiden Klassifikationen eine gewisse Korrelation herstellen: Die Synovialitis purulenta und zum Teil auch das Gelenkempyem korrelieren zeitlich mit dem Frühinfekt, während der Spätinfekt die morphologischen Stadien Gelenkempyem, Infektpanarthritis und chronische Infektarthrose umfasst.

6.1.1 Frühinfekt

Entscheidend ist beim Frühinfekt das Kriterium der Reversibilität, welches die Synovialitis purulenta noch erfüllt. Nicht immer ist sie beim Gelenkempyem gegeben. Beim Frühinfekt beschränkt sich die Entzündung auf das Gelenkinnere, d.h. auf die Membrana synovialis. Diese ist bei der Arthroskopie gerötet, z.T. finden sich petechiale Einblutungen (☞ Abb. 6.2). Das Gelenkpunktat ist leicht trübe [8]. In diesem Stadium besteht die realistische Chance der Sanierung mit einer Restitutio ad integrum.

6.1.2 Spätinfekt

Beim Spätinfekt (mit Ablauf des Stadium II) gelingt keine Restitutio ad integrum mehr. Die Entzündung hat auf die fibröse Gelenkkapsel übergegriffen, die periartikulären Weichteile sind mitbetroffen [6]. Es findet sich ein eitriges Punktat und

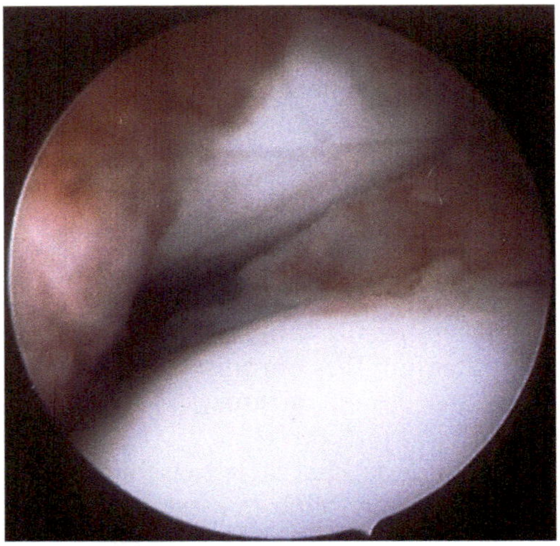

Abb. 6.2: Synovialitis purulenta (Frühinfekt) eines Kniegelenkes. Gerötete Synovialis, z.T. mit petechialen Einblutungen.

arthroskopisch eine ausgeprägte Synovialitis mit Fibrinausschwitzungen [8]. Der Infekt wird chronisch und persistiert, irreversible histopathomorphologisch Veränderungen schreiten voran: Der Gelenkknorpel geht unter (☞ Abb. 6.3) und die intraartikulären Bandstrukturen werden zerstört. Im weiteren Verlauf kommt es zu einer Keimdurchwanderung in den gelenkbildenden spongiösen Knochen. Dieser subchondrale Knochen zeigt sich später ebenfalls verändert: Er kann sowohl sklerosieren als auch demineralisieren.

Im Stadium der Infektpanarthritis zeigt sich arthroskopisch eine ausgeprägte Hyperplasie der Synovialzotten sowie eine zunehmende Kammerung des Gelenkbinnenraumes [8]. Im weiteren Verlauf verklebt und karnifiziert die Synovialmembran, wächst infiltrativ-unterminierend in den Knorpel und verursacht die radiologisch sowie kernspintomographisch erkennbaren Arrosionen, subchondralen Aufhellungen und Zystenbildungen (☞ Abb. 6.4).

Schließlich mündet das Infektgeschehen unweigerlich im Gelenkverlust und der chronischen Infektarthrose. Unbehandelt ankylosiert das betroffene Gelenk im günstigsten Fall und es kann wenigstens so zu einer gewissen Schmerzlinderung kommen.

6.2 Häufigkeit und Ursachen

6.2.1 Häufigkeit

Gelenkinfektionen sind selten. Sie können prinzipiell an allen Gelenken auftreten. Postoperativ tritt ein Gelenkinfekt etwa

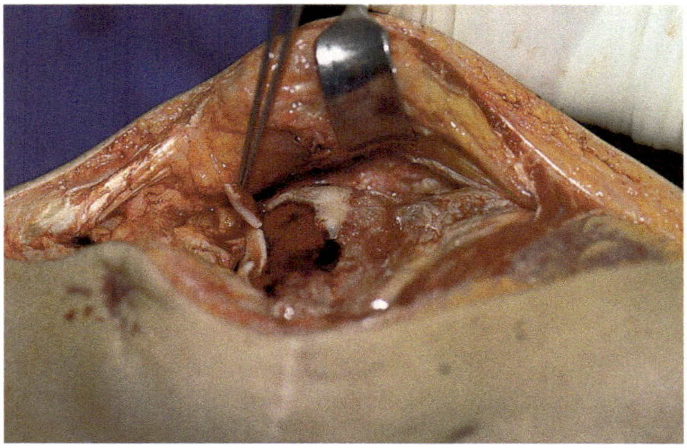

Abb. 6.3: Infektpanarthritis eines Kniegelenkes (Spätinfekt). Der vollkommen zerstörte Gelenkknorpel fällt schollig vom subchondralen Knochen ab.

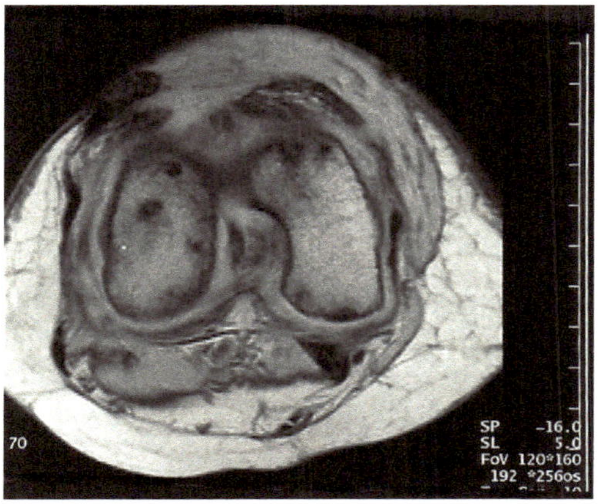

a

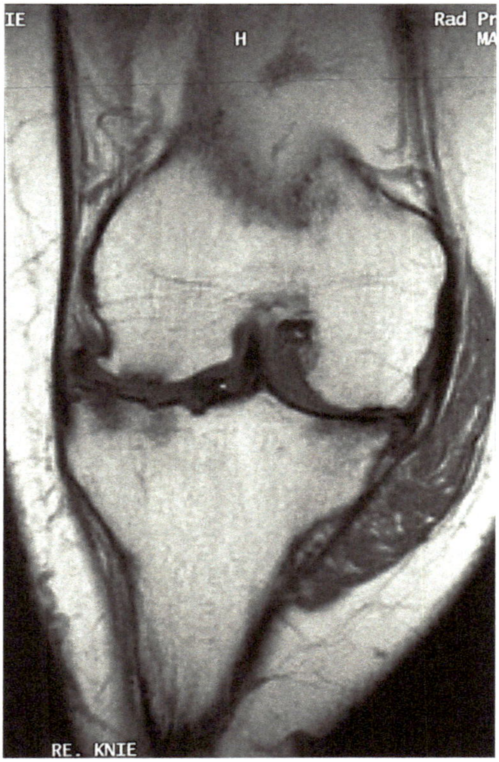

b

Abb. 6.4a und b: Fortgeschrittene Infektpanarthritis eines Kniegelenkes. Im MRT zeigen sich mottenfraßähnliche Arrosionen und subchondrale Aufhellungen im NMR.

zehnmal seltener auf als ein reiner Knocheninfekt. Für die großen Gelenke werden Früh- und Spätinfekte in unterschiedlicher Häufigkeit beschrieben, wobei das Kniegelenk ganz im Vordergrund steht. Die Ursache für diese hohe Prävalenz von Knieinfektionen ist nicht allein in der Tatsache zu suchen, dass dieses Gelenk das mechanisch am stärksten beanspruchte des menschlichen Körpers ist, sondern dass diagnostische und therapeutische Maßnahmen an diesem Gelenk am weitaus häufigsten durchgeführt werden (Punktionen, intraartikuläre Injektionen, Arthroskopien). Die Infekthäufigkeit am Kniegelenk bei elektiven arthroskopischen Eingriffen liegt zwischen 0,04 und 0,2 %.

6.2.2 Ursachen

Für die Entstehung einer Gelenkinfektion werden exogene und endogene Ursachen unterschieden.

Endogene Ursachen

Unter den wesentlich selteneren, endogenen Gelenkinfektionen unterscheidet man wiederum spezifische (Tbc, Typhus, Brucellose, Gonorrhö, Lues) und unspezifische (meist Staphylokokken der Streptokokken) Infektionen. Die Unterscheidung „spezifisch“ vs. „unspezifisch“ ist Geschichte, da heute jede bakterielle Infektion spezifisch, d.h. testgerecht behandelt werden kann. Pilze als Verursacher von Gelenkinfektionen werden beschrieben, treten aber meist bei immunsupprimierten oder immungeschwächten Patienten oder bei Drogensüchtigen auf (Coccidiodes, Blastomyces, Sporothrix species, Candida albicans) [1, 2, 3, 4].

Unspezifische bakterielle Erreger als Ursache von Gelenkinfektionen:

- Staph. aureus 88–95%
- Staph. epidermidis 5–10%
- Streptokokken Gruppe A, B
- Streptococcus pneumoniae 1–4%
- Gramnegative Keime bis 16%.

Endogene hämatogene Gelenkinfektionen treten i.d.R. nur bei Kleinkindern und bei immungeschwächten Personen auf (Alkoholiker, Drogenabhängige, Tumorpatienten, Patienten mit Hämoglobinopathien, medikamentös immunsupprimierte Patienten) oder bei Patienten mit konsumierenden Erkrankungen. Raritäten sind Sternokostal- und Iliosakralgelenkinfektionen, wie sie bei Drogensüchtigen und HIV-positiven Patienten auftreten (☞ Kap. 9).

Exogene Ursachen

Viel häufiger sind die exogenen Ursachen der Gelenkinfektion:

- Gelenkpunktionen und intra- oder paraartikuläre Injektionen
- Diagnostische Arthroskopien und arthroskopische Operationen
- Operationen in Gelenknähe
- Perforierende Verletzungen (Fremdkörper!)
- Intravenöse oder paravenöse Injektionen
- Sekundärinfekte nach paraartikulär fortgeleiteten Infekten (z.B. verschleppte Bursitis, gelenknahe Wunden)

Bei den perforierenden Verletzungen ist zu beachten, dass in Abhängigkeit vom Ort der Verletzung (Straßenverkehr, Landwirtschaft, Metzgerei) ggf. ein typisches, auch seltenes Keimspektrum vorliegen kann.

6.2.3 Pathophysiologie

Grundsätzlich gelten die in Kapitel 2 gemachten Ausführungen. Nach Eintritt eines bakteriellen Erregers in den Gelenkbinnenraum kommt es zu einer intraartikulären Erregervermehrung und zur Anreicherung von bakteriellen Stoffwechselprodukten bzw. Toxinen. Diese schädigen die Hyaluronsäure des Knorpels und führen so zu Strukturveränderungen des Knorpelkollagens, was eine Durchwanderung des Knorpels durch die Bakterien bis in den subchondralen Knochen ermöglicht. Außerdem sinkt dadurch der pH-Wert im Gelenkbinnenraum. Eine vermehrte Flüssigkeitsproduktion durch die Membrana synovialis ist die Folge. Dies führt zu einem Anstieg des intraartikulären Drucks und zu einer gestörten Mikrozirkulation in den Synovialgefäßen. In der Folge entstehen eine Hypoxie und Azidose der Synovialmembran mit Ödembildung. Damit ist der in Kapitel 2 bereits beschriebene Circulus vitiosus des Infektgeschehens am Knochen eingeleitet.

6.3 Diagnostik

Die Diagnosestellung beim akuten Frühinfekt ist oft einfacher als bei der chronischen, schon lange Zeit persistierenden Spätinfektion: Die Erkrankung in der akuten Phase verläuft klinisch viel eindrucksvoller. Besonders schwierig ist die Diagnosestellung, wenn eine subklinisch larviert verlaufende Gelenkinfektion u.U. seit Monaten antibiotisch behandelt wurde.

6.3.1 Anamnese

Aus der Erhebung der Anamnese ergeben sich bereits wegweisende Anhaltspunkte:

- Vorangegangene, auch länger zurückliegende Gelenkpunktion, intraartiku-

lär Injektion, Arthroskopie (Punktionsmarken, Narben!)
- Vorangegangene Operationen
- Perforierende Verletzung im Gelenkbereich
- Verschmutzungsgrad der Wunde
- Fremdkörperinkorporation
- Generalisierte Abwehrschwäche (Diabetes, Rheuma, medikamentöse Therapie, Raucher)

Wichtig ist die Berücksichtigung von zusätzlich vorbestehenden Gelenkerkrankungen oder früheren Verletzungen. Eine akute Infektion auf dem Boden einer idiopathischen oder posttraumtischen Arthrose bzw. rheumatischen Arthritis kann schnell zur völligen Zerstörung des Gelenkes führen.
Ebenso wichtig ist die Exploration des Patienten bezüglich Begleiterkrankungen: Bei anderen Infektionskrankheiten können gelenkferne, bakterielle Streuherde vorliegen (Tonsilitis, Otitis, Harnwegsinfekte usw.). Die globale Abwehrlage des Patienten kann durch immunkompromittierende Grunderkrankungen (z.B. Leukosen, Diabetes melitus, usw.) ebenso geschwächt sein wie durch äußere Ursachen (Medikamente, Drogenabhängigkeit, starker Nikotinkonsum).

6.3.2 Klinischer Befund

Als klinische Entzündungszeichen beim Frühinfekt (Synovialitis!) finden sich neben einem serofibrinösen Reizerguss, einer teigigen Umgebungsschwellung des Gelenkes (verstrichene Gelenkkontur) und einer meist sehr deutlichen Überwärmung, in erster Linie ausgeprägte Schmerzen, Druckempfindlichkeit und eine reflektorische Schonhaltung mit Funktionseinschränkung des Gelenkes. Eine Rötung der Haut über dem betroffenen Gelenk kann regelhaft nicht erwartet werden. Dagegen findet sich oft eine begleitende Lymphangitis oder Lymphadenitis an der betroffenen Extremität. Das Vorliegen einer Fistel vereinfacht die weitere Diagnostik.
Beim Gelenkempyem findet sich zusätzlich zu eitrigem Erguss und Schwellung eine oft deutliche Erhöhung der Körpertemperatur (bei 2/3 der Patienten > 38 °C) sowie eine Zunahme der Schmerzhaftigkeit bei Belastung und Bewegung.
Diese Zeichen reichen von starken periartikulären Entzündungsreaktionen bei der Panarthritis bis hin zur Sepsis mit starker Beeinträchtigung des Allgemeinbefindens.
Im Finalstadium der Spätinfektion, der Infektarthrose, „brennt die Entzündung aus": Die klinischen Entzündungszeichen treten zunehmend in den Hintergrund, insbesondere wenn die Infektion (schleichend und/oder unter Antibiotikagabe) einen über Monate und Jahre subklinischen Verlauf annimmt. Es treten eine optische Verplumpung des Gelenkes und die zunehmende Bewegungseinschränkung („Lötsteife") in den Vordergrund. Mitunter kann sich auch eine schmerzhafte Instabilität des Gelenkes ausbilden.

6.3.3 Laboruntersuchungen

Laborparameter

Die Laborparameter (Leukozyten, CRP, BSG) zeigen nur beim Frühinfekt eine deutliche Erhöhung, wobei die Leukozyten im peripheren Blut häufig über den oberen Normwert ansteigen. Oftmals liegt eine extreme BSG-Beschleunigung vor („Sturzsenkung"). Mit zunehmender Chronifizierung der Gelenkinfektion haben diese Parameter nur noch Hinweischarakter: Die Leukozytenzahl und die BSG beim Spätinfekt sind wenig aussagekräftig, falsch negative CRP-Werte werden bei 17–22% der bakteriologisch gesicherten Gelenkinfektionen beschrieben.

Bakteriologische Untersuchung

Beweisenden Charakter hat nur die bakteriologische Untersuchung eines Punktates aus dem Gelenk oder besser noch von einer arthroskopisch gewonnenen Gewebeprobe. Beim Punktat allein muss mit einer Quote von 10–16% falsch negativen Ergebnissen gerechnet werden.

- Bei der Synovialitis findet sich noch ein serofibrinöser Reizerguss, während dieser beim Gelenkempyem bereits optisch eitrig trüb ist.
- Über 35.000 Leukozyten/µl Punktat sprechen für einen Gelenkinfekt.
- Wiederholte Punktionen aus einem klinisch infektverdächtigen Gelenk ohne Keimnachweis im Punktat müssen an eine Tuberkulose denken lassen.
- Bei Patienten mit beeinträchtigter immunologischer Abwehrlage können auch Pilze, insbesondere Candida albicans, für einen Gelenkinfekt verantwortlich sein.
- Bei Verdacht auf eine vom infizierten Gelenk ausgehende Bakteriämie oder Sepsis sollte eine Blutkultur angelegt werden.
- Spezifische Entzündungen (Borellien, Chlamydien, Viren, usw.) erfordern die Durchführung entsprechender serologischer Suchtests.

Histologische Untersuchung

Die histologische Untersuchung der arthroskopisch gewonnenen Biopsie zeigt beim Vorliegen einer bakteriellen Entzündung die typischen granulomatösen Reaktionen.

6.3.4 Bildgebende Diagnostik

Röntgen

Die konventionelle Röntgendiagnostik gibt beim Frühinfekt keinen Hinweis auf entzündliche Veränderungen des Knochens (Ausnahme: Lufteinschlüsse als Hinweis auf perforierende Verletzung oder auf Gas bildende Bakterien).
Beim Spätinfekt dagegen zeigen sich radiologische Veränderungen wie typische Zeichen der Sequestrierung, ossäre Destruktionen und Aufbrauch des Gelenkspaltes.

Szintigraphie

Die Szintigraphie, inklusive granulozytenmarkierter Technik, ist hochsensitiv, aber wenig spezifisch (☞ Kap. 3.4).

Kernspintomographie

Die Kernspintomographie zeigt meist ein Ödem von angrenzendem Knochen und Knorpel, gelegentlich Arrosionen an Knorpel und Knochen und einen klinisch bereits bekannten Erguss (☞ Abb. 6.5). Sie ist relativ unspezifisch bzgl. des Infekts und damit weitgehend verzichtbar. Eine Verbesserung von Spezifität und Sensitivität lässt sich möglicherweise zukünftig durch den Einsatz von eisenhaltigem Kontrast-

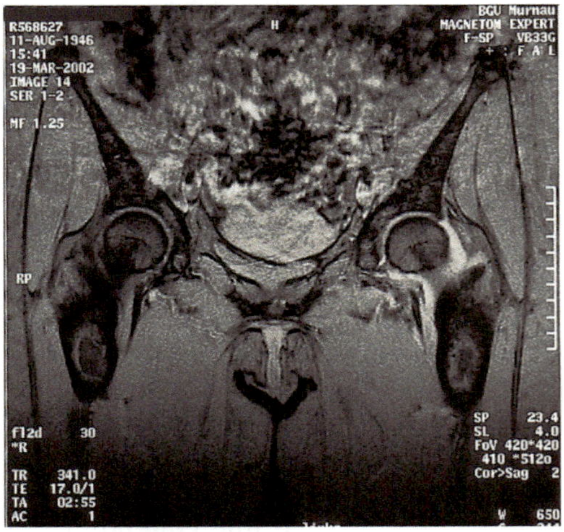

Abb. 6.5: Kernspintomographische Darstellung eines Frühinfektes in der linken Hüfte. Deutliche Darstellung der prall mit Erguss gefüllten Hüftgelenkskapsel.

mittel erzielen (USPIO: Ultra small particles of iron oxide). Zu Beginn des Stadiums 3 zeigt die Kernspintomographie mottenfraßähnliche Veränderungen des Gelenkknorpels (☞ Abb. 6.4 a und 6.4 b).

Sonographie

Die Sonographie bringt über den klinischen Befund hinaus (Schwellung, Gelenkerguss) wenig zusätzliche Informationen. Es lassen sich lediglich Aussagen über die Konsistenz des Gelenkergusses und die Dicke der Synovialmembran machen.

6.4 Therapie

Die Gelenkinfektion ist ein dringlicher chirurgischer Notfall, gehört in stationäre Behandlung und erfordert die sofortige chirurgische Therapie. Die erfolgreiche Behandlung ist eine Funktion des Faktors Zeit.

Bei dringendem Verdacht auf eine Gelenkinfektion ist von einer konservativen Therapie, z. B. nur durch orale Antibiotikagabe, dringend abzuraten. Sie bedeutet einen kritischen Zeitverlust für den Patienten.

Reizzustand

Insbesondere nach intraartikulären Injektionen ist die Differenzialdiagnose „Reizzustand" sehr zurückhaltend zu stellen. Für einen solchen Reizzustand spricht das Auftreten innerhalb von 12 Stunden und eine zügige Rückbildung nach spätestens drei Tagen unter hoch dosierten i. v.-Antibiotika (Cephalosporin der 2. Generation = staphylokokkenwirksam). Wirkt diese Therapie nicht binnen drei Tagen, muss sich eine arthroskopische Materialgewinnung (Leukozyten ≤ 25.000/µl Punktat) mit Gelenklavage anschließen.

Therapieziele

Bei gesichertem Infekt werden mit der chirurgischen Sanierung folgende Therapieziele in hierarchischer Reihenfolge angestrebt:

- Infektsanierung
- Schmerzfreiheit
- Stabilität des Gelenkes
- Mobilität des Gelenkes

6.4.1 Arthroskopische Revision

Unser praktisches Vorgehen folgt dabei dem in Abbildung 6.6 dargestellten Algorithmus.

- Beim Frühinfekt, also binnen der ersten 6 Wochen, starten wir, wenn keine Kontraindikationen bestehen, an Kniegelenk, OSG und Schulter möglichst mit einer arthroskopischen Revision (ohne Blutsperre).
- In 3- bis 5-tägigem Abstand wird das Gelenk programmiert einer ausgiebigen arthroskopischen Lavage unterzogen. Die einzelnen arthroskopischen Spülungen erfolgen mit 3–5 l Ringerlösung ohne weitere Zusätze. Lokale Antiseptika und Antibiotika sollten der Spüllösung nur in Kenntnis ihres pH-Verhaltens zugesetzt werden, da der Gelenkknorpel sehr empfindlich auf pH-Veränderungen reagiert.
- Nach der ersten Abstrichentnahme wird über den gesamten Zeitraum dieses Revisionsprogrammes eine testgerechte systemische intravenöse Antibiotikagabe durchgeführt.
- Zwischen den einzelnen Revisionen werden über die beiden Arthroskopieportale Redondrainagen eingelegt. Kontinuierliche Saug-Spül-Systeme kommen wegen verschiedener Nachteile kaum noch zum Einsatz (mangelnde Dichtigkeit und Sterilität, sekundäre Kontamination, Verstopfung, „Spülstra-

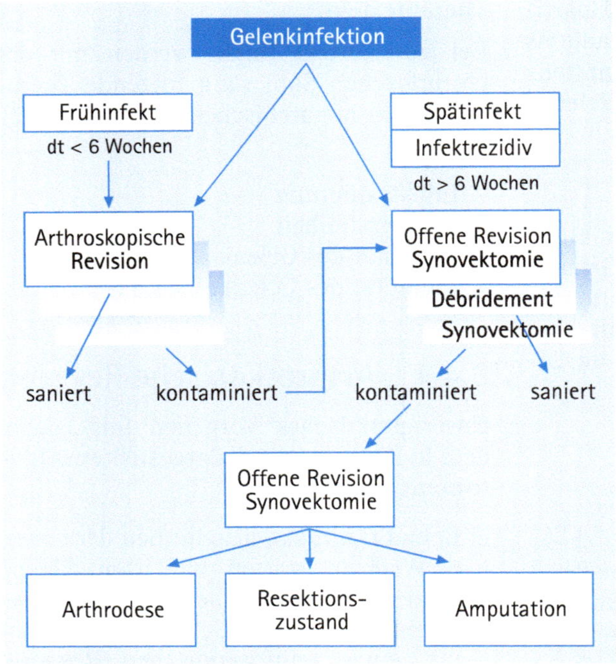

Abb. 6.6: Algorithmus zur Behandlung von Gelenkinfektionen.

ßen-Effekt", hoher pflegerischer Aufwand).

Vor jeder arthroskopischen Revision wird mit der Biopsiezange Synovialgewebe für die bakteriologische und histologische Untersuchung entnommen. Gelingt es nach drei arthroskopischen Revisionen, das Gelenk zu sanieren (drei konsekutiv negative Abstriche), werden keine weiteren Eingriffe durchgeführt. Werden mittels bakteriologischer Austestung nach der dritten arthroskopischen Revision jedoch weiterhin Keime im Gelenkbinnenraum nachgewiesen, muss eine offene Revision durchgeführt werden.

6.4.2 Offene Revision

Ein Spätinfekt des Gelenkes sowie ein Infektrezidiv werden primär offen behandelt. Beim offenen Vorgehen erfolgen:

- Intraartikulär eine Synovektomie. Dabei wird gefordert, dass eitrig fibröse Membranen und nekrotische Areale der Synovialmembran vollständig reseziert werden.
- Extraartikulär ein ausgedehntes Weichteildébridement.
- Mittels Jet-Lavage wird das Gelenk mit 3–5 l Ringerlösung ohne Zusatz gespült.
- Als lokal wirksame Antibiotika werden Kollagenvliese mit Antibiotikumzusatz (Sulmycin®, Gentacoll®, Septocoll®) eingesetzt. Gentamicin-PMMA-Ketten sollten in einem Gelenk, das saniert und erhalten werden soll, nicht zum Einsatz kommen, da sie zur mechanischen Destruktion des Knorpels führen können.
- Das Revisionsprogramm wird durch eine systemisch hoch dosierte und testgerechte i.v.-Antibiotikatherapie flankiert.

- Auch hier werden die programmierten Revisionen alle 3–5 Tage durchgeführt. Zwischen den einzelnen Revisionen muss das Gelenk nicht durch eine Naht verschlossen werden. Eine Versiegelung (z.B. durch Coldex®) mit Dauersog ist die durchaus bessere Alternative i.S. der Gewebeschonung (☞ Abb. 6.7).
- Im Fall von Knie, Ellenbogen, Hand und oberem Sprunggelenk wird das Gelenk anschließend mittels eines Fixateur externe transfixiert und damit ruhig gestellt. Bei Hüfte und Schulter wird der Resektionszustand zunächst belassen.

Gelingt es nach drei offenen Revisionen abermals nicht, den Infekt zu sanieren, müssen die Knorpelflächen der Gelenke komplett reseziert werden (☞ Abb. 6.8). Allerdings ist bei der Behandlung des Spätinfektes eines Gelenkes der irreversible Endpunkt unter Umständen schon vorher mit dem Untergang des Knorpels erreicht. Diese Situation ist mit dem Fortbestehen eines dauerhaft funktionsfähigen Gelenkes nicht mehr vereinbar (Abb. ☞ 6.9 a und b).

6.4.3 Gelenkersatzverfahren

Nachdem die Infektion beherrscht ist, ergeben sich für die weitere Behandlung drei Optionen:

- Resektionszustand
- Arthrodese
- Arthroplastik

Resektionszustand

Man sollte den Resektionszustand allenfalls noch an Hüfte und Schulter sowie bei therapieresistenten, chronisch rezidivie-

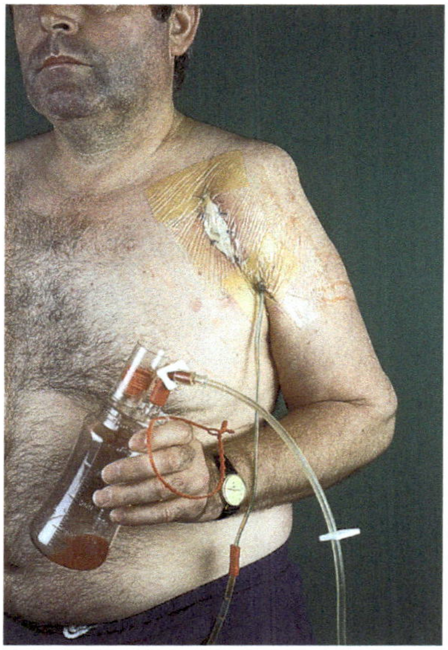

Abb. 6.7: Offene Revisionsbehandlung des Spätinfektes einer Schulter. Zwischen den einzelnen Revisionen bleibt die Arthrotomie offen, unter Dauersog wird eine Versiegelung mit OP-Folie angelegt.

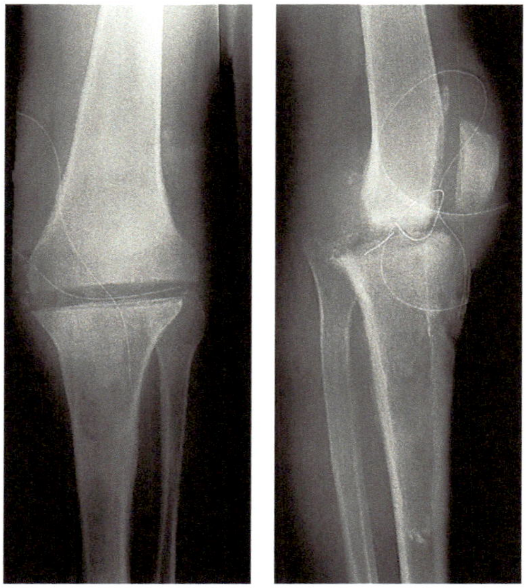

Abb. 6.8: Gescheitere Sanierungsbemühungen an einem Kniegelenk. Resektion der Gelenkflächen aller drei Gelenkkompartimente und weiteres Etappenlavageprogramm zur Vorbereitung auf eine Kniegelenkstotalendoprothetik.

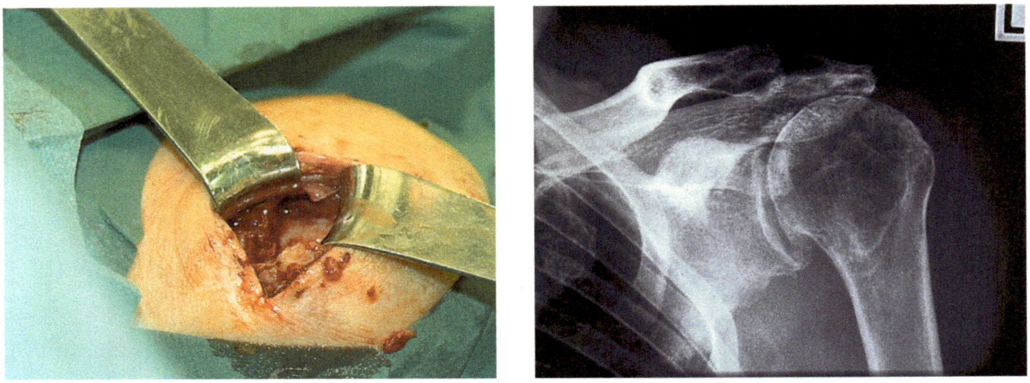

Abb. 6.9: Foudroyant verlaufender Frühinfekt eines Schultergelenkes. Trotz Beherrschen des Infektes nach vier Revisionen kompletter Untergang des Gelenkknorpels und Ausbildung einer chronischen Infektarthrose.

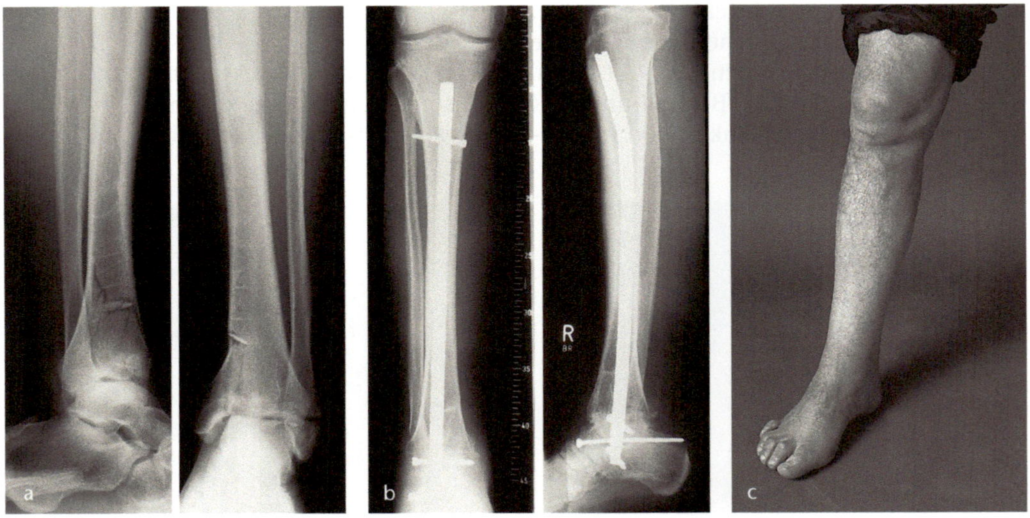

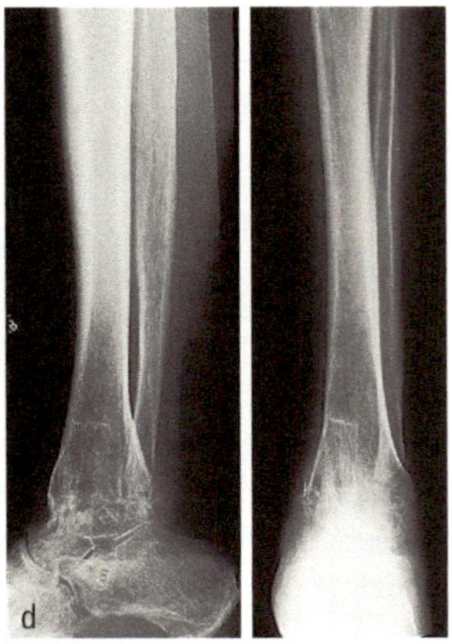

Abb. 6.10:
a: Chronische Infektarthrose des oberen und unteren Sprunggelenkes.
b: Panarthrodese des OSG und USG durch antegrad eingebrachten Kompressionsmarknagel.
c: Klinisches Ausheilungsbild.
d: Röntgenologisch feste knöcherne Durchbauung nach Materialentfernung.

renden Infektionen belassen. Bei allen anderen Gelenken ist das Belassen des Resektionszustandes als nicht mehr zeitgemäß anzusehen. Von Ausnahmen abgesehen bietet ein solcher Resektionszustand für den Patienten keine sinnvolle Alternative.

Arthrodese

Arthrodesen, bevorzugt am oberen und unteren Sprunggelenk, am Handgelenk und (in Abhängigkeit vom Haut-/Weichgewebsmantel bzw. der noch vorhandenen Beweglichkeit) auch am Ellenbogengelenk können als Therapie der ersten Wahl indiziert sein (☞ Abb. 6.10 a–d).
Beim Kniegelenk ist die Arthrodese eindeutig die Therapie der zweiten Wahl, wenn ein prothetischer Ersatz nicht infrage kommt. Die technische Durchführung der Versteifung, ob mittels Fixateur externe (inklusive Ringfixateur) oder mittels eines intramedullären Verfahrens ist von nachrangiger Bedeutung (☞ Abb. 6.11 und 6.12). Die Entscheidung, welches dieser beiden Verfahren Anwendung findet, sollte individuell und in Abhängigkeit vom Infektverlauf getroffen werden.

Endoprothetik

Die Endoprothetik ist die erste Behandlungsoption für Kniegelenk, Hüfte, Schulter und ggf. auch für den Ellenbogen. Der Funktionserhalt eines Gelenkes, insbesondere des Kniegelenkes, steht klar im Vordergrund. Deshalb gibt es für die Indikationsstellung zur Endoprothese weder eine obere noch eine untere Altersgrenze (☞ Abb. 6.13 a–c). Der Zeitraum zwischen Infektsanierung und Implantation der Endoprothese sollte mindestens sechs, besser zwölf Wochen betragen. In dieser Zeit sollte eine testgerechte systemische Antibiothikatherapie durchgeführt werden, wobei jüngste Studien zeigen, dass die i.v.-Gabe und die orale Applikation gleichwertig sind.
Zwei Wochen vor dem geplanten OP-Termin sollte das Antibiotikum abgesetzt und ein möglicher Anstieg des CRP-Wertes als Hinweis für eine Re-Infektion ausgeschlossen werden. Die Implantation der

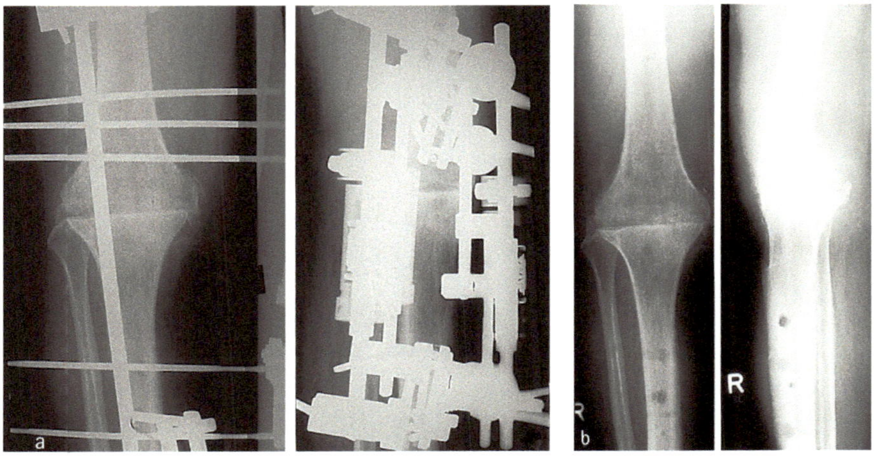

Abb. 6.11:
a: Arthrodese des Kniegelenkes mit dreidimensionalem Fixateur externe.
b: Knöcherne Durchbauung nach vier Monaten.

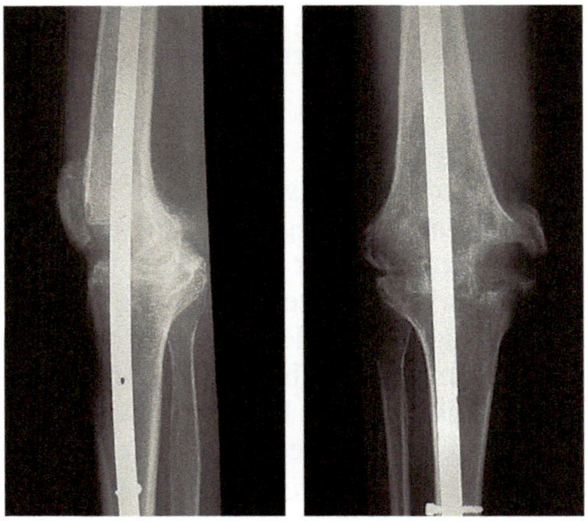

Abb. 6.12: Arthrodese des Kniegelenkes mit Kompressionsmarknagel.

Endoprothese sollte möglichst zementfrei erfolgen (☞ Abb. 6.13 b, c). Postoperativ wird wiederum eine systemische Antibiotikagabe über drei Monate durchgeführt, die gemäß Antibiogramm wirksam gegen den vormals isolierten Keim sein sollte.

Der Patient sollte im präoperativen Gespräch vorbereitet werden, dass die Aussicht auf den Erfolg der Operation nach Infekt deutlich geringer ist als bei anderen Indikationen zum endoprothetischen Ersatz. Insbesondere am Knie und am Ellenbogen sind die funktionellen Ergebnisse nach Endoprothetik bei postinfektiöser Arthrose meist deutlich schlechter als bei idiopathischen Arthrosen oder nach rheumabedingtem Gelenkverlust (☞ Abb. 6.14 a–g).

6.4.4 Physiotherapie und Ergotherapie

Physiotherapie und Ergotherapie kommen im Konzept der Behandlung von Gelenkinfektionen eine Schlüsselrolle zu. Die Behandlung der Nachbargelenke, Lymphdrainage sowie die passive Bewegungstherapie (CPM-Motorschiene unter peripherregionaler Anästhesie) sollten frühzeitig unter Entlastung für drei Wochen postoperativ begonnen werden. Eine adäquate Schmerzbehandlung (z.B. über regionale Katheter) ist dabei oftmals zwingende Voraussetzung, um die Bereitschaft des Pa-

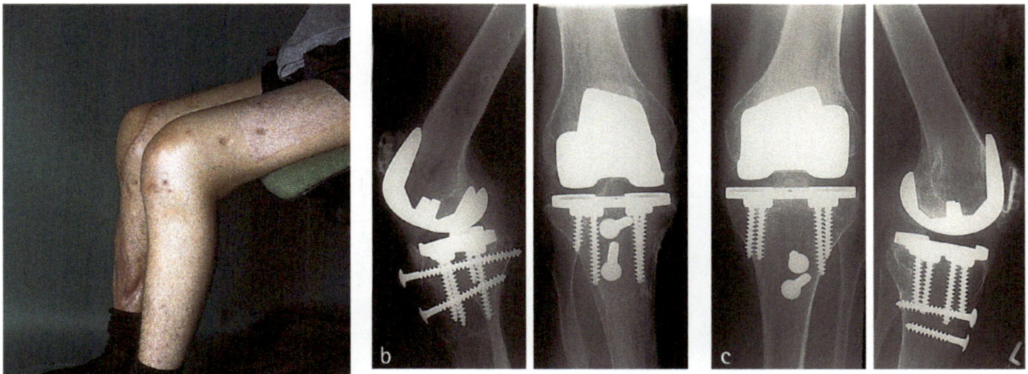

Abb. 6.13:
17-jähriger Patient. Postinfektiöse komplette Versteifung beider Kniegelenke nach offenen Verletzungen (Krad-Unfall).
a, b, c: Remobilisation beider Kniegelenke durch nicht-zementierte Implantation von ungekoppelten bikondylären Schlittenprothesen mit zusätzlichem Partellarrückflächenersatz.

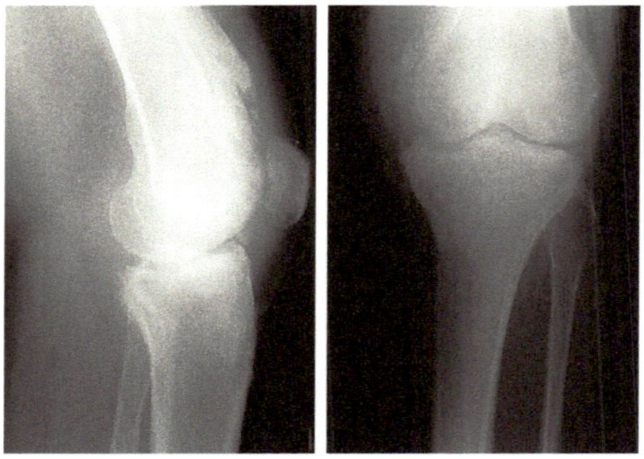
a

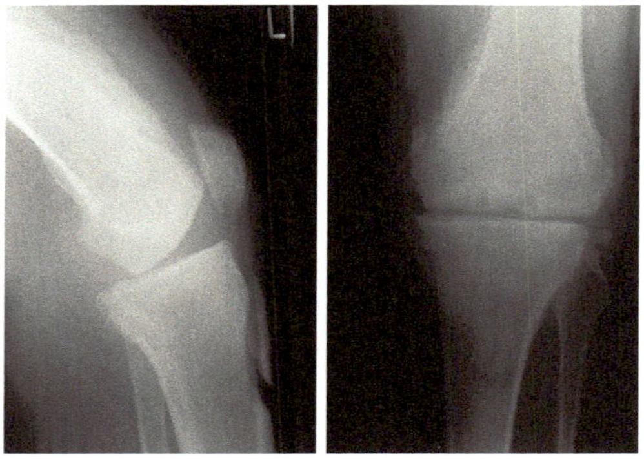
b

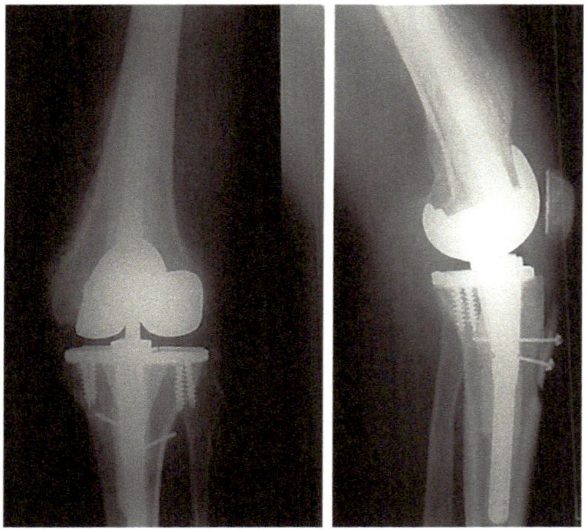
c

Abb. 6.14:
a: 38-jähriger Patient. Chronische Infektarthrose nach diagnostischer Arthroskopie, neun Monate zurückliegend.
b: Erfolglose Sanierungsbemühung unter Gelenkerhalt. Resektion der Gelenkflächen aller drei Kompartimente und Sanierung mittels Etappenlavageprogramm.
c: Bei völliger Bandinsuffizienz: zementierte Implantation einer gekoppelten Kniegelenktotalendoprothese.

tienten zur intensiven Bewegungstherapie sicherzustellen. Abschwellende Maßnahmen und lokale Kühlbehandlung erweisen sich als zusätzlich hilfreich.
Es erfolgt ein sukzessiver, beschwerdeorientierter Belastungsaufbau über einen Zeitraum von weiteren drei Wochen, um dem Knorpel die Möglichkeit der Regeneration zu geben. Isometrische Übungen, manuelle Therapie, Hydrotherapie und die vorbereitende Gangschulung dienen der Vorbereitung auf die Endoprothese und verbessern die Aussichten auf eine gute Funktion.

Narkosemobilisation

Macht die Zunahme der Beweglichkeit in dieser Zeit keine ausreichenden Fortschritte, muss eine frühzeitige Narkosemobilisation der weiteren Ausbildung von Verwachsungen zuvorkommen.

Hyperbare Sauerstoffbehandlung

Der adjuvante Einsatz der hyperbaren Sauerstoffbehandlung (HBO) im Therapiekonzept der Gelenkinfektionen ist mit experimentellen Daten gut begründet, klinisch gesicherte Ergebnisse fehlen jedoch. Einzige Ausnahme ist die Clostridium-perfringens-Infektion: Hier ist der therapeutische Effekt nachgewiesen und die HBO-Therapie zwingend zu fordern.

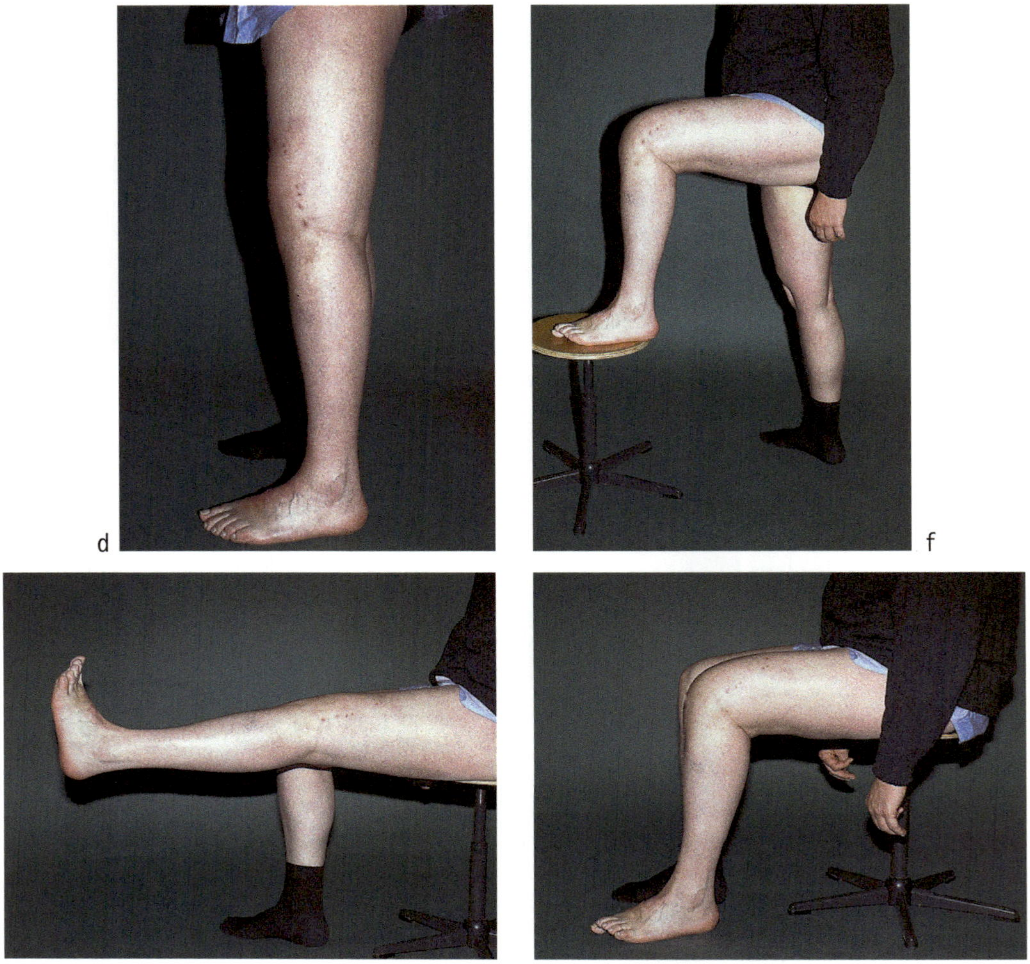

Abb. 6.14: *Fortsetzung*
d, e: Maximal erzielbares Bewegungsausmaß mit voller Streckung und
f, g: knapp 90° Beugung.

6.5 Prävention

6.5.1 Gelenkpunktionen

Von grundsätzlicher Wichtigkeit erscheint der Hinweis, dass die Indikationsstellung für intraartikuläre Punktionen und Injektionen unter dem präventiven Gesichtspunkt äußerst restriktiv gehandhabt werden muss. Sind diese Maßnahmen indiziert, müssen sie fachgerecht und unter streng aseptischen Kautelen durchgeführt werden. Bei Patienten mit Risikofaktoren (☞ Kap. 6.3) können sie unter Antibiotikaprophylaxe erfolgen. Der Wert einer solchen Maßnahme ist jedoch nicht gesichert.

6.5.2 Traumatische Gelenkeröffnungen

Traumatische Gelenkeröffnungen sind als dringliche Notfälle zu versorgen durch Débridement, ausgiebige Spülung und chirurgische Wundversorgung. Wunden und Entzündungen in Gelenknähe erfordern ebenfalls unverzügliche chirurgische Versorgung [5]. Lokale, regionale und systemische Infektionen sollten vor elektiven Gelenkeingriffen ausbehandelt sein. Eine die Infektion begünstigende Ursache sollte frühzeitig behandelt werden (z.B. Psoriasis).

6.5.3 Behandlungszeitpunkt

Kommt es dennoch zu einer Gelenkinfektion, ist der Faktor Zeit für eine erfolgreiche Therapie wesentlich.
Eine **Frühinfektion** lässt sich fast immer beherrschen, in der Mehrzahl der Fälle sogar durch arthroskopische Revisionen (am Knie 66%!). Nur in wenigen Fällen ist das nachgeschaltete offene Vorgehen zur Sanierung notwendig.
Beim **Spätinfekt** gelingt der dauerhafte Gelenkerhalt dagegen nur in weniger als 20% der Fälle. Insbesondere am Kniegelenk gilt nach erfolgreicher Infektsanierung, dass im günstigsten Fall in 60% der Fälle eine Revisionsendoprothetik erfolgreich sein wird. 40% der späten Kniegelenksinfektionen enden in der Arthrodese.

In der Praxis bedeutet dies für die Gelenkinfektion Zeitgewinn schaffen durch:

- Infekt erkennen!
- Sich dazu bekennen!
- Schnell handeln!

6.6 Komplikationen

Die Hauptkomplikation der Gelenkinfektion ist der irreversible Funktionsverlust des Gelenkes, u.U. sogar der gesamten Extremität. Selbst nach erfolgreich durchlaufenem Sanierungsprogramm stellt eine stattgehabte Gelenkinfektion eine präarthrotische Deformität dar und mündet oft noch Jahre später in einer vorzeitigen postinfektiösen Arthrose.
Daneben kann jede iatrogene Gelenkinfektion enorme juristische Konsequenzen nach sich ziehen. Bei der Patientenaufklärung muss darauf hingewiesen werden, dass jeder (auch noch so kleine) intraartikuläre Eingriff ein hohes Kontaminations- und Infektionsrisiko beinhaltet. Ist die Diagnose „Gelenkinfekt" klinisch gestellt, ist jede Verzögerung des Behandlungsbeginnes aus juristischer Sicht ein Problem: Das Negieren der Infektion durch den Patienten sollte durch den Arzt zum Wohle des Patienten nicht hingenommen werden. Der Patientenführung kommt gerade deshalb eine zentrale Funktion zu. Wichtig ist dabei die für den Patienten verständliche Darstellung der Infektionsproblematik und der möglichen Heilungsaussichten.
Muss sich ein Patient einem septischen Revisionsprogramm unterziehen, ist er für den weiteren Verlauf über mannigfaltige Risiken aufzuklären. Septische Arrosionsblutungen größerer Gefäße z.B. kommen häufiger vor als sonst üblich. Schreitet der lokale Gewebeuntergang über einem infizierten Gelenk fort, so muss später möglicherweise eine Lappenplastik durchgeführt werden (z.B. am Knie ☞ Abb. 6.15, Ellenbogen).
Auch über die Therapieresistenz von Gelenkschmerzen, eine bleibende Funktionsbeeinträchtigung, chronische Fistelbildung sowie das Wiederaufflackern und die Persistenz der Infektion muss der Patient aufgeklärt werden. Nicht selten stehen am Ende der langen Behandlung nach Gelenk-

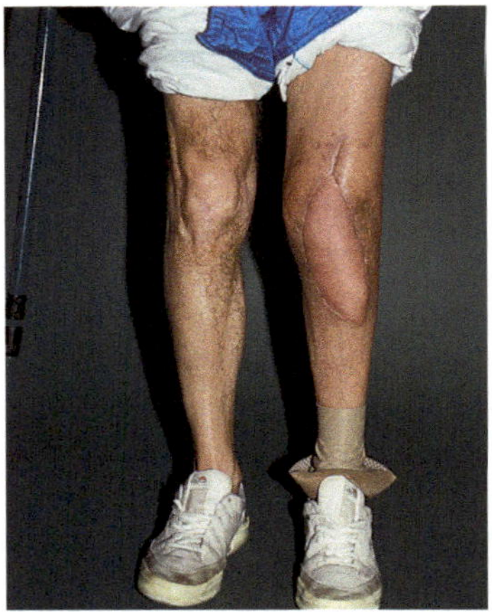

Abb. 6.15: Deckung eines großen Haut-Weichgewebsdefektes über saniertem Kniegelenk mittels Paraskapularlappen nach Infekt.

infektion eine fibröse oder knöcherne Ankylosierung (☞ Abb. 6.16) oder ein Reflexdystrophiesyndrom (sog. „M. Sudeck").

6.7 Ausblick

Eine zuverlässige Diagnostik akuter und chronischer Gelenkinfektionen kann im Einzelfall sehr schwierig sein. Alle vorhandenen Methoden weisen einen hohen Anteil falsch negativer Resultate auf. Große Hoffnungen für die Frühdiagnostik eines Infektes werden auf die molekularbiologischen Untersuchungen gesetzt. Die fluoreszenzbasierte In-situ-Hybridisierung (FISH) soll den direkten Nachweis von Staph. aureus und Staph. epidermidis in Gewebeproben ohne vorherige Anzucht von Bakterien ermöglichen. Damit ließe sich zum einen in Zukunft ein enormer Zeitgewinn zwischen Infektverdacht und Behandlungsbeginn erreichen, zum anderen der Infektionsnachweis auch da führen, wo die konventionellen Untersuchungsmethoden (Züchten von Bakterien) scheitern.

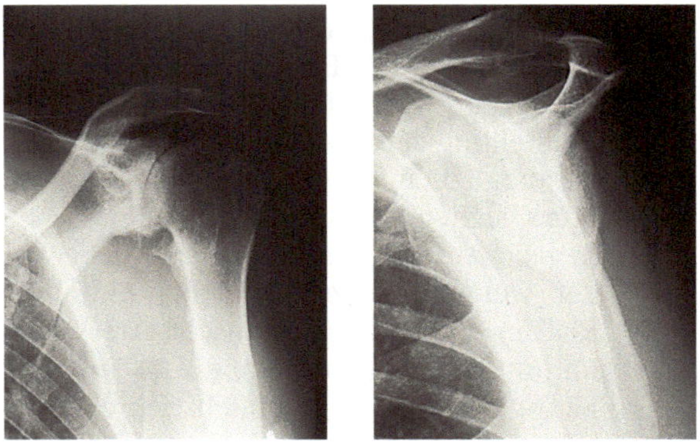

Abb. 6.16: Therapieresistente Einsteifung einer Schulter trotz erfolgreich durchgeführter Infektsanierung nach Spätinfekt.

Literatur

1 Bayer AS, Guze LB: Fungal arthritis. II. Coccidioidal Synovitis: Clinical, diagnostic, therapeutic and prognostic considerations. Sem. Arthrit. and Rheumat. 8 (1979) 200–211

2 Bayer AS, Scott VJ, Guze LB: Fungal arthritis. III. Sporotrichal Arthritis. Sem. Arthrist. and Rheumat. 9 (1979) 66–74

3 Bayer AS, Scott VJ, Guze LB: Fungal arthritis. IV. Blastomycotic Arthritis. Sem. Arthrist. and Rheumat. 9 (1979) 145–151

4 Murray HW, Fialk MA, Roberts RB: Candida arthritis. A manifestation of disseminated candidliasis. Am J Med 60 (1976) 587–595

5 Stürmer KM (Hrsg.): Leitlinien Unfallchirurgie. 2. Auflage, Thieme Stuttgart, New York, 1999, S. 20–33

6 Drajer K: In: K.M. Stürmer (Hrsg.). Leitlinien Unfallchirurgie. 2. Auflage, Thieme, Stuttgart New York, 1999, SS. 20–33

7 Kuner EH, Thürck HU, von der Lippe I: Zur Diagnostik und Therapie der akuten Kniegelenkinfektion. Unfallchirurgie 1987; 13: 249–254

8 Stutz G, Gächter A: Diagnosis and stage-related therapy of joint infections. Unfallchirurg 2001; 104: 682–686

9 Hofmann GO: Therapeutische Optionen bei persistierendem Kniegelenkinfekt. Trauma Berufskrankh 5(2003) S. 221–S 224

10 Schneider U, Hierholzer G, Böhm HJ: Knochen- und Gelenkinfektionen. Unfallchirurg 99 (1996) 789–800

Endoprotheseninfektion

7

GUNTHER O. HOFMANN

Inhaltsübersicht

7.1 Einteilung 107
7.2 Häufigkeit und Ursachen 107
7.2.1 Häufigkeit und Bedeutung 107
7.2.2 Ursachen 107
7.3 Diagnostik 109
7.3.1 Anamnese 109
7.3.2 Klinischer Befund 109
7.3.3 Labordiagnostik 110
7.3.4 Bildgebende Verfahren der Diagnostik 110
7.4 Therapie 113
7.4.1 Konservative Therapie 113
7.4.2 Operative Sanierung unter TEP-Erhalt 113
7.4.3 TEP-Ausbau 119
7.4.4 Rettungsmaßnahmen 120
7.5 Prävention 125
Literatur 127

Eine Endoprotheseninfektion (EPI) ist definiert als der Befall und die sich anschließende Entzündung eines alloplastisch ersetzten Gelenkes und der umgebenden Gewebe durch pathogene Keime, meistens durch Bakterien, selten durch Pilze. An sich ist der Begriff „Endoprotheseninfektion" per definitionem falsch, weil sich ein alloplastisches Werkstück nicht infizieren kann. Die „normative Macht des Faktischen" hat durch den ständigen und ubiquitären Gebrauch dieses Begriffes aber dazu geführt, dass seine Verwendung legitimiert wurde.

7.1 Einteilung

In Übereinstimmung mit anderen Autoren unterscheiden wir nach dem zeitlichen Abstand zwischen Endoprothesenimplantation und Manifestation des Infektes:

- Endoprothesenfrühinfekt
- Endoprothesenspätinfekt

Die Grenze zwischen beiden Formen der Infektion wird bei sechs Wochen gezogen. Diese Unterscheidung ist wesentlich, da nur in der Phase des Frühinfektes eine realistische Chance auf Infektbeherrschung bei gleichzeitiger Erhaltung der Prothese besteht. Danach lässt sich eine Infektsanierung in der Regel nur noch durch Entfernung der Prothese erreichen.

7.2 Häufigkeit und Ursachen

7.2.1 Häufigkeit und Bedeutung

Die Möglichkeiten des endoprothetischen Ersatzes zerstörter Gelenke haben zugenommen. In der Folge nehmen die primären und Revisionsimplantationen aller Körpergelenke ebenfalls weltweit zu. An erster Stelle der möglichen Komplikationen nach Endoprothesenimplantation steht die Infektion. In den USA verursachen 3.500 – 4.000 Endoprotheseninfektionen pro Jahr Kosten von 100 – 200 Millionen US-Dollar. Für den betroffenen Patienten stellt die Infektion eines endoprothetisch ersetzten Gelenkes eine schwerwiegende gesundheitliche Beeinträchtigung dar, weil bei Nichtbeherrschung der Infektion nicht nur der Verlust des betroffenen Gelenkes sondern unter Umständen der ganzen Extremität droht.
Auch der volkswirtschaftliche Aspekt ist nicht unbedeutend. Eine einzige Endoprotheseninfektion verursacht etwa 55.000 € allein an stationären Behandlungskosten, bedingt durch die Notwendigkeit zusätzlicher operativer Maßnahmen und durch die lange Hospitalisation. Vor dem demographischen Hintergrund der zunehmenden Überalterung der Bevölkerung in den Industrieländern und der immer breiter werdenden Indikationsstellung zum endoprothetischen Gelenkersatz wird die absolute Anzahl an infizierten Endoprothesen in den nächsten Jahren drastisch ansteigen. Diese Entwicklung wird in gleicher Weise Krankenversicherungssysteme finanziell und Kliniken logistisch vor große Probleme (septische Stationen, MRSA-Isolationseinheiten) stellen.
Endoprotheseninfektionen werden bezogen auf die einzelnen Gelenke in unterschiedlichen Häufigkeiten angegeben (☞ Tab. 7.1). Dabei wird in der Literatur vielfach nicht zwischen Erst- und Revisionsimplantationen unterschieden.

7.2.2 Ursachen

Als Infektionsursachen bei endoprothetisch versorgten Gelenken werden diskutiert:

- Postoperative, chirurgische Infektionen
- Intraartikuläre Injektionen

Tab. 7.1 Häufigkeiten der Endoprotheseninfektionen

Hüfte	Frühinfekt Spätinfekt	0,3–3% 0,5–17,3%
Knie	Frühinfekt Spätinfekt	0,5–2,0% 5–18%
Schulter	Frühinfekt Spätinfekt	1,1–9% bis 18%
Ellenbogen	Frühinfekt Spätinfekt	3,3–7,1% 9–14%
OSG		2,5%
Finger		2,4%

- Die Reaktivierung vorangegangener lokaler Infekte
- Hämatogene Infektionen

Die Ursache scheint auf die Prognose der Infektsanierung allerdings keinen Einfluss zu haben.

Grunderkrankungen

Die Anfälligkeit für Endoprotheseninfektionen ist stark abhängig von der Grunderkrankung, die zum endoprothetischen Ersatz eines Gelenkes geführt hat. Posttraumatisch postinfektiöse Arthrosen und eine rheumatoide Arthritis neigen häufiger zu Gelenkinfektionen als idiopathische Arthrosen.
Andere Risikofaktoren für das gehäufte Auftreten von Endoprotheseninfektionen sind:

- Starkes Übergewicht
- Rezidivierende Harnwegsinfekte
- Orale Koritkosteroiddauereinnahme
- Anzahl der Voroperationen am betroffenen Gelenk
- Chronisches Ulcus cruris
- Diabetes mellitus
- Immunsuppression (z.B. nach Organtransplantationen)
- Neoplasien
- Chronische Niereninsuffizienz
- Alkoholismus
- Mangelernährung
- Psoriasis vulgaris
- Alter
- Präoperative Hospitalisation

Prothesentyp

Die Häufigkeit der Infektion ist auch abhängig von der Topographie und vom Prothesendesign. Voluminöse gekoppelte Scharnierprothesen weisen mehr Infektionen auf als Schlittenprothesen, weil der Haut-/Weichteilmantel stärker beansprucht wird. Dies betrifft in erster Linie die Endoprothetik am Knie- und Ellenbogengelenk.

Auslösende Keime

Das Spektrum an infektionsverursachenden Keimen bei Endoprothesen ist groß (☞ Tab. 7.2), es kommen alle Bakterien in Betracht. Pilze (Candida albicans) als Infektauslöser werden nur in Kasuistiken erwähnt. In etwa 25% der Fälle liegen Mischinfektionen vor.
In 60–90% der Fälle sind die verursachenden Keime Staph. aureus und Staph. epidermidis. Letzterem kommt dabei eine besondere und zunehmende Problematik zu. In einigen Studien haben die koagulasenegativen Staph. epidermidis bereits in der Häufigkeit der Infektverursacher den Staph. aures überholt [12].
Einige Stämme von Staph. epidermidis können die Polyethylenkomponenten der Endoprothesen so verkeimen, dass sie auch durch intensive mechanische und chemische Reinigung im Rahmen der Revisionseingriffe nicht keimfrei zu bekommen sind. Dies wird verursacht durch eine Glykokalixbildung, wobei eine amorphe extrazelluläre Substanz fest fixiert an der Oberfläche von Polymeren (insbesondere Polyäthylen) einen vielschichtigen Zellcluster bildet und die darin schützend eingebetteten Staphylokokken weder ei-

Tab. 7.2 Typische Erreger für Endoprotheseninfektionen

Infektverursacher		Hüfte %	Knie %
Grampositive Kokken	Staph. aureus	22	38–65
	Staph. epi	28	10–30
	Streptokokken	9.5	7
	Enterokokken	4	
Gramnegative Keime	E. coli etc.*	14	3–7
	Pseudomonas	3,5	3
Anaerobier		8	
Mischinfekte (inkl. Candida albicans)		4	3–10

* etc. = Enterobacter cloacae, Serratia marcescens, Proteus mirabilis, Klebsiella pneumoniae, Acinetobacter species, Moraxella non liquefaciens, Salmonella cholerasuis

ner lokalen, noch einer systemischen Antibiose, noch der körpereigenen Abwehr zugänglich sind (☞ Kap. 2.3.3).

7.3 Diagnostik

Eine sichere und zuverlässige Diagnosestellung „Endoprotheseninfektion" ist oft sehr schwierig. Es gibt kein Verfahren (Labor, Bildgebung) mit einer 100%igen Treffsicherheit bzgl. Sensitivität und Spezifität. Andererseits ist der sichere und zuverlässige Ausschluss einer Infektion insbesondere für die Revisionsendoprothetik eine unverzichtbare Voraussetzung für die Planung des operativen Vorgehens. Die Revisionsendoprothetik in einem nicht sanierten Infektionssitus ist ein vorprogrammierter Misserfolg.
Dabei stellen die so genannten „Low-grade"-Infektionen ein ganz besonderes Problem dar. Ohne oder mit nur geringer Symptomatik verlaufen sie ohne septisches Krankheitsbild lavierend unter Umständen über Monate oder sogar Jahre. Eine solche latente, ruhende oder schlummernde Infektion in einem gesunden Organismus wurde bereits 1929 durch Goschlich [5] als „latenter Mikrobismus" bezeichnet.

7.3.1 Anamnese

Das Leitsymptom der EPI ist oftmals der Schmerz, ein tiefer dumpfer Dauerschmerz. Dieser ist natürlich dann umso auffälliger, wenn sich gleichzeitig eine Lockerung der Prothesenkomponenten anbahnt. Zeitgleich wird oftmals eine schleichende Funktionsverschlechterung des Gelenkes beklagt. Unklare nächtliche Temperaturen, anhaltende oder rezidivierende Temperaturerhöhung, Schüttelfrost, nächtliche Schweißausbrüche und wiederholt auftretende lokale Entzündungszeichen liefern den ersten Verdacht.

7.3.2 Klinischer Befund

Bei der körperlichen Untersuchung findet sich oft eine Rötung und Überwärmung oder eine ödematös-teigige Schwellung über dem endoprothetisch versorgten Gelenk ebenso wie eine Lymphknotenschwellung im Bereich der Lymphabstrombahn der betroffenen Extremität. Tastbare Fluktuationen über dem versorgten Gelenk (z.B. am Knie) sind höchst verdächtig auf einen Infekt. Das Vorliegen einer Fistel erübrigt weitere diagnostische Bemühungen. Sie ist beweisend für eine Infektion. Dennoch ist eine bakteriologische Keimbestimmung nur aus dem Fistelsekret weitgehend wertlos, weil sie durch Superkontamination mit Hautkeimen irreführend bleibt.

7.3.3 Labordiagnostik

Die serologische Labordiagnostik ist unsicher und besitzt lediglich hinweisenden Charakter. Normalwerte bei Leukozyten, BSG und CRP trotz später gesicherter Endoprotheseninfektion sind keine Seltenheit. Sensitivität und Spezifität der Leukozytenbestimmung ist sehr gering. Die PCR wird möglicherweise in Zukunft die Sensitivität in der Infektionsdiagnostik weiter erhöhen, kann aber damit ebenso zu einer Zunahme falsch-positiver Testergebnisse führen.
Die Blutsenkungsgeschwindigkeit besitzt zwar eine hohe Sensitivität, aber eine völlig unzulängliche Spezifität. In Tabelle 7.3 sind für verschiedene Laborparameter Sensitivität, Spezifität, positiver und negativer Prädiktionswert für die prospektive Infektionsdiagnostik mit prä- und intraoperativen Untersuchungsmethoden bei RTHA angegeben (in Anlehnung an [3]). Am aussagekräftigsten ist hierbei noch der CRP-Wert.

C-reaktives Protein

Beim CRP ist weniger der absolute Wert, als vielmehr der Verlauf wichtig. Postoperativ ist das CRP nach TEP-Implantation oftmals erhöht, es muss aber bei einem ungestörten Verlauf spätestens nach 14 Tagen wieder Normalwerte erreichen. Wichtig erscheint der Hinweis, dass sinnvollerweise vor jeglicher Infektdiagnostik eine Antibiose mindestens zwei Wochen vorher abgesetzt werden muss.

Leukozytenzahl

Für die Bestimmung der Leukozyten und explizit der Neutrophilen aus der Gelenkflüssigkeit gilt $50 \times 10^9/l$ bzw. ein relativer Anteil von 80 – 90 % im Differenzialausstrich als hoch verdächtig für eine Gelenkinfektion.

7.3.4 Bildgebende Verfahren der Diagnostik

Röntgen

Die konventionelle Röntgendiagnostik bietet nur im Fall einer zusätzlich vorhandenen Lockerung (Aufhellungszonen,

Tab. 7.3 Prospektive Infektionsdiagnostik eines EPI mittels verschiedener Laborverfahren (nach [11])

	Sensitivität	Spezifität	Positiver Prädiktionswert	Negativer Prädiktionswert
BSG	0,60 – 0,94	0,65 – 0,85	0,58	0,95
CRP	0,96	0,92	0,74	0,99
Bakteriennachweis aus der Punktion	0,50 – 0,93	0,82 – 0,97	0,67 – 0,75	0,94 – 0,98
Intraoperative Gramfärbung	0,19	0,98	0,63	0,89
WBC aus Synovialflüssigkeit	0,36	0,99	0,91	0,90
Neutrophilenzählung in Synovialflüssigkeit	0,89	0,85	0,52	0,98
Histologisch intraoperative Gefrierschnitte	0,80 – 0,91	0,94 – 0,99	0,74	0,96
Bakterieller Kulturansatz aus Synovialgewebe	0,94	0,97	0,77	0,99

Lysesäume) einen Anhalt für Infektion. Schalenbildungen und andere periostale Reaktionen können Hinweischarakter haben, sind allerdings sehr unspezifisch. Die Folgen eines aseptischen Polyethylenabriebes können radiologisch dabei sehr ähnlich imponieren. Allerdings ist dabei zu beachten, dass sich viele der so genannten „aseptischen Prothesenlockerungen" bei späterer genauer mikrobiologischer Analyse retrospektiv doch als septische Lockerungen enttarnen.

Arthrographie

Die Arthrographie erweitert die diagnostischen Möglichkeiten hinsichtlich der Aufdeckung von Lockerungen. Das Eindringen des Kontrastmittels zwischen Prothese bzw. Zement und Knochen ist beweisend für die Lockerung, keinesfalls aber für eine zusätzliche Infektion.

Sonographie

Die Sonographie hat eine sehr eingeschränkte Bedeutung. Eine im Ultraschall erkennbare Verdickung der Gelenkkapsel kann ebenso wie eine periartikuläre Flüssigkeitsansammlung einen Hinweis auf einen Infekt liefern.

Computertomographie und Kernspintomographie

CT und NMR leisten vergleichsweise geringe Beiträge zur Diagnosefindung. Die Aussagekraft des NMR ist generell bei Voroperationen und beim Einliegen metallischer Implantate sehr limitiert.

Szintigraphie

Szintigraphische Untersuchungsmethoden sind sehr unspezifisch und haben eine sehr hohe Anzahl falsch negativer und falsch positiver Ergebnisse. Prinzipiell können vier verschiedene nuklearmedizinische Techniken zum Einsatz kommen:

- ^{99m}Tc-Szintigraphie
- ^{111}In-Leukozyten-Szintigraphie
- ^{111}In-IgG-Szintigraphie
- ^{67}Ga-Zitrat-Szintigraphie

Die 3-Phasen-Szintigraphie weist generell nur eine Mehrdurchblutung des knöchernen Endoprothesenlagers und der umgebenden Weichgewebe nach, deren Ursache aber unklar bleibt. Auch völlig unauffällige Kunstgelenke können diese vermehrte Nuklidspeicherung zeigen. Eine Unterscheidung zwischen septischer und aseptischer Lockerung ist in der Regel ebenfalls nicht möglich. Sensitivität und Spezifität der nuklearmedizinischen Infektdiagnostik beim Endoprothesengelenk liegen unter den Ergebnissen von Punktion und Biopsie (☞ Tab. 7.4).

Ein weiterer Nachteil der szintigraphischen Untersuchungsmethoden sind die hohen Kosten und die radioaktive Belastung des Patienten.

Tab. 7.4 Zuverlässigkeit szintigraphischer Verfahren in der Diagnostik einer Endoprotheseninfektion [4, 6, 8, 9]

	^{99m}Tc	^{111}In-Leukozyten	^{111}In-IgG	^{67}Ga-Zitrat
Sensitivität	0,33	0,38–0,83	0,92–0,98	0,50
Spezifität	0,86	0,79–1,00	0,88–0,94	0,78
positiver Prädiktionswert	0,30			
negativer Prädiktionswert	0,88			

Positronen-Emissions-Tomographie

Die Positronen-Emissions-Tomographie (PET) ist ein nicht-invasives Verfahren, welches für die Diagnostik entzündlicher Erkrankungen des Muskuloskelettalsystems im zunehmenden Umfang Anwendung findet. Zu den Grundlagen und Technik dieser Untersuchung wird ausführlich in Kapitel 5.4.4 Stellung bezogen. Nach bisherigen Untersuchungen zeigt sich vor allem eine Überlegenheit dieser Untersuchungsmethode in der Differenzialdiagnostik von Endoprotheseninfektionen gegenüber aseptischen Prothesenlockerungen.

Bakteriologie

Beweisend für eine Endoprotheseninfektion ist ausschließlich der bakteriologische Keimnachweis aus einem Kunstgelenk, wobei mit konventionellen bakteriologischen Methoden (Punktion unter hochsterilen Kautelen) ein Keimnachweis in 3–15% der Fälle überhaupt nicht gelingt (falsch negatives Ergebnis). Falsch positive Ergebnisse durch Hautkontamination sind in der Literatur allerdings auch berichtet. Die Beachtung höchster Sterililtätsanforderungen bei der Punktion eines Kunstgelenkes ergibt sich aus zwei Postulaten:

- Vermeidung einer De-novo-Infektion
- Vermeidung eines falsch positiven Untersuchungsergebnisses

Die intraartikuläre Lage der Punktionskanüle sollte bildgebend dokumentiert werden. Das gewonnene Material sollte immer in zwei unterschiedlichen Asservierungsformen (aerob und anaerob) aufbewahrt werden. Einen nicht unwesentlichen Einfluss auf das mikrobiologische Untersuchungsergebnis haben auch unterschiedliche Labormethoden zum Keimnachweis. Manche Keime zeigen z.B. ein höchst unterschiedliches Wachstumsverhalten auf flüssigen oder festen Kulturmedien.

Die direkte intraoperative Gramfärbung ist eher unzuverlässig und erscheint verzichtbar. Besondere Problemkeime stellen dabei die so genannten „Small-Colony-Variants“ (SCV) von Staph. aureus und koagulasenegative Staph.-epidermidis-Stämme (ConS) dar.

Noch zuverlässiger als die bakteriologische Untersuchung des Punktates ist die arthroskopische Gewinnung von Gewebe durch Biopsie und der bakteriologische Kulturansatz mit dem gewonnenen Gewebe. Zu beachten ist allerdings auch hier, dass vor dieser Materialgewinnung eine möglicherweise schon lange Zeit bestehende systemische Antibiose mindestens zwei Wochen vor der arthroskopischen Materialgewinnung abgesetzt werden sollte.

Liegen anamnestische Verdachtsmomente vor, sollte ein MANTOUX-Test zum Ausschluss einer tuberkulösen Knocheninfektion durchgeführt werden.

Besteht der Verdacht, dass nicht der Gelenkbinnenraum, sondern der Schaftbereich der Endoprothese mit Keimen besiedelt ist, empfiehlt es sich, über kleine Zugänge Biopsien aus diesem Bereich durch Hohlbohrer (☞ Abb. 7.1a) oder Kürettage (☞ Abb. 7.1b) zu gewinnen.

Intraoperative Schnellschnittdiagnostik

Die intraoperative Schnellschnittdiagnostik in der Gefrierschnitttechnik ist mit großen methodischen Problemen behaftet. Einmal ist der zu erwartende Untersuchungsbefund stark abhängig vom Ort der Gewebeentnahme, andererseits gibt es bei diesen diagnostischen Verfahren eine relativ große Inter-Observer-Varianz.

PCR auf Bakterien DNA

Die PCR auf Bakterien DNA wäre zwar hochspezifisch, ist aber derzeit klinisch als Routineverfahren noch nicht durchführbar.

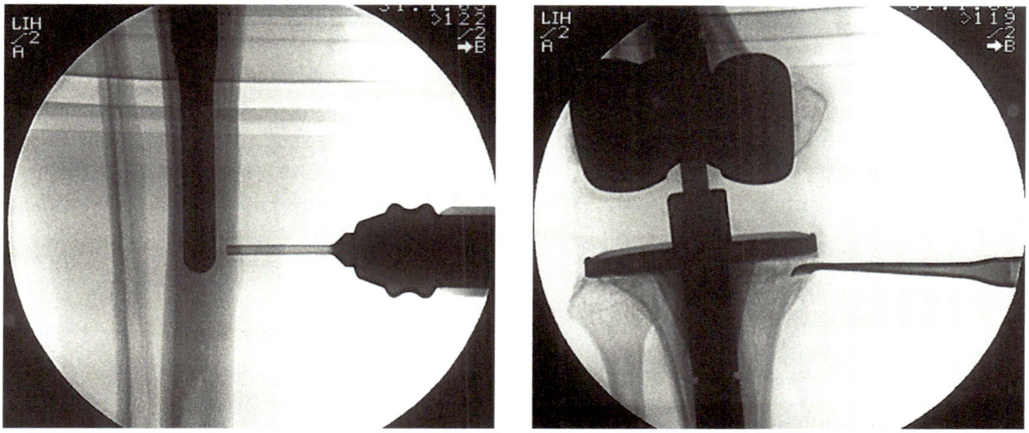

a b

Abb. 7.1: Probengewinnung aus dem Schaftbereich einer Endoprothese durch Gewinnung eines Stanzzylinders mittels Hohlbohrer (a) oder aus dem Bereich des Implantatlagers durch Minikürette (b) über minimale Zugänge.

7.4 Therapie

7.4.1 Konservative Therapie

Eine alleinige konservative Behandlung nur unter Dauerantibiose bei gesichertem Endoprotheseninfekt erachten wir als riskant, obgleich dieses Verfahren teilweise noch immer praktiziert wird. Eine antibiotische Langzeit-Suppressionstherapie bei einer Endoprotheseninfektion sollte nur in Ausnahmefällen als indiziert angesehen werden: für multimorbide Patienten, die nicht operationsfähig sind, oder für Patienten, die auch nach entsprechender Aufklärung jedes operative Vorgehen ablehnen. Dass damit eine Infektion dauerhaft saniert werden kann, ist eine Illusion. Es sollten zumindest folgende Voraussetzungen vorliegen, damit man sich in solchen besonders gelagerten Fällen für dieses Behandlungsverfahren entscheiden kann:

- Das Antibiogramm des Keimes ist bekannt.
- Der die Infektion verursachende Keim ist von niedriger Virulenz.
- Dieser Keim spricht auf eine orale Antibiose an.
- Der Patient verträgt die Langzeitantibiose ohne Nebenwirkungen.
- Die Prothese ist nicht zusätzlich gelockert.

Diese Therapie ist dennoch nicht ohne Risiken. Es kann zur Ausbildung einer pseudomembranösen Kolitis kommen und die mittel- bis langfristige Zunahme von Resistenzen des Keimes ist wahrscheinlich.
In allen anderen Fällen wird durch die konservative Therapie eines Endoprothesenfrühinfektes nur wertvolle Zeit vertan. Der Übergang zum Endoprothesenspätinfekt senkt die Chancen auf einen Sanierungserfolg unter Erhaltung der Prothese.

7.4.2 Operative Sanierung unter TEP-Erhalt

Indikationen

Eine Infektsanierung unter der Zielvorstellung eines vollständigen Endoprothesenerhaltes hat ohnehin nur beim Vorlie-

gen eines Endoprothesenfrühinfektes eine reelle Chance. Am endoprothetisch ersetzten Knie-, Hüft- und Schultergelenk kann unter enger Indikationsstellung beim Frühinfekt der Versuch einer arthroskopischen Sanierung unternommen werden. Sollte sich allerdings unter enger zeitlicher Vorgabe kein Sanierungserfolg einstellen, muss auf ein offenes Vorgehen übergegangen werden.
Bei Endoprothesen am Ellenbogen, am oberen Sprunggelenk und bei Infektpersistenz bei Knie, Hüfte und Schulter nach drei vorangegangenen arthroskopischen Spülungen, beim Spätinfekt und beim Infektrezidiv wählen wir sofort das offene Vorgehen. Grundvoraussetzung für alle TEP-Sanierungsbemühungen ist jedoch, dass keine Lockerung vorliegt.

Arthroskopisches Vorgehen

Indikationen

Der in Abbildung 7.2 dargestellte Entscheidungsalgorithmus gibt unser Vorgehen beim Frühinfekt am endoprothetisch versorgten Knie-, Hüft- und Schultergelenk wieder.

Vorgehen

Bei bakteriologisch gesichertem Frühinfekt versuchen wir hier zunächst eine Sanierung durch maximal drei arthroskopische Spülungen. In 2- bis 4-tägigem Abstand wird das Gelenk mit 5 l Ringerlösung unter kontinuierlicher Durchbewegung arthroskopisch gespült. Zur Vermeidung von Beschädigungen der Metall- bzw. Polyethylenoberflächen der Endoprothesenkomponenten sollten anstelle von metalli-

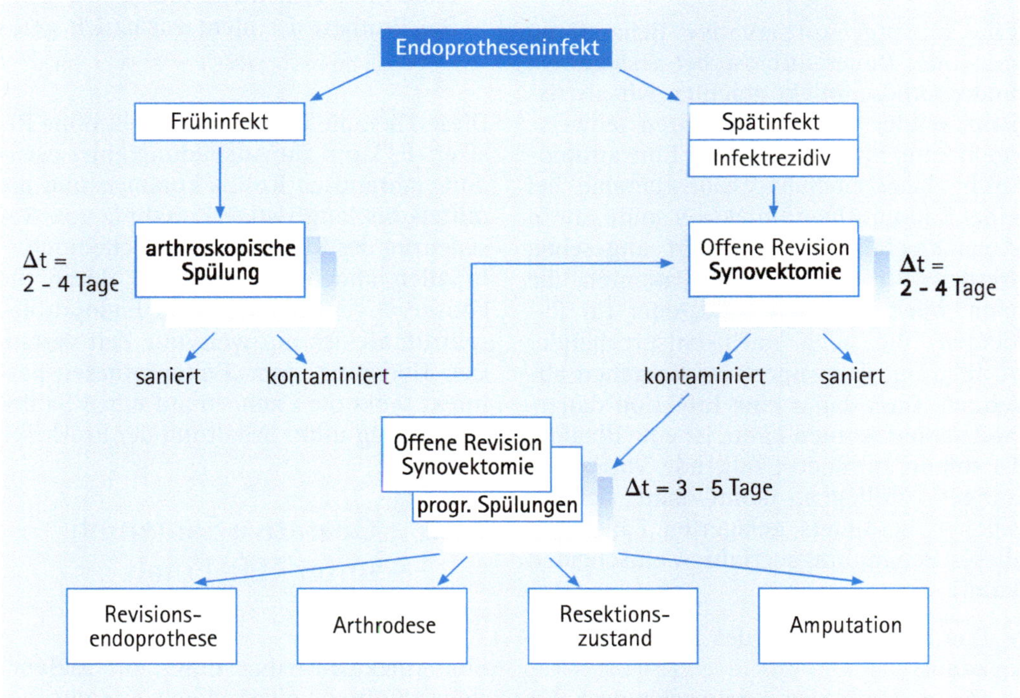

Abb. 7.2: Entscheidungsalgorithmus zur Behandlung von Endoprotheseninfektionen.

schen Arthroskopkanülen nur solche aus Kunststoff verwendet werden. Kontinuierliche Saug-Spül-Drainagen kommen fast nirgendwo mehr zum Einsatz. Jede Arthroskopie beginnt mit einer Materialgewinnung für Bakteriologie und Histologie (☞ Abb. 7.3).

Ergebnisse

Die konsequente Anwendung dieses Behandlungsalgorithmus hat in unserem Krankengut beim Frühinfekt am Knie zu einer Sanierungsquote von über 90% geführt. Allerdings begrenzen wir die arthroskopischen Sanierungsbemühungen streng auf maximal drei Eingriffe. Findet sich bereits beim ersten Eingriff eine ausgeprägte Synovialitis oder persistiert die Infektion auch nach der 3. Arthroskopie, wird auf ein offenes Verfahren übergegangen.

Offenes Vorgehen

Indikationen

Alle Infekte an endoprothetisch versorgten Ellenbogen- und oberen Sprunggelenken, sowie Spätinfekte und Rezidive an allen anderen endoprothetisch versorgten Gelenken stellen eine Indikation zum offenen Vorgehen dar.

Vorgehen

Auch hier beginnt jeder Eingriff mit einer Materialgewinnung für bakteriologische und histologische Untersuchungen. Beim Frühinfekt ist die Keimart oder das Vorliegen einer Mischinfektion für den Sanierungserfolg unerheblich. Auch andere Arbeitsgruppen haben unsere Beobachtung bestätigt, dass eine Erhaltung der Endoprothese durch Débridement und Lavage im Fall von Endoprothesenfrühinfektionen möglich ist [2].

Beim Vorliegen einer Fistel sollte vor dem ersten Eingriff diese mit Methylenblau angefärbt werden, um eine vollständige Fistelexstirpation zu erreichen.

Alle Polyethylenkomponenten werden entfernt (☞ Abb. 7.4). Damit ist sowohl der operative Zugang zum Gelenk erleichtert, als auch dem Umstand genügt, dass diese Polyethylenkomponenten in situ oft nicht keimfrei zu bekommen sind

a 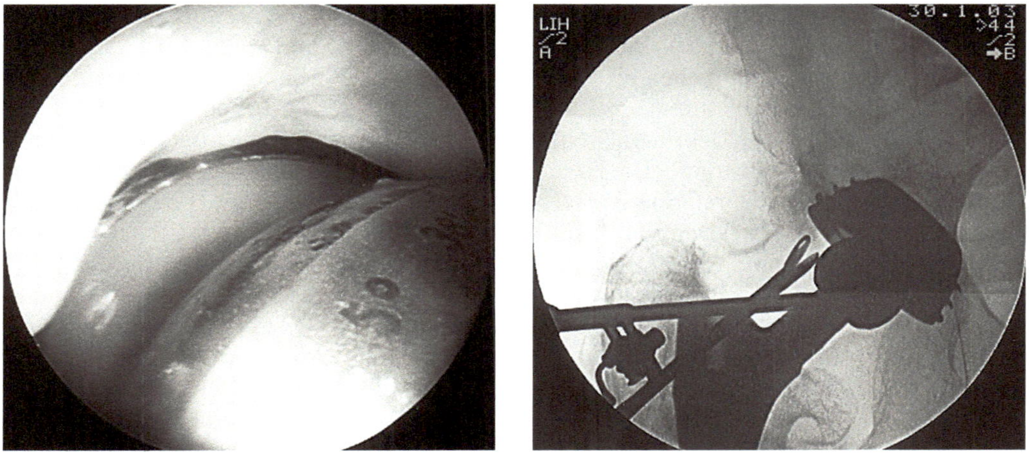 b

Abb. 7.3: Arthroskopie eines endoprothetisch versorgten Hüftgelenkes (a) zur Materialgewinnung für die Bakteriologie mit der Biopsiezange (b: Bildwandlerkontrolle).

a
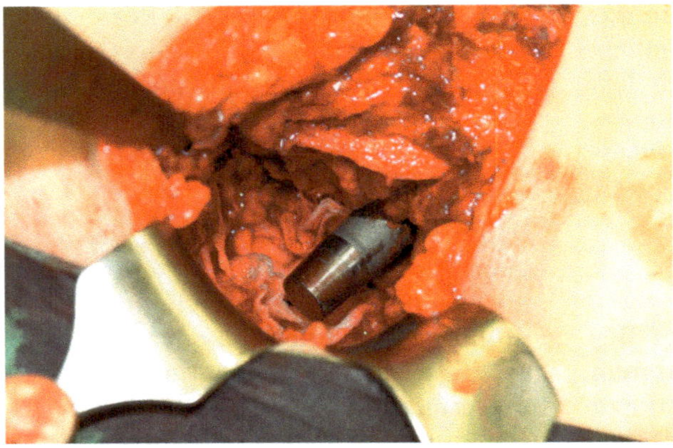

b
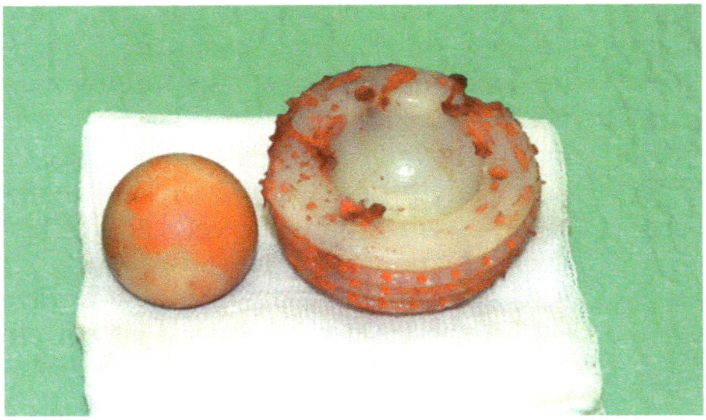

Abb. 7.4:
a: Offene Revision einer THA.
b: Entfernung der Polyäthylenpfanne und des Aluminiumoxidkeramikkopfes.

(☞ Kap. 2). Speziell bei einer Hüft-TEP sollte auch der Prothesenkopf entfernt werden, weil die mikroskopisch dünne Flüssigkeitsschicht zwischen Schaftkomponente und Prothesenkopf an der Hüfte den Keimen eine entsprechende Rückzugsmöglichkeit bieten kann.

Es folgen ein ausgiebiges Débridement und eine gründliche Synovektomie. Die metallischen Endoprothesenkomponeten werden mit Bürste und Polyvidon-Jod-Lösung mechanisch gereinigt (☞ Abb. 7.5).

Es folgt die Spülung mit der pulsierenden Jet-Lavage-Druckspülung (mindestens 5 l Ringerlösung) zur Keimauswaschung (☞ Abb. 7.6) und zur mechanischen Reinigung (ggf. mit Bürstenaufsatz).

Diese programmierten Revisionen werden alle 2–4 Tage bis zur gesicherten Infektfreiheit durchgeführt.

Die Einlage eines Medikamententrägers dient einer testgerechten lokalen Antibiose (z.B. mit Gentamicin-Kollagen-Vlies: Sulmycin®, Gentacoll®, Septocoll®) (☞ Abb. 7.7). Bei Gentamicinresistenz der Keime kann dem Kollagen-Vlies Vancomycin oder Teicoplanin in pulverisierter Form beigefügt werden. Wichtig ist eine kontinuierliche Kontrolle des Antibiogramms, um einen Keimwechsel rechtzeitig zu erfassen.

Zwischen die nach Entfernung des Polyäthylens aufeinander liegenden Metallkomponenten der Endoprothese muss zur Vermeidung von Oberflächenbeschädigungen eine Schwamm-Interposition (z.B. Coldex®) erfolgen (☞ Abb. 7.8).

Nah Einlage von Redondrainagen und einem provisorischen Hautverschluss (Intrakutannaht) wird das Knie-, Ellenbogen-

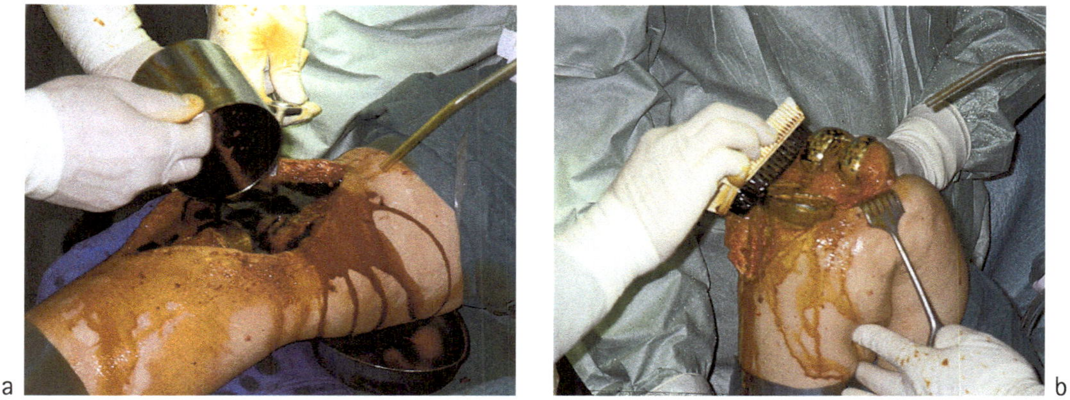

Abb. 7.5: Offene Revision einer TKA
a: Instillation von Polyvidonlösung.
b: Mechanische Reinigung der Metallkomponenten nach Entfernung des Polyethylens mit einer Bürste.

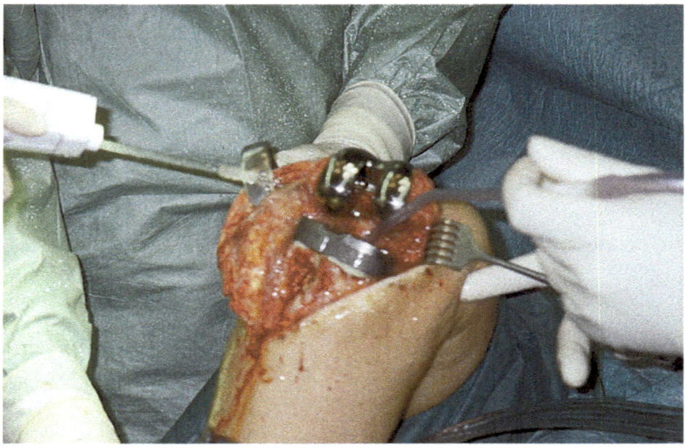

Abb. 7.6: Offene Revision einer TKA: Jet-Lavage mit Ringerlösung.

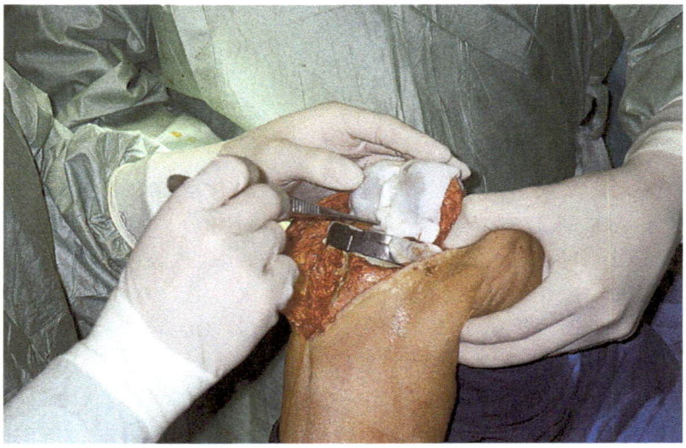

Abb. 7.7: Offene Revision einer TKA: Einlage eines Antibiotikum-Kollagen-vlieses.

a
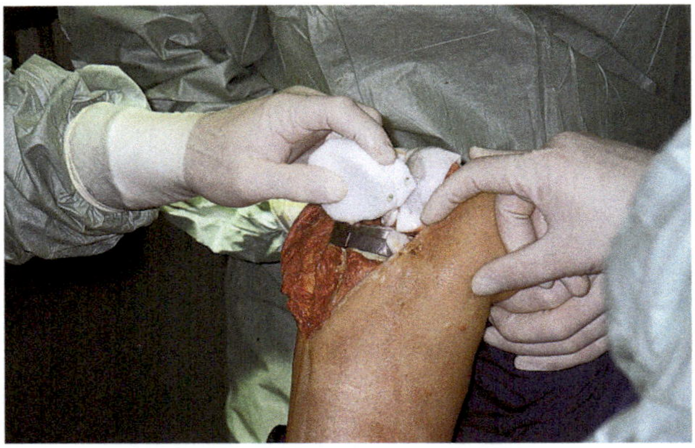

b
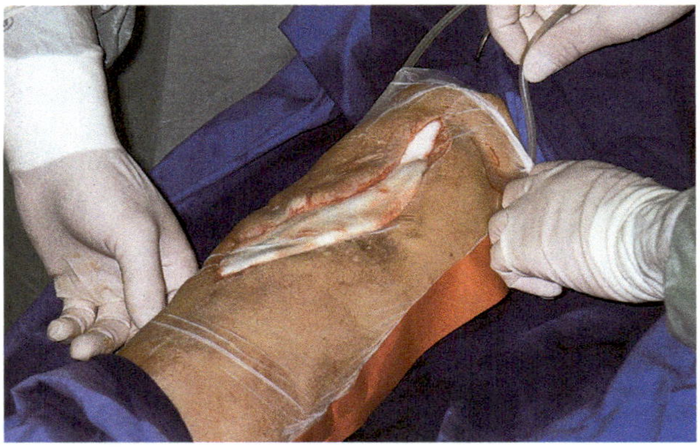

Abb. 7.8: Offene TKA-Revision
a: Platzierung eines Polyvinylalkoholschwammes als Interponat.
b: Temporärer Verschluss der Arthrotomie mit Okklusionsverband.

oder Sprunggelenk in einem Tutor oder einer Gipsschiene für die Zeit des Revisionsprotokolls ruhig gestellt. Am Hüftgelenk erfolgt die Lagerung in einer Braun-Schiene, am Schultergelenk in einem Desault-Verband. Bisweilen kann auch eine überbrückende Ruhigstellung eines Gelenkes durch F. E.-Transfixierung erforderlich sein.

Systemische Antibiose

Wichtig dabei ist, dass die testgerechte lokale Antibiose während dieser Zeit durch eine testgerechte systemische Antibiose unterstützt wird. Diese kann zunächst ungezielt breit und hoch dosiert beginnen, sollte dann nach Identifikation und Resistenzprüfung gezielt für zwei Wochen über den letzten Eingriff hinaus durchgeführt werden. Die i.v.-Antibiose ist dabei der oralen Applikation offensichtlich gleichwertig.

Ergebnisse

Die Erfolgsquote des offenen Vorgehens beim Spätinfekt und beim Infektrezidiv liegt je nach Gelenk zwischen 10 und 20%. Die Saug-Spül-Drainage kommt bei uns ebenso nicht mehr zum Einsatz wie das Einlegen von Gentamicin-PMMA-Ketten in ein endoprothetisches Gelenk. Der Erhalt einer technisch funktionierenden Endoprothese sollte höchste therapeutische Priorität besitzen. Dadurch wird Ausmaß und Dauer der operativen Eingriffe bei oftmals morbiden Patienten begrenzt. Der wesentlich mühsamere Weg über Revisionsendoprothetik, Arthrodese kann so dem Patienten erspart bleiben. Allerdings hat dieses Vorgehen eine Rezidivrate von 13 % binnen des ersten Jahres im eigenen Krankengut.

7.4.3 TEP-Ausbau

Lässt sich nach drei offenen Eingriffen keine Infektfreiheit erzielen, wird die Endoprothese in der Regel ausgebaut. Beim Ausbau ist durchaus ein stufenweiser Rückzug denkbar. Bei nicht zementierten Hüftschäften oder Schaftprothesen im Kniebereich lässt sich nach Entfernung der Pfanne oder des femoralen und tibialen Komponentenaufbaus bisweilen eine Sanierung erreichen, wobei später die Revisionsendoprothetik wesentlich erleichtert ist. Allerdings ist die Rezidivquote nach solchen unvollständigen Wechseln deutlich höher.

Müssen alle Endoprothesenkomponenten entfernt werden, beinhaltet der Ausbau allerdings auch die komplette Entfernung aller Zementreste und aller verdächtiger Knochensequester. Bei Endoprothesenträgern, die bereits das Bild einer Sepsis oder sogar Symptome des septischen Schocks zeigen, darf dagegen keine wertvolle Zeit in dem Bemühen um den Endoprothesenerhalt verloren gehen. Hier muss beim ersten Eingriff die Endoprothese komplett entfernt oder gar die Amputation oder Exartikulation der betroffenen Extremität als erste Sofortmaßnahme favorisiert werden.

Für die Dauer des nach dem TEP-Ausbau sich anschließenden Sanierungsprogrammes mit in ebenfalls in 2- bis 4-tägigem Abstand stattfindenden programmierten Revisionen gibt es sowohl für Hüft- als auch für Kniegelenke temporäre Platzhalter (so genannte „Intervallprothesen") (☞ Abb. 7.9) [1, 14]. Diese Platzhalter aus PMMA, dotiert mit verschiedenen Antibiotika (Gentamicin, Vancomycin, Tobramycin) werden entweder locker einzementiert (Pfanne) oder in Pressfit-Technik (Femur-Komponente) eingebracht. Sie sind leicht entfernbar, erhalten eine nicht belastbare Mobilität des Beines für die Physiotherapie und sichern in der Übergangszeit die Beinlänge. In ersten Studien führte die Anwendung dieser Intervallprothese zu infektfreiem zweizeitigem THA-Wechsel in 96 % der Fälle und zum Erhalt einer guten Hüftfunktion nach erfolgter Reimplantation.

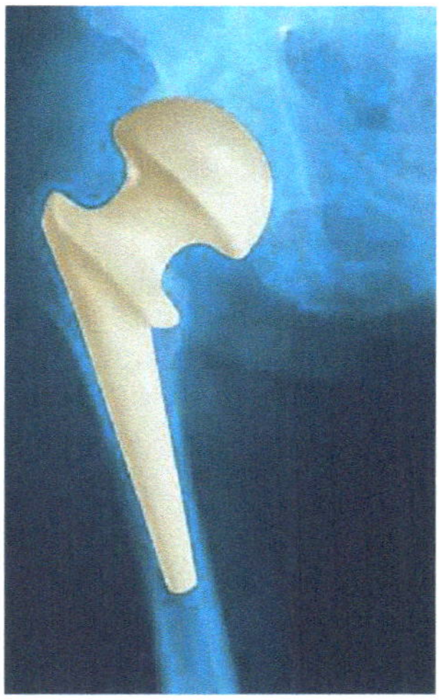
a

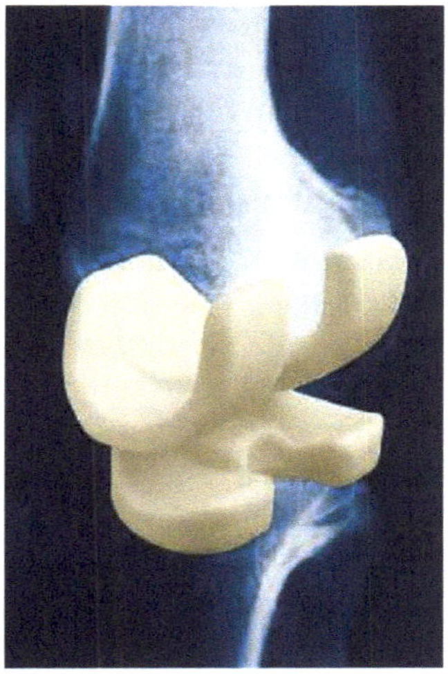
b

Abb. 7.9: Temporäre Implantate.
a: Für die Behandlung von Infektionen nach Hüftgelenkersatz.
b: Nach Entfernung von infizierten Kniegelenksendoprothesen.

7.4.4 Rettungsmaßnahmen

Nach Ausbau der Endoprothese stehen in Abhängigkeit von der Gesamtsituation des Patienten, dem lokalen Befund und dem zu erwartenden funktionellen Ergebnis folgende weitere Wege offen:

- Revisionsendoprothetik
- Arthrodese
- Resektionszustand
- Amputation

Dabei werden bei den genannten vier Verfahren die Prioritäten für die einzelnen Gelenke unterschiedlch gesetzt.

Revisionsendoprothetik

Indikationen

Die Implantation einer Revisionsendoprothese sollte bei Hüfte, Knie und Schulter das Regelvorgehen, die höchste anzustrebende Option sein. Für Ellenbogen und Sprunggelenk sind die Ergebnisse der Revisionsendoprothetik bislang wenig zufrieden stellend. Am Ellenbogen scheidet eine Revisionsendoprothetik meist schon aufgrund der ungenügenden Weichgewebsdeckung aus. Außerdem ist das Risiko neurologischer Folgeschäden nach Revisionseingriffen mit ausgedehnten Resektionen für die obere Extremität ungleich höher als an der unteren Extremität.

Auswahl des Protokolls

Aus dem in Abbildung 7.1 dargestellten Revisionsprotokoll ergibt sich bereits, dass wir für die Reimplantation einer neuen Prothese das zweizeitige Vorgehen befürworten und nur in Ausnahmefällen den einzeitigen Prothesenwechsel favorisieren. Das Für und Wider des ein-, zwei- oder mehrzeitigen TEP-Wechsels zu diskutieren, würde vor dem Hintergrund der umfangreichen Literatur zu diesem Thema den Umfang dieses Kapitels bei weitem sprengen [2, 7, 12, 13]. Unser Revisionsprotokoll stützt sich auf eigene Erfahrungen und wurde durch das Vorgehen anderer Gruppen unterstützt [13].

- Zwischen zementierter und nicht zementierter Technik bei Revisionsendoprothetik bestehen keine statistisch signifikanten Unterschiede, vorausgesetzt, es kommt ein antibiotikumhaltiger Zement zum Einsatz.
- Für den einzeitigen Prothesenwechsel sprechen zwar medizinische (Allgemeinzustand und Operabilität des Patienten) und ökonomische (geringere Behandlungskosten) Argumente. Die Chancen auf eine dauerhafte Infektfreiheit des endoprothetisch versorgten Gelenkes sind aber deutlich niedriger, die Anzahl persistierender Fistelbildungen höher [7].

Voraussetzungen

Voraussetzung für eine erfolgreiche Revisionsendoprothetik ist, dass die Infektion als sicher beherrscht gilt, dass ein gutes knöchernes Fundament und eine ausreichende elastische Weichteildeckung vorhanden ist. Wesentlich ist auch eine hohe Patientencompliance für einen schwierigen und aufwändigen postoperativen Rehabilitationsverlauf. Insbesondere am Kniegelenk sind nach erfolgreich verlaufendem Sanierungsprogramm nicht selten plastische Maßnahmen vor einem Protheseneinbau notwendig (☞ Abb. 7.10 a–c). Dabei kommt man am Knie oft mit lokalen Schwenklappenplastiken nicht aus. Freie, mikrovaskuläre fasziokutane Lappen (Paraskapularlappen, Latissimus-dorsi-Lappen) bieten eine suffiziente Weichteildeckung über diesem Gelenk, ohne ortsständige, für die Mobilität des Gelenkes notwendige Muskeln opfern zu müssen.

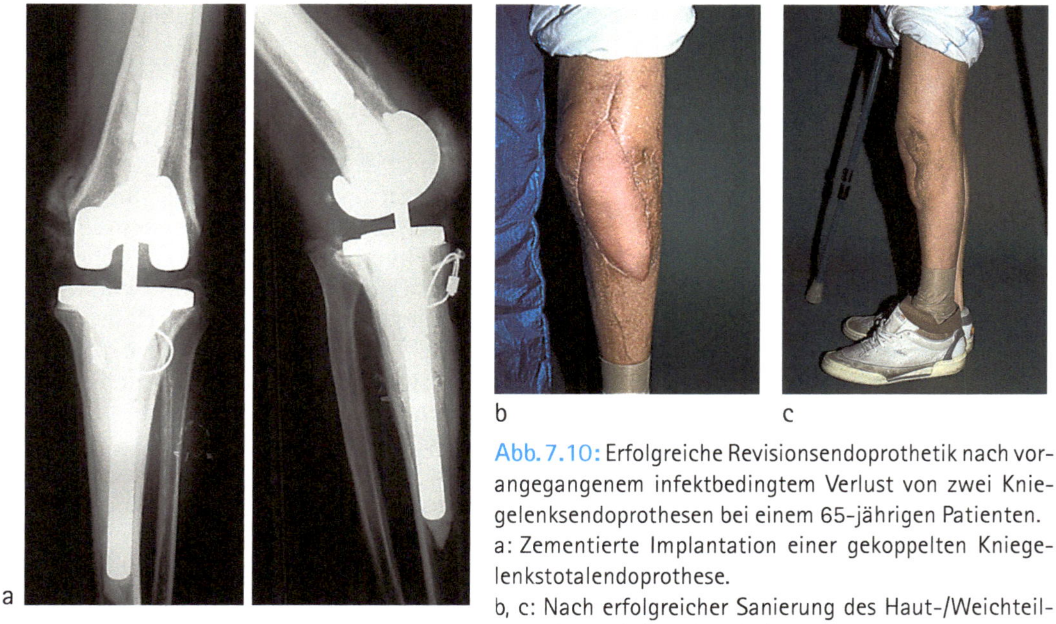

Abb. 7.10: Erfolgreiche Revisionsendoprothetik nach vorangegangenem infektbedingtem Verlust von zwei Kniegelenksendoprothesen bei einem 65-jährigen Patienten.
a: Zementierte Implantation einer gekoppelten Kniegelenkstotalendoprothese.
b, c: Nach erfolgreicher Sanierung des Haut-/Weichteilmantels durch Paraskapularlappen.

Lokale Antibiose

Im Intervall bis zur Revisionsendoprothetik muss in den Gelenkdefekt ein Spacer eingelegt werden. Dabei eignen sich sowohl selbst geformte Distanzstücke aus PMMA-Gentamicin-Knochenzement (☞ Abb. 7.11) oder Knäuel von Septopal®-Kugelketten (☞ Abb. 7.12). Von besonderem Vorteil sind bewegliche Zwei- oder Dreikomponenten-Spacer mit hoher lokaler Antibiotikafreisetzung (☞ Kap. 13.4). Bei definierten Resistenzlagen können dem PMMA auch testgerechte Antibiotika zugemischt werden. Allerdings muss bei bestimmten Antibiotika bedacht werden, dass sie durch die Hitzeentwicklung inaktiviert werden (z.B. Lincomycin, Tetrazyklin, Rifampicin).

Auch die Wahl des verwendeten Knochenzementes hat einen Einfluss auf die Freisetzung des Antibiotikums. Aus PMMA erfolgt diese in höherer und lang anhaltender Dosis als aus Simplex-P, CMW oder

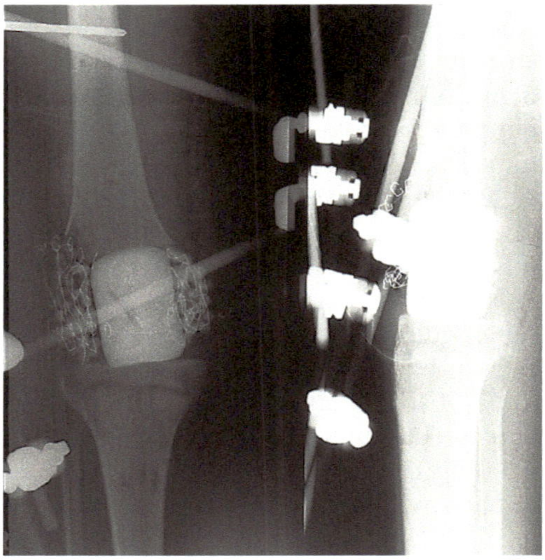

Abb. 7.11: Selbstgeformter PMMA-Platzhalter mit zusätzlichen Ketten in einem ausgedehnten Kniegelenksdefekt nach infektbedingtem Verlust einer Endoprothese zur Überbrückung im Intervall bis zur Revisionsendoprothetik.

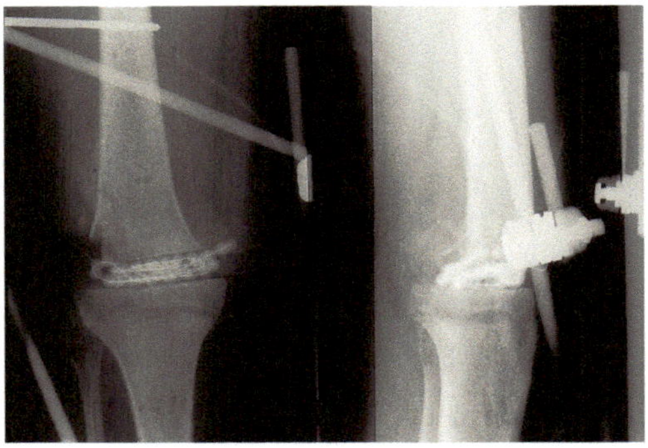

Abb. 7.12: Knäuel von PMMA-Ketten als Platzhalter im Intervall bis zur Revisionsendoprothetik bei einem weniger ausgedehnten infektbedingtem Defekt.

Simplex-acryl-Knochenzement. Der Einsatz von temporären Platzhaltern verhindert Kontrakturen und ermögicht eine bessere Nachbehandlung.

Physio- und Ergotherapie

Auch bei der Endoprotheseninfektion kommt Physio- und Ergotherapie eine Schlüsselrolle für den funktionellen Behandlungserfolg zu (☞ Kap. 7.4.1). Die minimale Zeitspanne zwischen erfolgreichem Sanierungsabschluss der Infektion und Revisionsendoprothetik beträgt in unserem Krankengut drei Monate unter engmaschiger klinischer und laborchemischer Kontrolle der Patienten. Ob die Patienten während dieser Zeitspanne weiter antibiotisch abgedeckt bleiben sollten, wird nicht einheitlich beurteilt. Unter Beachtung der vorstehenden Richtlinien erreichen wir im eigenen Krankengut eine erfolgreiche Revisionsendoprothetik nach infektbedingtem Endoprothesenverlust in über 40% der Fälle. In anderen Studien werden sogar Erfolgsquoten über 90% zitiert [13]. Nach erfolgreicher Implantation sollte eine orale Antibiose über eine Zeitspanne von zwölf Wochen fortgesetzt werden, wobei jener Keim spezifisch abgedeckt sein sollte, der vormals zum Problem geführt hatte.

Arthrodese

Indikationen

Am oberen Sprunggelenk und am Ellenbogengelenk ist nach septischem Endoprothesenverlust die Arthrodese sicherlich das Verfahren der ersten Wahl. Für Hüfte und Kniegelenk ist sie das Verfahren der zweiten Wahl. Die Arthrodese der Hüfte nach septischem Endoprothesenverlust wird relativ selten, insbesondere bei jüngeren Männern, durchgeführt.
Kommt es zur knöchernern Ausheilung, verfügen die Patienten meist über eine belastbare Extremität. Neben der funktionellen Einschränkung des fehlenden Hüftgelenkes verbleibt eine Beinlängendifferenz von durchschnittlich 5 cm. Auch Langzeitfolgen, wie Beschwerden im Bereich der Wirbelsäule am ipsilateralen Knie und an der kontralateralen Hüfte müssen bedacht werden. Eine spätere Wiederauflösung einer Hüftarthrodese durch RTHA, wie mancherorts in der Literatur zur Diskussion gestellt [10], sehen wir unter strengem zeitlichen Indikationsvorbehalt (maximal sechs Monate Zeitspanne zwischen Arthrodese und RTHA). Nach Verlust einer Knieendoprothese ist insbesondere für junge Patienten mit hohem Aktivitätsanspruch die Arthrodese sicherlich eine berechtigte Alternative zur RTKA, insbesondere wenn die zugrunde liegene Erkrankung oder Verletzung nur ein Gelenk betrifft, wenn der Streckapparat für das Kniegelenk fehlt oder eine sehr schlechte Weichteildeckung vorliegt. In der Regel ist die Arthrodese des Kniegelenkes aber das Verfahren der zweiten Wahl.

Verfahren

Die Arthrodese wird entweder biologisch durch temporäre Implantate (Fixateur externe, Marknagel, Platte) oder alloplastisch

durch Arthrodesendauerimplantate hergestellt. Technisch optimal sollte die Arthrodese in 10–20° Beugung und 0–5° Valgus angelegt werden, um ein Schwingen des Beines ohne Circumduktion der Hüfte beim Gehen zu ermöglichen.
Die Entscheidung zwischen beiden Verfahren fällt in Abhängigkeit vom Alter des Patienten und von der Größe des zu überbrückenden knöchernen Defektes. Arthrodeseimplantate ermöglichen eine schnelle Aufbelastung und Mobilisation insbesondere bei älteren Patienten.

Biologische Arthrodese
„Biologische Arthrodese" bedeutet, dass das Implantat so lange im Bein verbleiben muss, bis es zum festen knöchernen Durchbau zwischen distalem Femur und proximaler Tibia gekommen ist (☞ Abb. 7.13). Dabei sind Implantatsysteme von Vorteil, welche die beiden Osteotomien möglichst unter Kompression setzen können, weil dies einmal eine frühzeitige Vollbelastung ermöglicht, andererseits eine schnellere knöcherne Ausheilung zu erwarten ist. Wann immer technisch möglich, sollte bei der Kniegelenksarthrodese die Patella in die Arthrodesenkonstruktion mit einbezogen werden.

Alloplastische Arthrodese
Voraussetzung für die biologische Arthrodese ist, dass der knöcherne Defekt am ehemaligen Knie nicht zu langstreckig ist. Andernfalls muss eine „alloplastische Arthrodese" durch ein defektüberbrückendes Dauerimplantat – möglichst zementfrei – zum Einsatz kommen (☞ Abb. 7.14). Vorteil ist hier die sofortige Festigkeit und Fähigkeit zur Vollbelastung. Nachteil ist der dauerhafte Verbleib eines großen Fremdkörpers und die damit verbundene Gefahr des Infektrezidives. Zur besseren Gehfähigkeit sollte das versteifte Bein etwa 1 cm kürzer werden als die Gegenseite.

Kontraindikationen

Kontraindikationen für eine Kniegelenksarthrodese sind der bilaterale, oder ipsilaterale Hüft- oder Sprunggelenksverlust, langstreckige Knochenverluste im Knie und eine kontralaterale Amputationssituation.

Resektionszustand

Ein Resektionszustand kommt nur an Hüfte, Schulter und Ellenbogen infrage. Am Kniegelenk hat ein solcher Resektionszustand („Sine-sine-Arthroplastik") nur noch historische Bedeutung (☞ Abb. 7.15). Eine gewisse Ausnahme stellen Patienten mit schwerem mulitartikulärem Befall von rheumatischer Arthritis dar, die ohnehin bereits rollstuhlpflichtig sind und keine Gehfähigkeit mehr besitzen. Eine minimale Gehfähigkeit ist nur mit einer angelegten Oberschenkel-Orthese möglich. Aufgrund der unbefriedigenden Ergebnisse der Resektionsarthroplastik am Knie werden aber viele Patienten sekundär doch noch mit einer Arthrodese versorgt.
Eine Girdlestone-Situation der Hüfte kann auch heute noch in Ausnahmefällen als akzeptable Rückzugsmöglichkeit gelten. Wenngleich dieses Verfahren immer noch besser als eine Hüftgelenksexartikulation des Beines ist, sind doch die zu erwartenden Ergebnisse nach Resektionsarthroplastik an der Hüfte sehr uneinheitlich. Der Patient kann diesen Zustand nur unter bestimmten Voraussetzungen als Dauerzustand akzeptieren: Bei ausreichender Stabilität ohne ausgeprägtes Teleskopphänomen muss ein zwar langsames, aber weitgehend sicheres Gehen, eine ausreichende Beweglichkeit und eine relative Schmerzfreiheit erreicht sein.
Am Ellenbogen bleibt die Resektionsarthroplastik das Standardvorgehen nach einem infektbedingten Verlust einer Endoprothese. Die Resektionsarthroplastik am Ellenbogen ermöglicht bei einge-

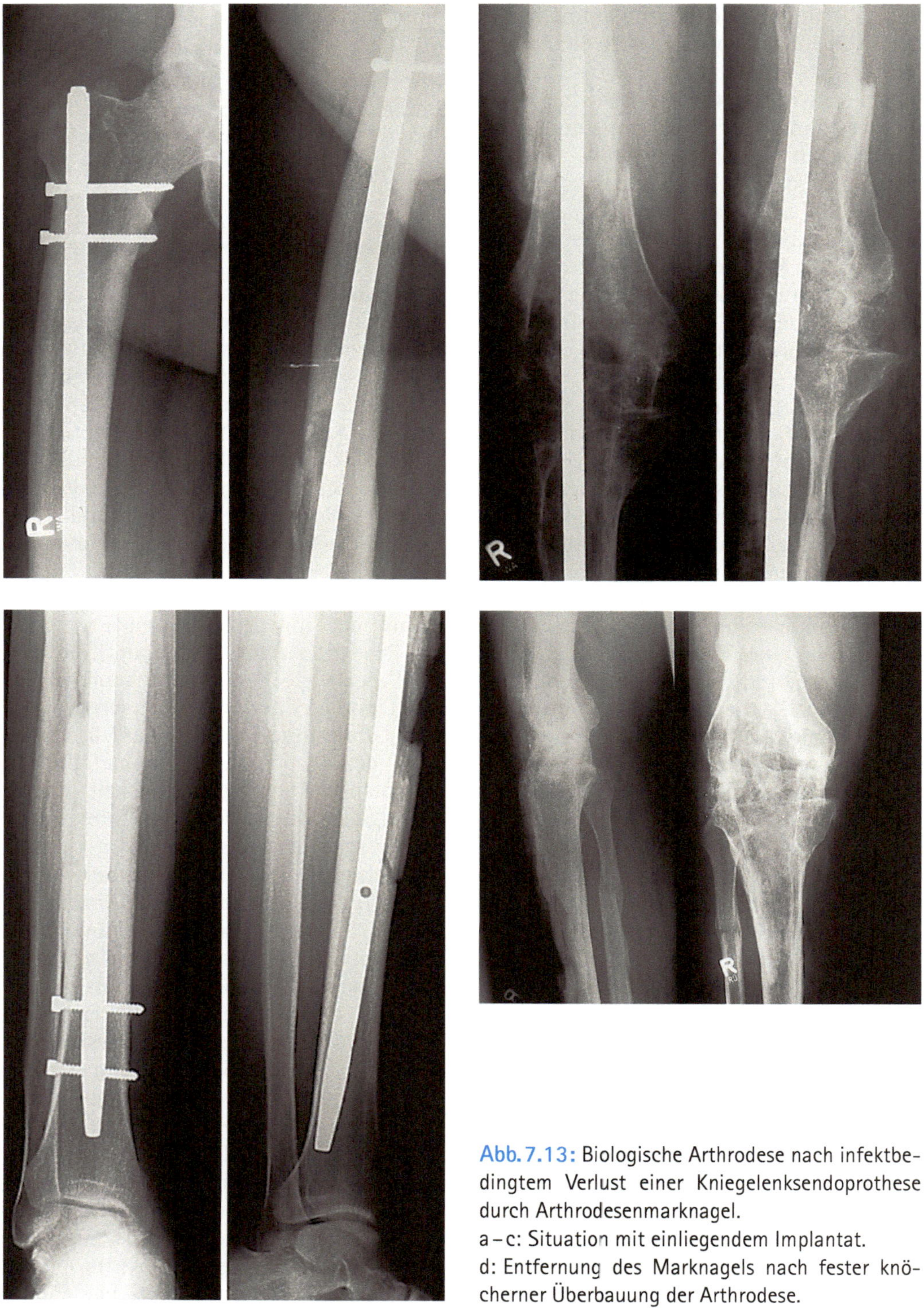

a

b

c

d

Abb. 7.13: Biologische Arthrodese nach infektbedingtem Verlust einer Kniegelenksendoprothese durch Arthrodesenmarknagel.

a – c: Situation mit einliegendem Implantat.

d: Entfernung des Marknagels nach fester knöcherner Überbauung der Arthrodese.

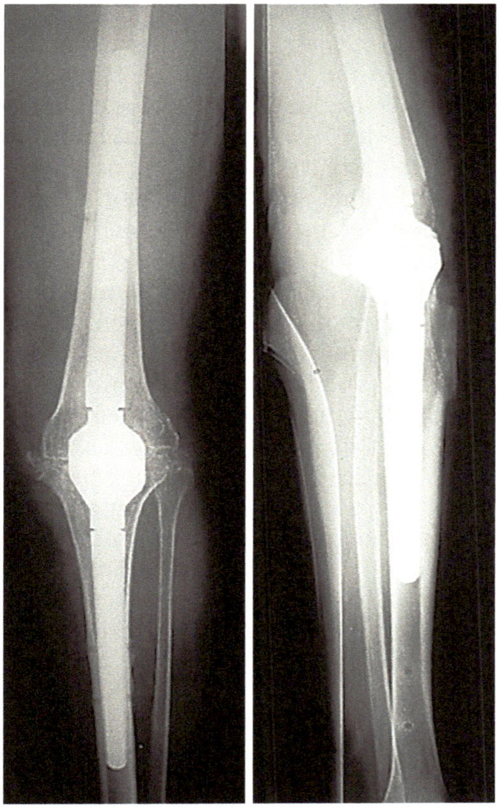

Abb. 7.14: Alloplastische Arthrodese durch ein defektüberbrückendes Dauerimplantat.

schränkter Stabilität dem Patienten bisweilen eine erstaunlich große Mobilität.

Amputation

Die Amputation kommt nur bei vital bedrohlichen septischen Arrosionsblutungen, bei generalisierter Sepsis oder bei ausgedehnten zusätzlichen Haut- und Weichteildefekten als mögliche Alternative infrage.

Fistula persistens

Als Ausnahmeverfahren sollte das Belassen einer Prothese bei Infektpersistenz und dauernd produzierender Fistel angesehen

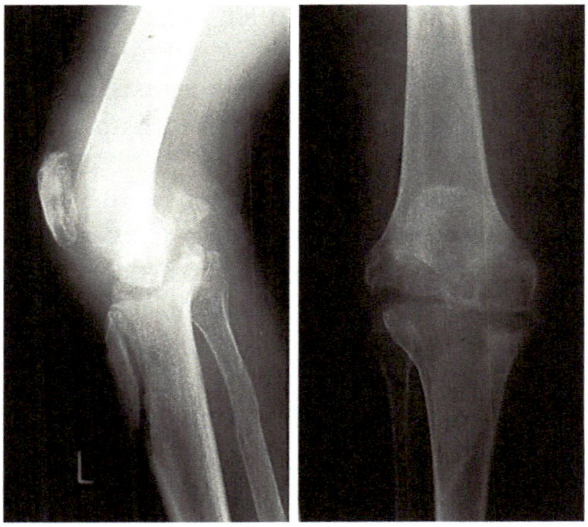

Abb. 7.15: 70-jähriger Mann. Seit 15 Jahren bestehender Resektionszustand nach infektbedingtem Verlust einer Knieprothese mit minimaler Beweglichkeit im ehemaligen Gelenk bei dennoch vorhandener Gehfähigkeit über kurze Strecken.

werden (Fistula persistens). Für multimorbide Patienten mit begrenzter Lebenserwartung, deren physische wie psychische Gesamtsituation aufwändige und belastende Revisionsprotokolle verbietet, ist dieses Vorgehen immer noch legitim.

7.5 Prävention

Endoprothesenträger sollten darauf hingewiesen werden, dass invasive diagnostische und operative Maßnahmen (z.B. Zahnbehandlung, HNO-Eingriffe, Herzkatheter, urologische und gynäkologische Eingriffe) regelmäßig unter begleitender prophylaktischer Antibiose durchgeführt werden sollten. Die hämatogene Spätinfektion von Endoprothesenpatienten im Zusammenhang mit Zahnbehandlungen ist zwar nicht gesichert, gilt aber als wahrscheinlich. Ernst genommen werden muss dieses Problem durchaus, weil in der Tat in einigen Fällen nach zahnärztlichen Eingriffen sekundäre, hämatogene, späte

Endoprotheseninfektionen durch Keime auftraten, die nur in der Mundhöhle anzutreffen sind (z.B. Actinomyces israelii).
Bei einer generellen Antibiotikaprophylaxe bei allen Endoprothesenträgern im Rahmen von zahnärztlichen Maßnahmen müssen verschiedene Aspekte abgewogen werden. Nachteilig erweist sich sicher, dass diese Maßnahme insgesamt volkswirtschaftlich sehr kostenintensiv ist. Möglicherweise besteht sogar eine höhere Morbidität und Mortalität durch Antibiotikanebenwirkungen als deren Nutzen durch die Infektionsvermeidung ausmacht. Ein weiteres Argument gegen die generelle Antibiotikaprophylaxe im Zusammenhang mit zahnärztlichen Eingriffen bei Endoprothesenträgern ist, dass es auch beim Zähnebürsten (in 35% der Fälle) und beim Kaugummikauen (in 25% der Fälle) zu einer vorübergehenden Bakteriämie kommt.
Bezogen auf den eingeschränkten Kreis von Risikopatienten bezüglich einer Infektion ist die Prophylaxe aber dennoch zu empfehlen. Sie sollte mit einem Cephalosporin der 1. oder der 2. Generation durchgeführt werden. Als Kurzzeitprophylaxe sollte sie einmal vor dem Eingriff und dann sechs Stunden danach in Anlehnung an die entsprechenden Prophylaxeprotokolle für Patienten mit künstlichen Herzklappen durchgeführt werden. Als Risikogruppen bezüglich des gehäuften Auftreten von Endoprotheseninfektionen zählen Patienten mit CP, Patienten mit positiver Urinkultur vor Zystoskopien, neutropenische oder immungeschwächte Patienten oder organtransplantierte Patienten unter Immunsuppression.
Analoges gilt für die Durchführung von Zystoskopien und endoskopischen Untersuchungen bei Endoprothesenträgern.

Literatur

1 Bertazzoni Minelli E, Caveiari C, Benini A: Release of antibiotics from polymethylmethacrylate cement. J Chemotherapy 14 (2002) 492–500
2 Crockarell JR, Hanssen AD, Osmon DR, Morrey BF: Treatment of infection with débridement and retention of the components following hip arthroplasty. J Bone Jt Surg 80A (1998) 1306–1313
3 Deacon JM, Pagliaro AJ, Zelicof SB, Horowitz HW: Current Concepts Review: Prophylactic Use of antibiotics for procedures after joint replacement. J Bone Jt Surg 78A (1996) 1755–1770
4 Glithero PR, Grigoris P, Harding LK, Hesslewood SR, McMinn DW: White cell scans and infected joint replantements. Failure to detect chronic infection. J Bone Jt Surg 75B (1993) 371–374
5 Goschlich E: Allgemeine Morphologie und Biologie der pathogenen Mikroorganismen. In: Knolle, Kraus, Uhlenhuth: Handbuch der pathogenen Mikroorganismen. Bd I, S. 33 und 267, G. Fischer, Jena, 1929
6 Levitsky KA, Hozack WJ, Balderston RA, Rothman RH, Gluckman SJ, Maslack MM, Booth RE jr.: Evalutation of the painful prosthetic joint. Relative value of bone scan, sedimentation rate and joint aspiration. J Arthroplasty 6 (1991) 237–244
7 Masterson EL, Masri BA, Duncan CP: Treatment of Infection at the site of total hip replacement. J Bone Jt Surg 79A (1997) 1740–1749
8 Merkel KD, Brown ML, Dewanjee MK, Fitzgerald RH jr.: Comparison of indium-labeled-leukocyte imaging with sequential technitium-gallium scanning in the diagnosis of low-grade musculoskeletal sepsis. A prospective study. J Bone Jt Surg 67A (1985) 465–476
9 Oyen WJ, Cleassens RA, van der Meer JW, Corstens FH: Detection of subacute infektions foci with indium-111-labeled autologous leukocytes and indium-111-labeled human nonspecific immunglobulin G: a prospective comperative study. J Nucl Med 32 (1991) 1854–1860
10 Robbins GM, Masri BA, Garbuz DS, Duncan CP: Primary total hip arthroplasty after infection. J Bone Jt Surg 83A (2001) 602–614
11 Spangehl MJ, Masri BA, O'Connell JX, Duncan CP: Prospective analysis of preoperative and intraoperative investigations for the diagnosis of infection at the sites of 202 revision total hip arthroplasties. J Bone Jt Surg 81A (1999) 672–683
12 Tsukayama DT, Estrada R, Gustilo R: Infection after total hip arthroplasty. J Bone Jt Surg 78A (1996) 512–523
13 Windsor RE, Insall JN, Urs WK, Miller DV, Brause BD: Two-stage reimplantation for the salvage of total knee arthroplasty complicated by infection. J Bone Jt Surg 72A (1990) 272–278
14 Younger ASE, Masri BA, Duncan CP, Mc Graw RW: The outcome of two-stage arthroplasty using a custom-made interval spacer to treat the infected hip. J Arthroplasty 12 (1997) 615–623

Spinale und paraspinale Infektionen

8

THOMAS MÜCKLEY, BRONEK BOSZCZYK,
GUNTHER O. HOFMANN

Inhaltsübersicht

8.1 Spondylitis und Spondylodiszitis 131
- 8.1.1 Terminologie 131
- 8.1.2 Risikofaktoren 132
- 8.1.3 Häufigkeit 132
- 8.1.4 Pathogenese 132
- 8.1.5 Klinik 134
- 8.1.6 Diagnostik 134
- 8.1.7 Therapie 136

8.2 Spinale und paraspinale Infektionen 142
- 8.2.1 Sekundärer Psoasabszess 142
- 8.2.2 Spinaler epiduraler Abszess 147

8.3 Prognose 151
- 8.3.1 Spondylitis/Spondylodiszitis 151
- 8.3.2 Psoasabszess 153

Literatur 154

8.1 Spondylitis und Spondylodiszitis

Die Spondylodiszitis ist eine relativ seltene aber schwerwiegende, durch Mikroorganismen bedingte Infektion des Wirbelkörpers und des Bandscheibenfaches. Die Symptome der tuberkulösen Spondylitis wurden bereits von Hippokrates um 400 v. Ch. beschrieben [50]. Erst im 18. Jahrhundert wurde die gleiche Entität durch Sir Percival Pott als „Pott'sche Paraplegie" bezeichnet [53]. Das Krankheitsbild der nicht tuberkulösen pyogenen Spondylitis wurde ausführlich 1929 durch Wilensky und 1936 durch Kulowski beschrieben. Als Ursache wurde bereits damals die hämatogene Streuung von Bakterien vermutet [42].

Bis in die Anfänge des letzten Jahrhunderts war die Spondylodiszitis fast immer das Todesurteil für die Betroffenen mit einer Letalität von über 70% [45]. Die klinische Symptomatik, die demographischen Faktoren sowie die Diagnostik und Therapie hat sich innerhalb der zurückliegenden Jahrzehnte allmählich verändert [39]. In der ersten Hälfte des 20. Jahrhunderts wurden hauptsächlich operative Maßnahmen in der Therapie der Spondylitis und Spondylodiszitis eingesetzt. Mit der Einführung der antituberkulösen Chemotherapie und der Antibiotika wurde die operative Therapie seltener notwendig und blieb hauptsächlich für schwere Formen reserviert [27]. Durch die Nadelbiopsie und andere diagnostische Errungenschaften konnte die Diagnose der Spondylitis und Spondylodiszitis früher gestellt und somit die Therapiemaßnahmen früher eingeleitet werden. Dies bedingte ebenfalls einen Rückgang der notwendigen operativen Interventionen [52].

8.1.1 Terminologie

Einteilung der Entzündungsprozesse

- Die *Spondylodiszitis* ist ein infektiöser Prozess des Bandscheibenraumes und der Wirbelkörper, der von den benachbarten Grund- und Deckplatten ausgeht.
- Als *Spondylitis* wird die auf den Wirbelkörper begrenzte Osteomyelitis bezeichnet. Auch hier geht die Entzündung von der Grund- bzw. Deckplatte aus und befällt nachfolgend den Wirbelkörper.

Häufig werden die Begriffe Spondylitis und Spondylodiszitis synonym verwendet, da der entzündliche Prozess zum Zeitpunkt der Diagnosestellung bereits den Bandscheibenraum und den Wirbelkörper betrifft.

Die alleinige Entzündung der Bandscheibe *(Diszitis)* ist beim Erwachsenen selten und tritt dann v.a. sekundär nach operativen Eingriffen im Bandscheibenfach auf. Im Kindesalter ist eine reine Diszitis möglich, da es aufgrund der noch vorhandenen Gefäßversorgung zu einer direkten hämatogenen Keimabsiedelung kommen kann [57]. Mit Abschluss des Skelettwachstums enthält die Bandscheibe nur noch in der äußersten Peripherie des Anulus fibrosus Blutgefäße und stellt beim Erwachsenen die größte nicht durchblutete Struktur des menschlichen Körpers dar. Bei zunehmender Degeneration der Bandscheibe ist eine sekundäre Gefäßeinsprossung über das reparative Granulationsgewebe möglich.

Einteilung der infektiösen Spondylodiszitiden

Bei den infektiösen Spondylodiszitiden wird zwischen spezifischen und unspezifischen unterschieden.

- Die spezifische Spondylodiszitis wird v.a. durch Tuberkelbakterien, aber auch seltener durch Salmonella typhosa, Tre-

ponema pallidum und Brucellen hervorgerufen.
- Die Erreger der unspezifischen Spondylodiszitis sind vorwiegend Staphylococcus aureus (50 – 80 %), Streptokokken, Pseudomonaden, Escherichia coli, Clostridium perfringens, Klebsiellen und Proteus mirabilis. Auch Problemkeime wie MRSA spielen eine zunehmende Rolle [68]. Typischerweise liegt eine Monoinfektion vor. Mischinfektionen sind selten und kommen dann v. a. bei bettlägerigen Patienten mit Dekubitalulzera vor [66].

Das Erregerspektrum hat sich im Verlauf der Jahrzehnte deutlich gewandelt. Das frühere Überwiegen spezifischer Entzündungen hat sich zugunsten unspezifischer bakterieller Infektionen verschoben [13]. In den letzten Jahren wird über eine erneute Veränderung des Erregerspektrums durch das Wiederauftreten der Tuberkulose in den Industriestaaten und durch gehäufte gramnegative Infektionen bei i. v.-Drogenabhängigen berichtet. Bei immungeschwächten Personen können auch mykotische und parasitäre Spondylodisziitiden auftreten [69].

8.1.2 Risikofaktoren

Risikofaktoren der Spondylitis/Spondylodiszitis sind höheres Lebensalter, Diabetes mellitus, Endokarditis, männliches Geschlecht, multiple Vorerkrankungen, Alkoholabusus, penetrierende Traumen, urologische Eingriffe, Harnwegsinfekte, vorangegangene Wirbelsäuleneingriffe, ausgeprägte Fettleibigkeit, Einnahme von immunsuppressiven Medikamenten, fortgeschrittene Niereninsuffizienz, maligne Erkrankungen und rheumatoide Arthritis [68]. Diese Riskofaktoren kommen v. a. zum Tragen, wenn mehrere gleichzeitig vorliegen, wie der alte Patient mit Diabetes mellitus und einem durchgemachten Harnwegsinfekt bzw. einem Wirbelsäuleneingriff [39].

8.1.3 Häufigkeit

Die Inzidenz der Spondylitis/Spondylodiszitis ist gering und wurde auf 1 : 250.000 Einwohner pro Jahr eingeschätzt [20]. Bei Erwachsenen ist sie nach der Osteomyelitis der Tibia und des Femurs am dritthäufigsten. Ihr Anteil an allen ossären Infektionen beträgt 2 – 7 % [50, 68, 73]. Es sind alle Altersgruppen betroffen, wobei der Altersgipfel in der 6. Dekade liegt. Das männliche Geschlecht ist mit einem Faktor von 1,5 : 1 bis 3 : 1 häufiger als das weibliche von der Erkrankung betroffen [50]. Die wachsenden Anzahl an immunkompromittierten Menschen und die häufigeren invasiven diagnostischen und therapeutischen Eingriffe an der Wirbelsäule bewirken eine Zunahme der Inzidenz [39].
Die Spondylodiszitis der Halswirbelsäule ist mit einer Inzidenz von 3 – 6 % selten. Sie ist jedoch bei i. v.-Drogenabhängigen wesentlich häufiger und typisch für dieses Patientenklientel [50, 51, 66]. Ist die Halswirbelsäule betroffen, sind in der Hälfte der Fälle mehrere Segmente involviert [28].

8.1.4 Pathogenese

Unspezifische bakterielle Spondylodiszitis

Bei der unspezifischen bakteriellen Spondylodiszitis wird die *exogene* von der *endogenen* Form unterschieden.
Die **exogene Form** entsteht durch direktes Einbringen der Erreger von außen wie durch akzidentelle Verletzungen des Organismus (z.B. Stich- und Schussverletzungen) sowie durch planmäßige invasive Eingriffe.
Die **endogene Form** kann durch einen nahe der Wirbelsäule gelegenen Primär-

herd per continuitatem, meist aber durch eine hämatogene Keimaussaat von einem anderen Infektionsherd im Körper entstehen. Der genaue Hergang der Keimaussaat ist noch nicht vollständig geklärt, jedoch wird angenommen, dass die Mikroorganismen über die zuführenden Arterien oder den Batson-Venenplexus [8], welcher klappenlos ist und bei Druckänderungen im Abdominalraum eine Richtungsumkehr des Blutstroms mit Keimverschleppung in Richtung Wirbelsäule ermöglicht, in den endplattennahen, gut durchbluteten Knochen des Wirbelkörpers gelangen. Die hämatogene arterielle Aussaat wird durch die ausgeprägte subchondrale Vaskularisierung und den windungsreichen Verlauf der Gefäße in diesem Bereich begünstigt [70].

Bei der unspezifischen bakteriellen Spondylodiszitis sind vorwiegend die Lendenwirbelsäule und der untere Abschnitt der Brustwirbelsäule betroffen. Der monosegmentale Befall ist typisch [69]. Im weiteren Verlauf kann es zum Befall der paravertebralen Weichteile mit Bildung von Konglomeraten und Abszessen kommen.

Spezifische tuberkulöse Spondylodiszitis

Bei der spezifischen tuberkulösen Spondylodiszitis werden die Keime lymphatisch ausgehend vom Primärherd verschleppt. Anamnestisch wird häufig eine viele Jahre zuvor bestandene Primärtuberkulose angegeben.

Im Gegensatz zu pyogenen Infektionen, bei der das Gewebe durch proteolytische Enzyme geschädigt wird, erfolgt die Gewebedestruktion bei der Tuberkulose durch eine verzögerte Immunreaktion mit Bildung von Granulomen, verkäsenden Nekrosen und den typischen Langerhans-Riesenzellen. Eine Abszessbildung ist häufig und kann monströse Ausmaße annehmen (☞ Abb. 8.1). Breitet sich der Abszess entlang der präformierten Bahn des Psoasmuskels aus und zieht in dessen Muskelfaszie Richtung Ansatz am Trochater minor, so wird er auch klassisch als Senkungsabszess bezeichnet (☞ Abb. 8.2). Psoasabszess, Wirbelkörperzerstörung mit Gibbusbildung und Paraplegie stellen als

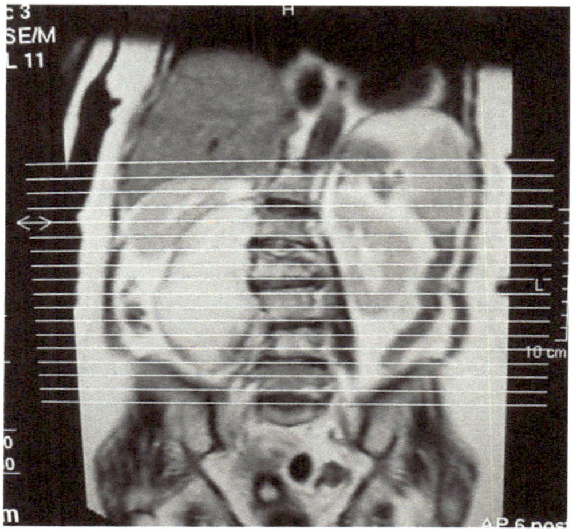

Abb. 8.1: Monströser Psoasabszess rechts bei tuberkulöser Spondylodiszitis BWK12/LWK1.

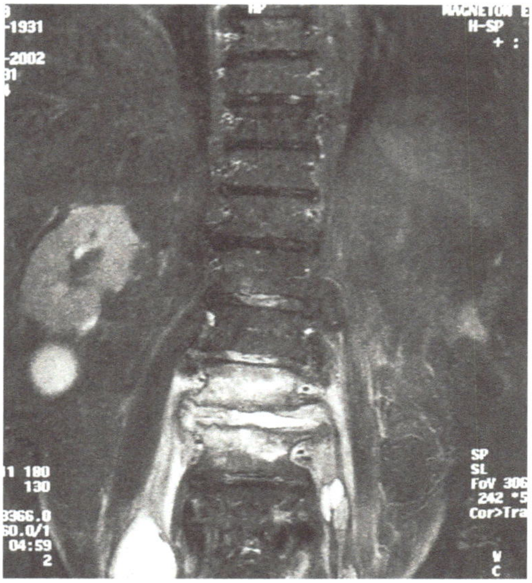

Abb. 8.2: Beidseitige Senkungsabszesse in der Psoasmuskulatur bei Spondylodiszitis LWK3/LWK4.

Spätstadium der tuberkulösen Spondylodiszitis die *Pott-Trias* dar. Betroffen ist vor allem die Brustwirbelsäule und die oberen Abschnitte der Lendenwirbelsäule, wobei ein mehrsegmentaler Befall häufig ist [5].
Bei der spezifischen sowie bei der unspezifischen Form können der Einbruch des Abszesses in den Spinalkanal sowie die Einengung des Spinalkanals durch Granulationsgewebe oder durch Fehlstellungen der betroffenen Wirbelsäulenabschnitte zu schweren neurologischen Ausfällen führen. Ein erhöhtes Risiko für neurologische Komplikationen besteht bei alten Patienten, des Weiteren bei Patienten mit Diabetes mellitus, rheumatoider Arthritis und langjähriger Kortikosteroideinnahme [23].

8.1.5 Klinik

Klinisch bestehen häufig unspezifische Symptome. In der Studie von Sapico und Montgomerie hatten lediglich 50% der Patienten Fieber, wohingegen 92% Schmerzen angaben [65].
Meist vorhanden und häufig das einzige Symptom sind Rückenschmerzen. Diese können zu Beginn der Erkrankung belastungs- und bewegungsabhängig sowie segmental zuordnungsbar sein. Im weiteren Verlauf könne die Rückenschmerzen auch in Ruhe auftreten und ihre segmentale Begrenzung verlieren. Weitere mögliche Symptome sind Gang- und Sensibilitätsstörungen sowie Minderung der Muskelkraft [68]. Gleichzeitig können allgemeine Symptome wie Gewichtsverlust, Müdigkeit, Nachtschweiß, Appetitlosigkeit und subfebrile Temperaturen vorliegen.
Die unspezifische Beschwerdesymptomatik sowie die initiale Bagatellisierung der Beschwerden durch den behandelnden Arzt kann zu einer langen Latenz zwischen den ersten Symptomen und der letztendlichen Diagnosestellung führen. Diese Zeitspanne beträgt häufig 3–6 Monate und konnte auch durch die Einführung der Schnittbildverfahren nicht wesentlich verkürzt werden [26, 66, 73]. Mögliche Komplikationen einer späten Diagnosestellung umfassen kyphotische Fehlstellungen, Instabilitäten, chronische Rückenschmerzen, neurologische Ausfälle, Abszessformationen und septische Verläufe [55, 71].
Der Verlauf spinaler Infektionen wird überwiegend von der Virulenz des Erregers und die Abwehrlage des betroffenen Organismus bestimmt [51]. Subakute oder chronische Verläufe können bei niedrig virulenten Erregern beobachtet werden. Vor Einführung der Antibiotika waren bakteriämische Verläufe bzw. schwere Deformitäten der Wirbelsäule häufiger [51].

8.1.6 Diagnostik

Labordiagnostik

Die Labordiagnostik erleichtert die Diagnosestellung nicht wesentlich. Die Entzündungsparameter sind bei der unspezifischen Spondylodiszitis meist mäßig bis deutlich, bei der spezifischen Form jedoch wenig bis mäßig erhöht, jedoch ohne spezifische Konstellation [50]. Erhöhte Leukozytenzahlen sind nicht obligat, wohingegen das C-reaktive Protein (CRP) und die Blutkörpersenkungsgeschwindigkeit (BSG) den Verlauf der entzündlichen Reaktion in der Regel adäquat widerspiegeln. Bei chronischen Verläufen können die entsprechenden Werte nur geringe Normabweichungen aufweisen.
Bei der tuberkulösen Form findet sich typischerweise eine Lymphozytose. Im Fieberanstieg und bei septischen Temperaturen sollten Blutkulturen abgenommen werden. In 25–75% der Fälle gelingt damit ein Erregernachweis, gehäuft bei epiduraler Abszedierung [65]. Bei Verdacht auf Tuberkulose müssen routinemäßig

Sputum, Magensaft und Urin auf säurefeste Stäbchen untersucht werden.

Bakteriologie

Die Bestimmung des Erregers hat für die Behandlung der Spondylodiszitis eine zentrale Rolle, da sie erst die exakte Diagnosestellung erlaubt und eine erregerspezifische Antibiotikatherapie ermöglicht, die Basis jeglicher Therapieform.

Zur Isolation der Erreger müssen Gewebeproben entnommen werden. Diese könne offen mit Stanzen oder als Operationspräparat bzw. in perkutaner Technik computertomographisch gesteuert durch Feinnadelbiopsien gewonnen werden. Mit Ausnahme der Notfallsituationen, wie neu aufgetretenen neurologischen Ausfällen und septischen Verläufen, stellt die CT-gesteuerte Nadelbiopsie heutzutage ein gängiges Verfahren zur Erregerbestimmung dar (☞ Abb. 8.3). Sie bietet große Sicherheit bei minimalem Zugang. Die gewonnenen Gewebeproben sind jedoch klein und der Keimnachweis soll mit der offenen Technik häufiger gelingen [65, 66]. Hier liegen jedoch kontroverse Angaben in der Literatur vor. Flamme et al. und Krödel konnten mit der offenen Biopsie in zwei Drittel der Fälle keinen Erreger nachweisen, während Dufek et al. häufiger positive Ergebnisse beschreiben [22, 26, 41]. Die berichteten Erfolgsraten der Nadelbiopsie liegen in der Literatur bei 50–96% [73]. Hierbei kann eine vorangegangene Antibiotikagabe den mikrobiologischen Nachweis der Erreger erschweren bis unmöglich machen. Neben der mikrobiologischen sollte stets eine histopathologische Untersuchung der Gewebeproben vorgenommen werden.

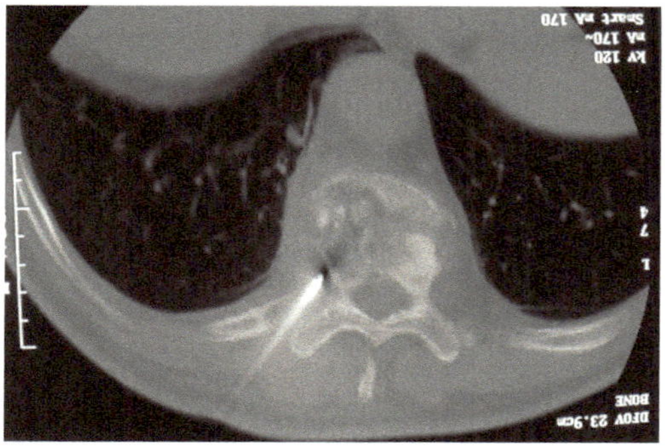

Abb. 8.3: Computertomographisch gesteuerte Nadelpunktion eines infektiös veränderten Wirbelkörpers.

Röntgen

Die konventionelle Röntgenaufnahme ist meist die initial veranlasste bildgebende Diagnostik. Fortgeschrittene Stadien der Spondylodiszitis können damit sicher detektiert werden. Problematisch sind Frühstadien, da sich erste radiologische Zeichen, wie höhengeminderte Bandscheibenräume, unscharf begrenzte Wirbelkörperendplatten und Sklerosierungen, frühestens 3–8 Wochen nach Infektbeginn nachweisen lassen (☞ Abb. 8.4 a–b). Die frühe Entzündungsreaktion auf die Ansiedelung von Bakterien im Wirbelkörper umfasst eine exsudative, ödematöse und

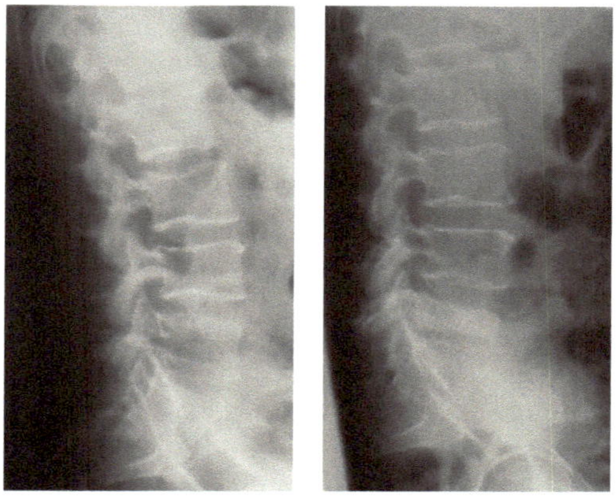

a b

Abb. 8.4:
a: Initiale Röntgendiagnostik bei anhaltenden Rückenschmerzen im LWS-Bereich
b: Kontrollaufnahme nach acht Wochen mit deutlicher Destruktion und Höhenverlust des LWK5.

ischämische Phase im Knochenmark, ohne primär wesentliche Veränderungen der Knochenstruktur zu erzeugen [71]. Die Veränderungen sind entsprechend der Vaskularisierung in der Regel auf die vordere und mittlere Säule beschränkt.

Kernspintomographie und Computertomographie

Mit der Kernspintomographie (NMR) können entzündliche Veränderungen im Knochenmark und in den umgebenden Weichteilen sowie Veränderungen der Bandscheiben und neuralen Strukturen exakt dargestellt werden. Die Durchblutungssituation und der Flüssigkeitshaushalt der Gewebe können mit der NMR bereits vor Eintreten einer knöchernen Destruktion festgestellt werden. Häufig sind schon innerhalb der ersten drei Wochen nach Infektionsbeginn Veränderungen in der NMR nachweisbar. Veränderungen der Wirbelkörperendplatten sowie Verschmälerungen der Bandscheibenfächer sind frühestens 4–12 Wochen nach Beginn der Erkrankung auf den konventionellen Röntgenaufnahmen sowie in der Computertomographie (CT) erkennbar.
Die Kernspintomographie ist die sensitivste und spezifischste Methode mit einer Sensitivität von 93–96 % und einer Spezifität 92,5–97 % [46, 59]. Des Weiteren erleichtert das NMR das Auffinden von Abszessformationen (☞ Abb. 8.5), die Abgrenzung gegenüber neoplastischen sowie degenerativen Erkrankungen und ermöglicht eine exakte Beurteilung der Infektausdehnung. Insofern wird das NMR als obligatorisch und als golden standard für die Diagnose der Spondylodiszitis angesehen [71]. Dennoch erlaubt das NMR keine Differenzierung zwischen spezifischer und unspezifischer Entzündung des Wirbelkörpers und bietet keinen Ersatz für die diagnostische Biopsie [73]. Für die Verlaufskontrollen hat sich die Computertomographie bewährt [71].

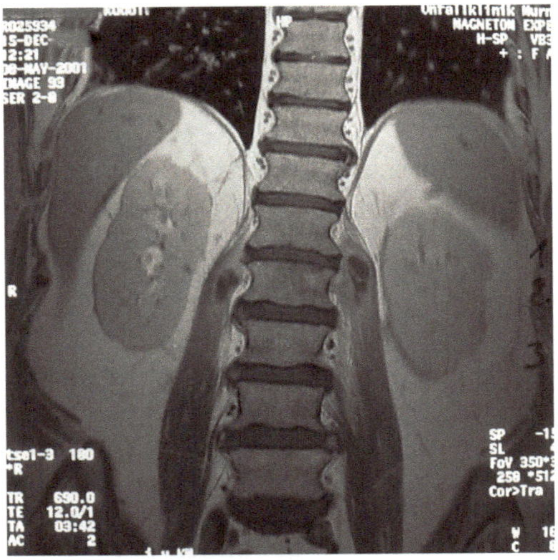

Abb. 8.5: Im NMR detektierbare beidseitige Psoasabszesse bei Spondylodiszitis LWK1/LWK2 ohne wesentliche knöcherne Destruktion.

8.1.7 Therapie

Grundsätzlich umfassen die therapeutischen Optionen in der Behandlung der Spondylitis/Spondylodiszitis konservative und operative Maßnahmen. Sie verhalten sich weniger rivalisierend als komplementär zueinander [71]. Die gemeinsamen Ziele aller Therapieformen sind die Schmerzreduktion, die Kontrolle der Entzündungsreaktion, die schnelle Mobilisation des Patienten und die Vermeidung einer späteren Wirbelsäulendeformität [36]. Ob die operative Therapie hinsichtlich des langfristigen Verlaufs eventuell der konservativen überlegen ist, kann zum jetzigen Zeitpunkt anhand der Daten aus der Literatur nicht sicher beantwortet werden [50].

Konservative Therapie

Die Grundbausteine der konservativen Therapie sind die erregerspezifische Antibiotikagabe und die Ruhigstellung des betroffenen Wirbelsäulenabschnitts.

Indikationen

In der Regel kommen Frühstadien der Spondylodiszitis ohne wesentliche Destruktion des Wirbelkörpers, ohne Abszessformation, ohne wesentliche Fehlstellung bzw. Instabilität und ohne neurologische Ausfälle für eine konservative Therapie infrage. Je nach Patientengut können bis zu 75% der Patienten erfolgreich konservativ behandelt werden [65, 69]. Vor allem bei Kindern, Jugendlichen und Erwachsenen < 60 Lebensjahre mit einer guten Immunfunktion und Rückgang der laborchemischen Entzündungsparameter unter Antibiotikatherapie können gute Ergebnisse mit einer konservativen Therapie erzielt werden [68].

Vorgehen

Die Notwendigkeit und Art der Ruhigstellung der betroffenen Wirbelsäulenabschnitte wird dabei kontrovers diskutiert. Einige Autoren empfehlen eine Immobilisationsphase mit Bettruhe und Gipsschalenbehandlung für einen Zeitraum von etwa sechs Wochen, gefolgt von einer Mobilisation mit Rahmenstützkorsett für weitere sechs Wochen, da eine alleinige Antibiotikatherapie nicht ausreichend erscheint und spätere Deformitäten begünstigt [26, 69].

Bei Patienten mit schweren internistischen Vorerkrankungen, wie koronare Herzerkrankung und obstruktiver Lungenerkrankung, muss eine längere Phase der Bettruhe mit möglicher Exazerbation der Erkrankungen gegen die Risiken und Nachteilen eines operativen Eingriffs abgewogen werden. In diesen speziellen Fällen tendieren wir im eigenen Vorgehen zum limitierten operativen Eingriff mit Ruhigstellung des betroffenen Wirbelsäulenabschnittes mittels dorsalem Fixateur interne ohne Débridement des Spondylodiszitisherdes. Dieser Eingriff wird in der Regel gut toleriert und ermöglicht eine rasche postoperative Mobilisierung und Beübung des Patienten. Fehlende Compliance, therapierefraktäre konservative Verläufe und nicht beherrschbare Schmerzzustände sprechen ebenfalls für das operative Vorgehen.

Mit einer prospektiven Multicenterstudie über die spinale Tbc in Afrika und Asien versuchte die „Working Party on Tuberculosis“ des „Medical Research Council“ von England Klarheit über die Effektivität der verschiedenen Therapieformen zu erlangen. In 82–88% der Fälle konnten günstige Ergebnisse über einen Dreijahreszeitraum mit der alleinigen Verabreichung von Tuberkulostatika erzielt werden [2, 3], wobei gehäuft kyphotische Fehlstellungen, neurologische Defizite und verzögerte knöcherne Fusionen auftraten. Der Bericht über die 15-Jahresergebnisse ergab keine besseren Ergebnisse durch zusätzliche Bettruhe, Ruhigstellung oder operative Eingriffe, verglichen mit der alleinigen Chemotherapie der tuberkulösen Spondylodiszitis [1]. Anzumerken ist, dass es sich hierbei um unkomplizierte Fälle der spezifischen Spondylodiszitis gehandelt hat. Fraglich bleibt, ob diese Ergebnisse auf die nicht-tuberkulöse Spondylodiszitis und das typische Patientengut der Industriestaaten mit häufig fortgeschrittenen Stadien übertragen werden können.

Unter Berücksichtigung erhöhter Rezidivraten bei zu kurzer Dauer der Antibiotikagabe empfehlen Hadjipavlou et al. sechs Wochen intravenöse, gefolgt von sechs Wochen oraler Verabreichung des Antibiotikums für die unspezifische Spondylodiszitis [32]. Andere Autoren empfehlen die Dauer der i.v.-Therapie abhängig von den klinischen und laborchemischen Parameter zu machen [50]. Die laborchemischen Entzündungswerte sollten auf mindestens 50% des Ausgangsniveaus gefallen und der Patient fieberfrei sein, bevor auf eine orale Antibiotikatherapie umgestiegen wird [50]. Die Chemotherapie der spezifischen Spondylodiszitis sollte 18 Monate, oder als verkürztes Protokoll über sechs bzw. neun Monate fortgeführt werden [1].

Nachteile

Nachteile der konservativen Therapie sind die notwendige lange Ruhigstellungsphase sowie die hohen Pseudarthrosen- und Instabilitätsraten von bis zu 50 % [41]. Diese werden für die häufig zurückbleibenden Rückenbeschwerden (64 %) nach konservativer Therapie verantwortlich gemacht [32]. In verschleppten Fällen, in denen bereits eine Abkapselung des Entzündungsherdes stattgefunden hat, ist die konservative Therapie meist nicht Erfolg versprechend [69].
Weitere mögliche Nachteile der konservativen Therapie mit Bettruhe bzw. Gipsschalenbehandlung sind abdominelle Obstruktionen durch angelegte Gipsschalen und die körperlichen, ökonomischen und psychosozialen Probleme einer längeren stationären Behandlung.

Operative Therapie

Indikationen

Das Versagen der konservativen Therapie stellt eine Operationsindikation dar. Septische Verläufe, epidurale Abszessbildungen sowie neu aufgetretene neurologische Ausfälle stellen Notfälle dar, die einer sofortigen operativen Intervention mit Débridement des Infektherdes, Drainage von Abszessen, Dekompression des Myelons und ggf. einer Stabilisierung der Wirbelsäulensegmente bedürfen. Des Weiteren sprechen paraspinale Abszessformationen, ausgeprägte Wirbelkörperdestruktionen, Fehlstellungen und symptomatische Instabilitäten für ein operatives Vorgehen. Sollte ein tumoröser Prozess durch Biopsie und Bildgebung nicht sicher ausgeschlossen werden können, so ist eine operative Maßnahme zur Klärung anzuschließen [22].

Unter Berücksichtigung der oben genannten Aspekte und der Weiterentwicklungen der Wirbelsäulenimplantate sowie der zunehmenden Etablierung von minimalinvasiven Zugängen hat die operative Therapie der Spondylitis/Spondylodiszitis in den letzten Jahren an Bedeutung gewonnen [36].

Auswahl des Verfahrens

Über die Jahrzehnte wurden verschiedenste operative Techniken publiziert. Aufgrund der unterschiedlichen betroffenen Wirbelsäulenabschnitte, des uneinheitlichen Patientengutes, der kleinen publizierten Fallzahlen, der relativen Seltenheit des Krankheitsbildes sowie der meist geringen persönlichen Erfahrung ist es schwierig, eine optimale Technik zu definieren.

Zugänge

Der optimale **Zugang** ist in Abhängigkeit von der Höhe des Infektionsprozesses zu wählen:

- C1 – C2 transoropharyngealer Zugang
- C2 – Th2 vorderer Halszugang
- Th2 – Th11 thorakoskopische oder konventionelle transthorakale Zugänge
- Th11 – L3 thorakoskopischer Zugang ggf. mit Zwerchfellsplit oder konventionelle seitliche thorakolumbale Zugänge
- L3 – S1 pararektaler Zugang

Die Grundregeln der operativen Behandlung sind das radikale Débridement des Infektherdes, die Schaffung adäquater Durchblutungsverhältnisse kombiniert mit einer Erhaltung bzw. Wiederherstellung der Stabilität [36, 68].
Da die Spondylitis/Spondylodiszitis den Wirbelkörper und die Bandscheibe betrifft, sollte der operative Zugang gute Übersicht für das Débridement der vorderen Säule ermöglichen. Die Nachteile der Zugänge über eine klassische Thorakoto-

mie bzw. Thorakophrenolumbotomie sind bekannt und vielfach beschrieben.

Anlagerung von autologem Knochengewebe

Nach dem ventralen Débridement ist die Anlagerung von autologem Knochengewebe vorteilhaft. Es kann damit eine raschere und zuverlässigere knöcherne Fusion gewährleistet werden als nach alleinigem Débridement ohne Knochentransplantation. Des Weiteren kann die Stabilität der Wirbelsäule schneller wiederhergestellt werden, wodurch sekundäre Fehlstellungen vorgebeugt werden können [39]. Nach den Arbeiten von Ito et al. sowie von Hodgson und Stock war die ventraler Resektion des Infektionsherdes und ventrale Fusion mit autologer Knochentransplantation ohne zusätzliche Instrumentation das operative Standardverfahren [35, 38]. Es ermöglichte hohe Fusionsraten, war aber mit einer Langzeitimmobilisation des Patienten mit entsprechenden Komplikationen verbunden. Probleme traten des Weiteren bei längerstreckigen mehrsegmentalen Defekten sowie mit sekundären Korrekturverlusten auf. Daher wurden zusätzliche stabilisierende, vorwiegend dorsale Instrumentationen etabliert.

Dorsale Implantate

Mit modernen winkelstabilen Implantaten kann auf externe Stabilisationshilfen verzichtet und die Patienten frühzeitig postoperativ mobilisiert werden. Unter Einsatz dieser Implantate können auch mehrsegmentale Wirbelkörperdefekte sicher überbrückt und stabilisiert werden. Zudem wird die Möglichkeit einer Knochenspandislokation und -fraktur reduziert.
Vorteile der zusätzlichen operativen Stabilisierung mit Implantaten sind die besseren Korrekturmöglichkeiten bestehender Fehlstellung und die mögliche frühzeitige postoperative Mobilisation der Patienten. Nachteilig ist die längere Operationszeit und die größere Invasivität. Lange Zeit galt der Einsatz von Implantaten in unmittelbarer Nähe des Infektionsherdes als kontraindiziert. Es wurde diesem Vorgehen eine um 2–9% erhöhte postoperative Wundinfektionsrate angelastet [55]. Die unterschiedlichen Adhärenzeigenschaften der Bakterien auf Implantatoberflächen sowie die Eigenschaft bestimmter Bakterien, einen Polysaccharidbiofilm zu synthetisieren sei an dieser Stelle nur erwähnt (☞ 2.3.3). In verschiedenen neueren Arbeiten konnten jedoch höhere Komplikationsraten bei einzeitigem operativen Vorgehen mit zusätzlicher Instrumentation unter Antibiotikaschutz widerlegt werden [19, 44]. Es ist zudem zu berücksichtigen, dass eine persistierende Instabilität zur Unterhaltung der Infektion beitragen kann [18, 72].
Vereinzelt kommen mittlerweile auch Titankörbe als Wirbelkörperersatz zur Anwendung, wobei die Vorteile in den biomechanischen Eigenschaften und der fehlenden Entnahmemorbidität, die Nachteile in der fraglichen Fusion, den Kosten und dem zusätzlich eingebrachten Fremdmaterial zu sehen sind [47]. Es wurde ebenfalls über erfolgreich eingesetzte ventrale Implantate berichtet [49]. Im Zweifelsfall sollte der Entschluss für den Einsatz von Eigengewebe zur Rekonstruktion und möglichst wenig Implantatvolumen im Bereich der Infektion gefällt werden.
Viele Wirbelsäulenchirurgen fürchten nach wie vor die Kontamination der Fremdmaterialien und die nachfolgende Reinfektion [39]. Daher vermeiden wir bei akut-putriden Verhältnissen bei der Erstoperation ein ventrales Implantat bzw. eine Wirbelkörperersatz einzubringen und bevorzugen in diesen Fällen ein zwei- oder mehrzeitiges Vorgehen mit primärem Débridement, ggf. dorsaler Stabilisierung mit Fixateur interne und Einlage eines antibio-

tikahaltigen Platzhalters (☞ Abb. 8.6 a–c). Im Rahmen des Folgeeingriffs wird dann der Platzhalter entfernt, ein Redébridement angeschlossen und die vordere Säule rekonstruiert und stabilisiert. Hierbei sind Titanimplantate zu bevorzugen [47, 50].

Minimal-invasive Operationstechniken

Mittlerweile konnten vereinzelt schon minimal-invasive Operationstechniken, wie die thorakoskopische bzw. video-assistierte Teilkorporektomie, Dekompression des Spinalkanals und ventrale Fusion erfolgreich angewendet werden [49] (☞ Abb. 8.7 a–b, Abb. 8.8 a–c).

Dorsale Instrumentation und ventrale Dekompression

Für Verläufe der Spondylodiszitis mit neurologischen Ausfällen bei Kompression des Myelons ist durch verschiedenen Autoren die Kombination aus dorsaler Instrumentation und ventraler Dekompression als geeignetes Behandlungsverfahren empfohlen worden [32, 49]. Eine alleinige dekomprimierende Laminektomie ist in diesen Fällen kontraindiziert, da sie die Instabilität der betroffenen Wirbelsäulensegmente verstärkt und zu einer Verschlechterungen der neurologischen Situation führen kann [23, 50, 65]. Sie ist in dieser Situation mit einer Stabilisation zu kombinieren.

Bei älteren Patienten mit erheblichen Vorerkrankungen müssen bei der Abwägung einer operativen Maßnahme die Nachteile einer verlängerten Bettruhe mit möglichen respiratorischen und thromboembolischen Komplikationen sowie Druckulzera und einer erschwerten späteren Mobilisierung berücksichtigt werden.

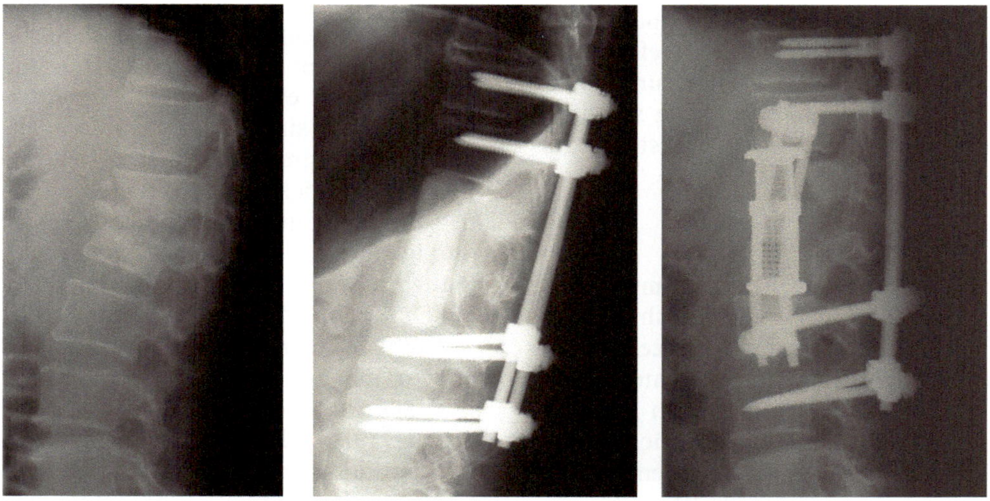

a b c

Abb. 8.6: Zweizeitiges Vorgehen bei akut putriden Verhältnissen.
a: Initiale dorsale Stabilisierung und ventrales Débridement.
b: Einbringen eines Palacosspacers.
c: In zweiter Sitzung ventrale Rekonstruktion mit Titankorb und winkelstabilem Stabsystem.

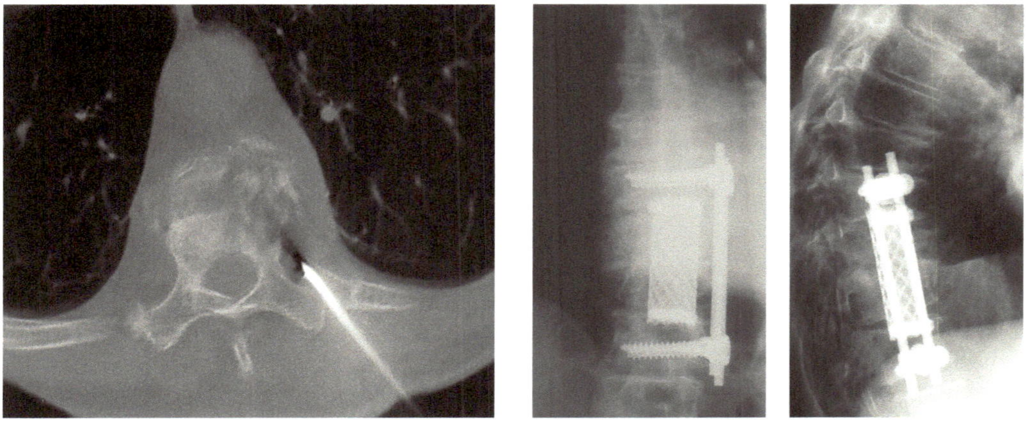

a b

Abb. 8.7:

a: Zunächst CT-gesteuerte Nadelbiospie des destruierten Wirbelkörpers.

b: Rein ventrales thorakoskopisches Vorgehen mit Débridement, partieller Wirbelkörperresektion und Rekonstruktion durch trisegmentale Spondylodese mit Cage und winkelstabilem Stabsystem.

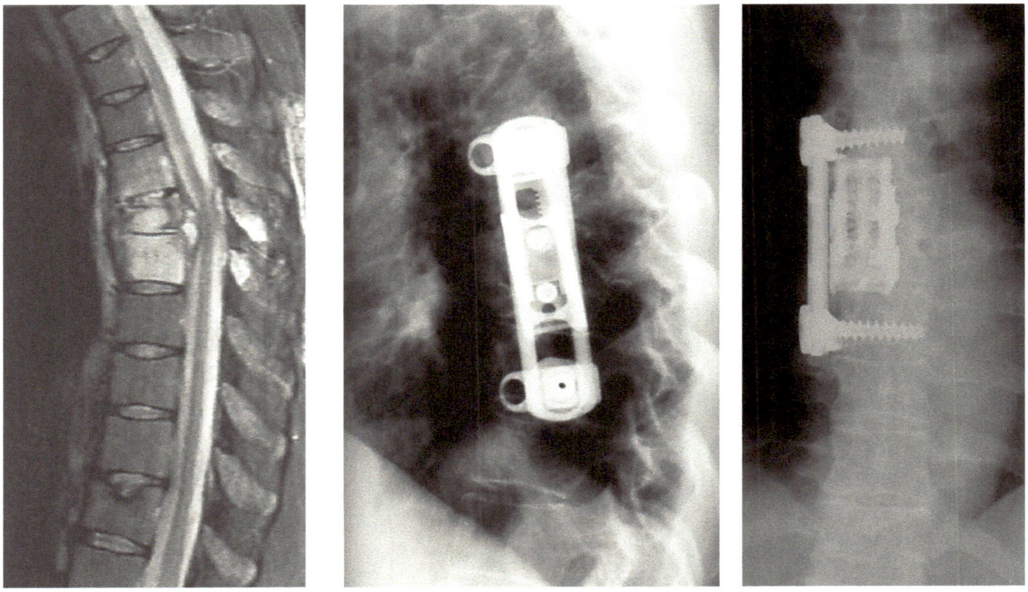

a b

Abb. 8.8:

a: Spondylodiszitis BWK7/BWK8 mit epiduraler Abszedierung und Kompression des Myelons.

b: Rein ventrales thorakoskopisches Vorgehen mit Débridement, partieller Wirbelkörperresektion, Hinterkantenresektion und Abszessentlastung. Rekonstruktion mit trisegmentaler Spondylodese mit expandierbarem Cage und winkelstabilem Schrauben-Platten-System.

Adjuvante Therapiemaßnahmen – HBO

Wirksamkeit

Das therapeutische Prinzip der hyperbaren Oxygenierung (HBO) beruht im erhöhten Sauerstoffangebot für die verschiedenen Gewebe, wenn reiner Sauerstoff mit einem Überdruck entsprechend dem 3- bis 4fachen des normalen Luftdruckes eingeatmet wird. Physiologische Effekte des erhöhten Sauerstoffdruckes sind u.a. die direkte toxische Wirkung auf anaerobe Mikroorganismen, die Anregung der Makrophagen und Granulozyten sowie die Stimulation der Angioneogenese.
Es liegen keine evidenzbasierten Ergebnisse der HBO bei Spondylodiszitis vor. Es ist jedoch anzunehmen, dass die ermutigenden Ergebnisse der adjuvanten HBO bei der Behandlung der chronischen Osteitis an Extremitäten auf die Osteomyelitis des Wirbelkörpers übertragen werden können. Die Erhöhung des O_2-Partialdruckes und damit der O_2-Diffusionskapazität führt neben den oben beschriebenen Effekten zu einer verbesserten Sauerstoffversorgung der Gewebe und kann die Ausheilung der Entzündung begünstigen. Im Verlauf einer Spondylitis/Spondylodiszitis kommt es in 5–18% der Fälle zur epiduralen Abszessbildung [4], welche gehäuft mit neurologischen Ausfällen einhergeht. Neben der operativen Entlastung scheint hier eine adjuvante HBO die Ergebnisse positiv beeinflussen zu können [56].

Indikationen

Die Entscheidung Für oder Wider eine adjuvante HBO muss bei jedem Patienten individuell und in Absprache mit ihm geschehen. Gründe, die für eine HBO sprechen sind u.a.: fortgeschrittene Stadien der Spondylodiszitis, Befall von mehreren Wirbelsäulensegmenten, Immunschwäche, eine systemische Infektsituation, Rezidive oder gescheiterte vorausgegangene Therapieversuche, neurologische Ausfälle und paraspinale Abszessbildungen.

Durchführung

Die HBO setzt die Compliance des Patienten voraus und sollte unmittelbar nach der Diagnosestellung eingeleitet werden. Durch mögliche Problemkeime, wie Tbc und MRSA, mit notwendiger Isolation des Patienten wird die Durchführung der HBO erschwert. Es werden mindestens 30 Sitzungen nach dem Problemwundenschema der Gesellschaft für Tauch- und Überdruckmedizin (GTÜM) empfohlen und die HBO sollte bis zur Infektsanierung fortgeführt werden.

8.2 Spinale und paraspinale Infektionen

8.2.1 Sekundärer Psoasabszess

Inzidenz

Der Psoasabszess stellt eine seltene Form einer paraspinalen Weichteilinfektion dar. Anhand der publizierten Fälle lässt sich tendenziell eine zunehmende Häufigkeit von Psoasabszessen erkennen: Bis 1985 wurden 3,9 Fälle pro Jahr berichtet [58], 1992 wurde die Inzidenz auf etwa 12 Fälle weltweit pro Jahr eingeschätzt [31]. Im Jahre 2003 wurde auf eine deutliche Zunahme der Inzidenz hingewiesen [48]. Diese kontinuierliche Zunahme ist zu einem auf die verbesserte bildgebende Diagnostik [10, 31], jedoch auch durch das Wiederauftreten von Tuberkulose in den Industriestaaten, die Überalterung der Bevölkerung mit Verschlechterung der körpereigenen Abwehrlage und den zunehmenden i.v.-Drogenabusus zurückzuführen [10].

Einteilung und Ätiologie

Es wird eine primäre Form, bei unklarem Primärherd, von einer sekundären Form unterschieden.

Der **primäre Psoasabszess** betrifft vor allem Kinder und Jugendliche. 83 % der Betroffenen sind jünger als 30 Jahre [31, 58]. Der häufigste Erreger in 80 – 90 % der Fälle ist Staph. aureus [10, 58]. Die Ätiologie des primären Psoasabszesses ist nicht vollständig geklärt. Jedoch ist in 18 – 20 % ein vorangegangenes Trauma des M. psoas eruierbar [25].

Der **sekundäre Psoasabszess** entsteht durch direkte Ausbreitung eines Infektionsherdes. Meist sind Menschen zwischen dem 10. und 50. Lebensjahr betroffen. Es finden sich meist Mischinfektionen mit Escherichia coli, Bacteroides species, Staphylococcus and Streptococcus species [58]. Als Ursache für sekundäre Psoasabszesse kommen bezüglich der Wirbelsäule im Wesentlichen die *Spondylodiszitis* und der *postoperative Wundinfekt* in Betracht (☞ Abb. 8.9 a – b).

Die Ätiologie des Psoasabszesses befindet sich in ständigem Wandel, sodass das Krankheitsbild auch als „disease in evolution“ bezeichnet wurde [25]. Zu Beginn des 20. Jahrhunderts wurde der Psoasabszess fast ausschließlich mit der Tbc der Wirbelsäule *(Pott-Trias)* in Verbindung gebracht. Mit Einführung wirksamer Chemotherapeutika und dem Rückgang der Tbc trat der sekundäre Psoasabszess bei entzündlichen Veränderungen des Gastrointestinaltraktes, des Urogenitaltraktes, der Wirbelsäule und des Beckens in den Vordergrund [64]. Hervorgerufen durch die HIV-Epidemie, den i. v.-Drogenabusus und das Wiederauftreten von Tuberkulose in den Industriestaaten nehmen in den letzten Jahren Berichte über tuberkulöse Psoasabszesse zu [10]. Untersuchungen der Johns Hopkins Universität ergaben, dass der primäre Psoasabszess speziell unter den HIV-Positiven und i. v.-Drogenabhängigen häufiger wird [64].

Anatomie

Der M. psoas hat seinen Ursprung an den Wirbelkörpern BWK12 bis LWK5, zieht zusammen mit dem Nervus femoralis unter dem Leistenband durch die Lacuna

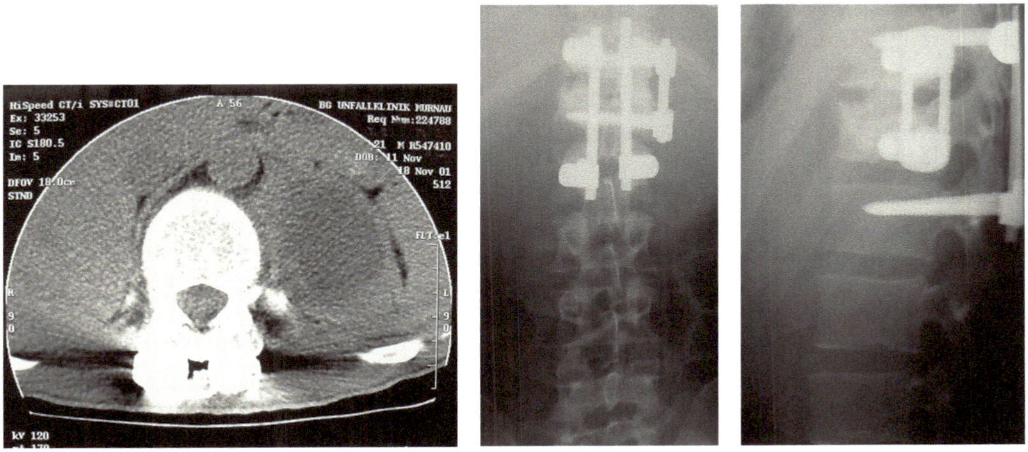

a b

Abb. 8.9: Psoasabszess links (a) in Form eines postoperativen Spätinfektes 1 Jahr nach ventraler monosegmentaler Spondylodese (b).

musculorum und setzt am Trochanter minor femoris an [21]. Entsprechend der anatomischen Einteilung nach Altemeier und Alexander liegt der M. psoas dorsal der Transversalisfaszie und ist somit nicht, wie dies häufig im klinischen Alltag geschieht, dem retroperitonealem Raum, sondern dem retrofaszialem Raum zuzuordnen [6]. Dieser Raum ist nach ventral durch die Transversalisfaszie, nach dorsal durch die Faszie des M. psoas, nach kranial durch das Zwerchfell und nach medial durch die Wirbelsäule begrenzt.

Symptomatik

Psoasabszesse äußern sich klinisch meist durch unspezifische Symptome [6, 9], welche sich aus der anatomisch tiefen Lage und der Nähe zu verschiedenen Organen und Strukturen ableiten lassen [31, 58]. Durch die tiefe Lage sind die Schmerzen schlecht lokalisierbar. Die Faszienhülle reicht entsprechend dem muskulären Ansatz des M. psoas bis zum Trochantor minor femoris. Beschwerden im Hüft- und/oder Oberschenkelbereich können zu einer Fehlinterpretation im Sinne einer Arthrose oder Arthritis führen.
Die starke Psoasfaszie begrenzt den infektiösen Prozess und hindert ihn, sich weiter auszubreiten. Kommt es in der Folge dennoch zur Ausdehnung des Prozesses, ergibt sich die klinische Symptomatik aus den betroffenen angrenzenden Strukturen. Es können Irritationen des N. ilioinguinalis auftreten. Die für einen Psoasabszess klassischen Symptome, wie Fieber, Flankenschmerz, Einschränkung der Hüftbeweglichkeit und Hinken, sind nur unregelmäßig vorhanden [11]. Zudem verzögert ein schleichender Krankheitsbeginn oftmals die Diagnostik. Im Verlauf kann es zu einem Absinken des Abszesses bis unter das Leistenband kommen. Schwellungen im Leistenbereich und Parästhesien des N. femoralis sind daher mögliche klinische Spätsymptome.

Diagnostik

Die Diagnosestellung ist aufgrund der Seltenheit der Erkrankung und der unspezifischen Symptomatik erschwert. Es bedarf meist eines konkreten klinischen Verdachts bzw. einer differenzialdiagnostischen Erwägung des Psoasabszesses, um ihn zu diagnostizieren bzw. zu widerlegen [31]. Das Krankheitsbild ist so selten bzw. inhomogen, dass lediglich die Hälfte der Psoasabszesse präoperativ korrekt diagnostiziert wurden [58]. Wie von Dolfin [21] und Hresko [37] beschrieben, kann der Psoasabszess als Spätinfektion nach Jahren auftreten und über einen langen Zeitraum unerkannt bleiben (☞ Abb. 8.10 a–b).
Häufige Fehlinterpretationen der Symptome sind degenerative Veränderungen der angrenzenden Wirbelsegmente nach Wirbelsäulenoperation, urologische oder abdominelle Krankheitsbilder oder entzündliche Affektionen des Hüftgelenkes. Durch das Infektionsgeschehen in unmittelbarer Nähe zu intraabdominellen Organen, kann es reflektorisch zu einer abdominellen Symptomatik mit Darmparalyse kommen [67].

Labordiagnostik

Laborchemisch bestehen bei Patienten mit Psoasabszessen häufig eine Leukozytose um 15.000/µl, eine erhöhte Blutsenkungsgeschwindigkeit und eine Pyurie [58, 64]. Über ebenfalls erhöhte Kreatininwerte wurde berichtet [64]. Der CRP-Wert ist meist entsprechend der Schwere des Infektgeschehens stark erhöht.

Röntgen und Sonographie

Konventionelle Röntgenaufnahmen und Ultraschalluntersuchungen sind nicht ausreichend bezüglich ihrer Sensitivität und Spezifität [64]. In der konventionellen Röntgendiagnostik des Abdomens können der retrofasziale und retroperitoneale

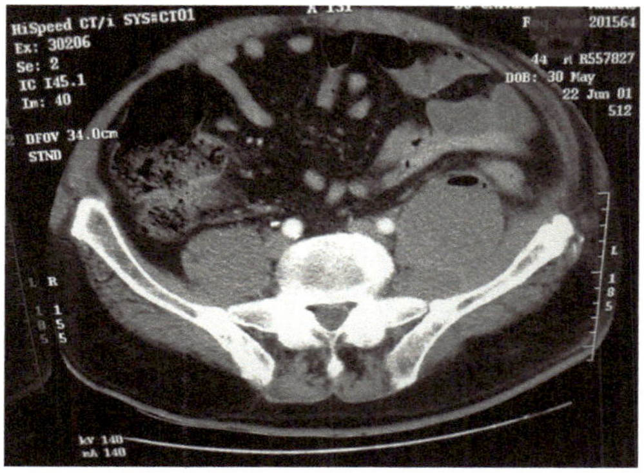

a

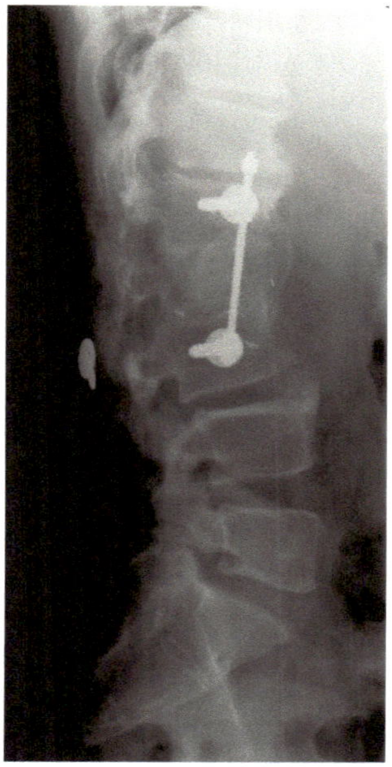

b

Abb. 8.10: Politoxikomaner Patient mit Psoasabszess links (a) sieben Jahre nach ventraler Spondylodese LWK1/LWK3 (b) bei LWK2-Fraktur. Klinisch bestand eine schmerzhafte Beugekontraktur des linken Hüftgelenkes und eine allgemeine Infektsymptomatik.

Raum nur unzureichend abgebildet werden. Veränderungen des Psoasrandschattens sind klassische Zeichen eines Psoasabszesses, aber nur unregelmäßig nachweisbar [37]. Mögliche weitere erkennbare Veränderungen sind abnorme Weichteilschatten, Gasbläschen, Knochendestruktion und Abszessverkalkungen. Mit der Sonographie können kleinere Abszesse oder eine Phlegmone leicht übersehen werden.

Computertomographie

Die Computertomographie wird als der „Goldstandard" angesehen, es können hiermit 88–100 % der Psoasabszesse nachgewiesen werden [31].

Kernspintomographie

Wie bei anderen Erkrankungen bietet das NMR Vorteile in der Weichteildarstellung gegenüber der Computertomographie. Die Größenausdehnung des Infektgeschehens kann mittels NMR genau dargestellt werden. Eventuell vorhandene Gasbläschen sind mit dem NMR nicht darstellbar [43]. Bei einliegenden Metallimplantaten an der Wirbelsäule kann es zu einer erheblichen Artefaktbildung kommen. Die Sensitivität und Spezifität wird durch das NMR nicht erhöht. Außerdem sind die höheren Kosten, der Zeitbedarf und der größere Dyskomfort für den Patienten nachteilig aufzuführen.

Therapie

Ein verfrühter unspezifischer Antibiotikaeinsatz kann zur kurzfristigen Abschwächung der Symptome führen und die Diagnosestellung verzögern.

Abszessentlastung und -drainage

Unmittelbar nach der Diagnosestellung ist die Einleitung von Behandlungsmaßnahmen erforderlich, da ein verzögerter Therapiebeginn die Morbidität und Mortalität wesentlich erhöht [58]. Nach Entnahme von Blutkulturen und Kreislauf stabilisierenden Maßnahmen sollten Abszessdrainage und intravenöse antibiotische Therapie erfolgen [6, 64]. Es liegen vereinzelt Berichte über erfolgreiche konservative Maßnahmen und computertomographie- bzw. ultraschallgesteuerte Drainagen vor [29]. Valide Langzeitergebnisse stehen bezüglich dieser Techniken noch aus. Aus unserer Sicht stellt die perkutane Drainage eine Behandlungsoption bei Patienten mit hohem Operationsrisiko dar (☞ Abb. 8.11a–c). Bei operationspflichtiger Infektursache und gekammerten sowie multilokulären Abszessen ist die perkutane Drainage wenig Erfolg versprechend. Beim primären Psoasabszess ist die Abszessentlastung und Drainage über einen extraperitonealen Zugang mit Muskelsplitting der tiefen Bauchmuskulatur die Methode der Wahl. Es wird eine vollständige Abszessentlastung mit gleichzeitigem Débridement der Abszessmembran gewährleistet und über Erfolgsraten bis zu 97 % berichtet [58]. Vorteile gegenüber der perkutanen Drainage sind der kürzere Krankenhausaufenthalt und die niedrigere Rezidivrate [64].

Behandelt man einen sekundären Psoasabszess nur mit Drainage sind Rezidivraten von über 50 % beschrieben [58]. Kombiniert man die Drainage des Abszesses mit einer kausalen Behandlung des Primärherdes, können wesentlich bessere Ergebnisse erzielt werden [17]. Liegt ein infektiöser Prozess der Wirbelsäule (Spondylodiszitis) als primäre Ursache vor, sind gewisse Besonderheiten zu berücksichtigen. Aufgrund einer Infektion des Wirbelkörpers oder des Bandscheibenfaches kann es zur vollständigen Destruktion eines oder mehrerer Wirbelkörper mit möglicher Instabilität kommen. In diesen

a

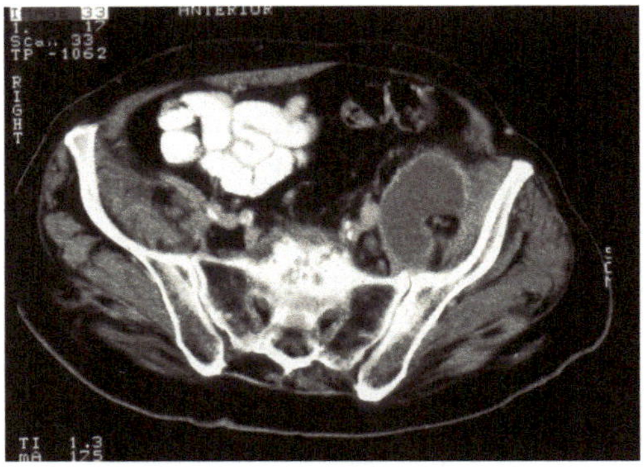

b

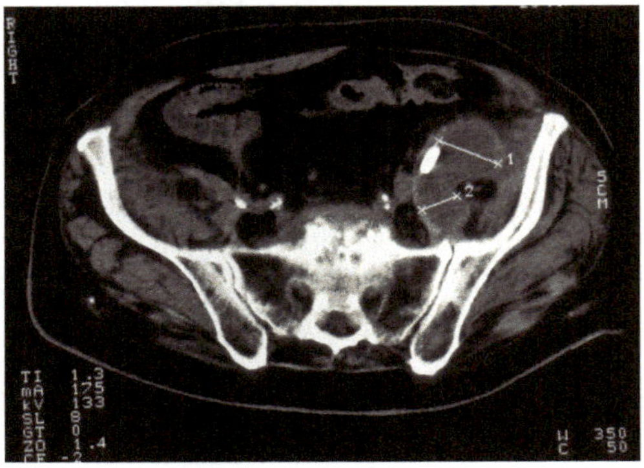

c

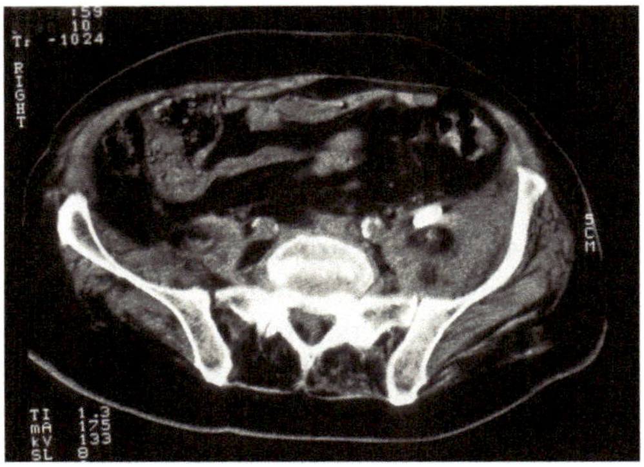

Abb. 8.11:
a: Psoasabszess links bei einem 78-jährigen Patienten mit hohem Operationsrisiko.
b: CT-gesteuerte Vermessung der Abszessgröße und Einlage einer Drainage.
c: CT-Kontrolle nach fünf Tagen mit vollständiger Entlastung des Abszesses.

Fällen sind meist mehrere Operationen zur Sanierung der Wirbelkörperinfektion und Stabilisierung der Wirbelsäule erforderlich. Dorsale und ventrale Stabilisierungstechniken kommen zur Anwendung. Die Ausbreitung des Infektgeschehens in Richtung Liquorräume ist selten und verschlechtert die Prognose erheblich.

Implantatentfernung bei sekundären Psoasabszessen

Sekundäre Psoasabszesse nach operativen Eingriffen an der Wirbelsäule sind deutlich seltener als sekundäre Psoasabszesse bei Spondylodiszitis. Bei einliegenden Implantaten und gegebener Stabilität sollte die Metallentfernung zur Sanierung des Infektgeschehens erfolgen. Würde ohne Implantat keine Stabilität vorliegen, so ist zwischen einem temporären Implantaterhalt und einem Wechsel des Stabilisierungsverfahrens zu entscheiden. Spätinfektionen viele Jahre nach der Primäroperation an der Wirbelsäule sind beschrieben [37]. Die Analyse der möglichen Infektionsursachen ergibt meistens eine auf dem Boden einer hämatogenen Streuung entstandene Neuinfektion des Implantatlagers oder einen persistierenden low-grade-Infekt bzw. Spätinfekt.

Antibiose

Begleitend zur operativen Therapie wird eine initiale Breitspektrum-Antibiotikatherapie mit Abdeckung von Staphylokokken und Darmkeimen empfohlen [58]. Eine Anpassung sollte in Abhängigkeit der mikrobiologischen Untersuchungsergebnisse erfolgen [64]. Es wird eine Fortführung der medikamentösen Therapie für zwei bis drei Wochen nach Rückgang der Entzündungsparameter empfohlen [29].

Therapie bei Senkungsabszess

Eine weitere Besonderheit stellen die tuberkulösen Prozesse dar, die mit ihrer ausgeprägten Weichteileinschmelzung bei entsprechender Ausdehnung auch als Senkungsabszess (☞ Kap. 8.1.3) bezeichnet werden (☞ Abb. 8.12). Hier gelten die oben genannten Behandlungsprinzipien kombiniert mit einer resistenzgerechten chemotherapeutischen Therapie [10]. Nach einer chirurgischen retroperitonealen Abszessentlastung und Drainage von tuberkulösen Prozessen kann es zur Fistelausbildung kommen [12].

8.2.2 Spinaler epiduraler Abszess

Anatomie

Im Wirbelkanal sind die harte Rückenmarkshaut, Dura mater spinalis und das Periost der umgebenden knöchernen Strukturen voneinander getrennt.

Duraschlauch

Die harte Rückenmarkshaut bildet damit den Duraschlauch, der kranial am knöchernen Rand des Foramen magnum fixiert ist und bis zum 1. oder 2. Sakralwirbel reicht. Mit dem Filum terminale endet der Durasack an seiner Anheftung am 2. Steißwirbel.

Epiduralraum

Zwischen der knöchernen Wand des Wirbelkanals und der spinalen Dura entsteht ein Raum, die Cavitas epiduralis. Dieser so genannte Epiduralraum ist mit lockerem fasrigen Bindegewebe, Fettgewebe sowie dem vorwiegend ventral gelegenen inneren klappenlosen Wirbelvenengeflecht (Plexus venosus vertebralis internus) aufgefüllt und erstreckt sich durchgehend vom kraniozervikalen Übergang bis in das Sakrum. Es finden sich keine bindegewebige Unterbrechungen/Abgrenzung des Epiduralraumes.

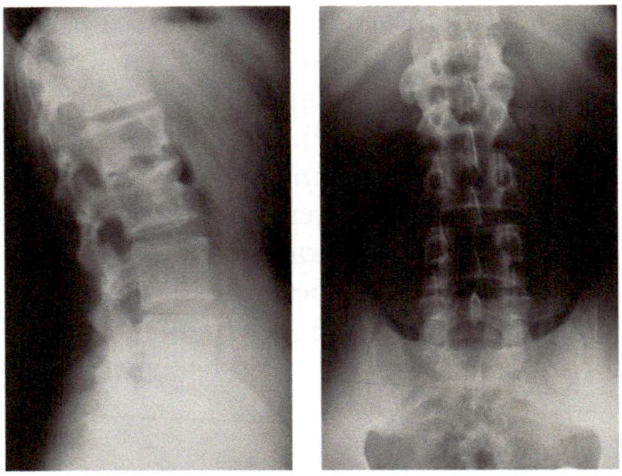

a

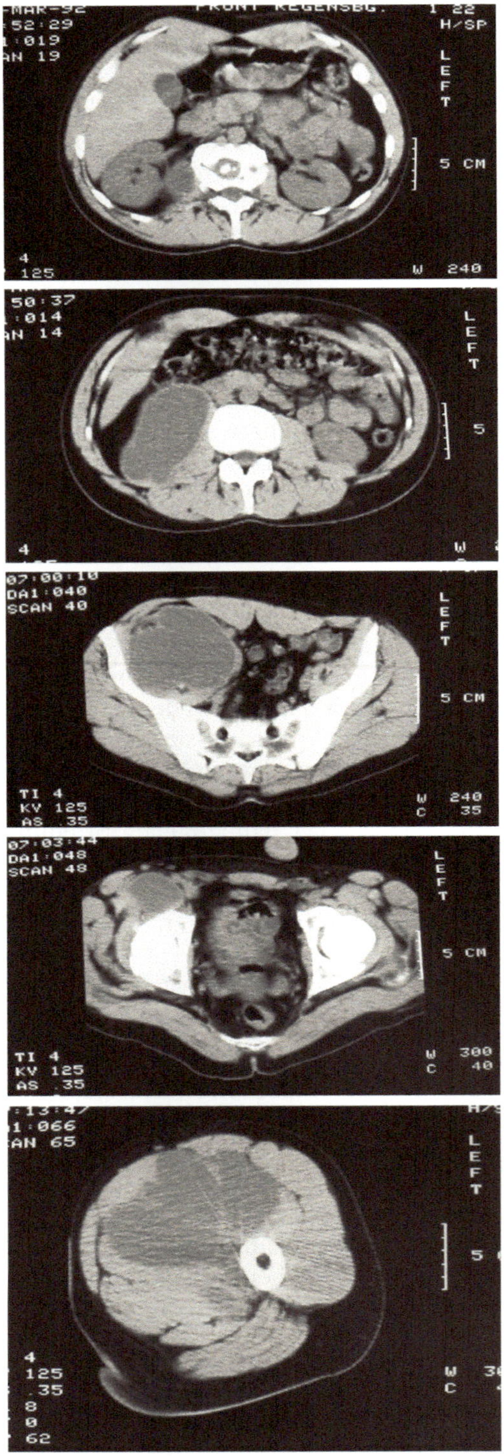

b

Abb. 8.12:

a: Ausgeprägter Senkungsabszess rechts bei einem 27-jährigen Mann ausgehend von einer tuberkulöser Spondylodiszitis LWK1/LWK2.

b: Der Senkungsabszess beginnt in Höhe der Nierengefäße und reicht über Becken- und Leistenbereich bis in den Oberschenkel.

Infektionen im spinalen Epiduralraum mit der Formation eines epiduralen Abszesses können sich ungehindert nach kranial und kaudal ausbreiten, sowie sich ventral oder dorsal des Duraschlauches sammeln. Über die Neuroforamina besteht eine Ausbreitungsmöglichkeit in das paravertebrale Gewebe, vor allem den M. psoas.

Spinalnerven und -gefäße

Der Epiduralraum wird beidseitig durch die vom Duraschlauch austretenden und zu den Foramina intervertebralia (so genannte Neuroforamina) ziehenden Spinalnerven durchquert. Sackförmige Ausziehungen des Duraschlauches schließen die Spinalnerven ein.

In enger räumlicher Beziehung zu den Spinalnerven liegen die segmental angeordneten, in ihrem Kaliber sehr variablen, Arteriae radiculares welche durch die Foramina intervertebralia entlang der Spinalnerven zum Duraschlauch ziehen, wo

sie nach Durchdringen desselben die arterielle Versorgung des Rückenmarkes über das Netzwerk der Arteria spinalis anterior und Arteriae spinales posteriores gewährleisten.
Der venöse Abfluss des Rückenmarkes zeigt ein ähnliches radikuläres Muster wie die arterielle Versorgung und steht mit dem venösen Abfluss der Wirbelkörper, Venae basivertebrales, über das epidurale Wirbelvenengeflecht in enger Beziehung. Ein venöser Rückfluss in den Duraschlauch wird durch Klappen der radikulären Venen an der duralen Perforationsstelle in der Nervenachsel verhindert.

Epidemiologie

Die Inzidenz der spontanen spinalen epiduralen Abszessbildung liegt bei 2 Fällen pro 10.000 Krankenhausaufnahmen [7, 15, 34, 40, 63] mit statistisch signifikant steigender Tendenz seit 1988 [63]. Es findet sich eine Verteilung über alle Altersgruppen inklusive Neugeborenen und Kinder mit einer Häufung im Altersbereich zwischen 50 und 70 Jahren [7, 14, 30, 34, 63]. In der präantibiotischen Ära lag die Letalität bei 37–88% [33, 40] und liegt unter Behandlung noch immer bei bis zu 20%. Hierbei hängt die Prognose stark von dem Ausmaß der neurologischen Schädigung sowie deren Dauer ab und steigt unter plegischen Patienten sprunghaft an [34].

Risikofaktoren

Eine erhöhte Inzidenz wird bei Patienten mit einer Kombination aus Diabetes mellitus mit einer Haut- oder Weichteilinfektion sowie häufig einer Harnwegsinfektion gefunden [14, 15, 34].
Weitere Risikofaktoren stellen i.v.-Drogenkonsum sowie Verletzungen und degenerative Veränderungen der Wirbelsäule dar [14, 34, 63]. Einzelne Fallberichte belegen die grundsätzliche Möglichkeit einer Aussaat von anderen Organen, z.B. bei Endokarditis [24] oder Fournier-Gangrän [61]. Bei einem hohen Prozentsatz der betroffenen Patienten wird damit ein peripherer Infektherd festgestellt über den eine hämatogene Aussaat direkt in den Epiduralraum oder in angrenzende Strukturen der Wirbelsäule, v.a. bei degenerativen oder posttraumatischen Veränderungen, angenommen wird.

Pathogenese

Die sekundäre epidurale Ausbreitung einer Spondylitis oder Spondylodiszitis auf den Epiduralraum ist über das gemeinsame venöse Wirbelvenengeflecht anzunehmen. Neurologische Schädigungen sind durch die mechanische Kompression der neuralen Strukturen sowie durch ischämische Auswirkungen über eine inflammatorische Reaktion der neuralen Vaskularisierung anzunehmen [7, 34].

Ätiologie

Überwiegend wird Staphylococcus aureus als pathogener Keim identifiziert [7, 14, 15, 34, 40, 63]. Mit wesentlich geringerer Inzidenz (maximal 5%) finden sich Staphylococcus epidermidis, Streptococcus pneumoniae, Escherichia coli, Pseudomonas aeruginosa [15, 34, 63].
Lediglich vereinzelt wird von epiduralen Infektionen durch Candida albicans [16] oder Aspergillus spezies [34] bei Fortleitung einer mykotisch bedingten Spondylitis oder Spondylodiszitis [63] berichtet. Die Prognose verschlechtert sich bei subduraler Ausbreitung eines mykotischen Abszesses deutlich [62].
Weitere seltene Pathogene sind Mycobacterium tuberculosis, Mycobacterium bovis, Listeria monocytogenes, Actinomyces, Brucella, Nocardia asteroides, Eikenella corrodens, Acinetobacter, Bacteroides melanogenicus und Cryptococcus.

Symptomatik

Die Symptomdauer bis zur Krankenhausaufnahme variiert stark zwischen wenigen Tagen und mehreren Monaten. Das initiale Leitsymptom ist in den meisten Fällen (70–100%) ein persistenter Rückenschmerz [7, 15, 34, 63]. Meningitische Zeichen finden sich meist nur bei zervikalen Abszessen, und auch hier nicht grundsätzlich [15].

Im Verlauf zeigt sich bei Progredienz typischerweise ein von der Lokalisation abhängiger Nervenschmerz im Sinne einer Brachialgie oder Ischialgie, welcher sich meist über Tage zu parästhetischen oder paretischen Ausfällen entwickeln kann. Bei Vorliegen von solchen Nervenwurzelausfällen besteht allerdings die Gefahr einer weiteren Verschlechterung zu einer prognostisch sehr ungünstigen Querschnittslähmung innerhalb weniger Stunden [7, 14, 15, 34].

Diagnostik

Bei Verdacht auf einen epiduralen Abszess sollte eine bildgebende Diagnostik über NMR erfolgen (korrekte Diagnosestellung bis zu 90% [34]). Labordiagnostisch sollte neben den üblichen Parametern eine Blutkultur gewonnen werden. Bei weiterhin unklarer Diagnose kann eine Liquorgewinnung in einem (nach NMR-Befund) nicht betroffenen Areal erfolgen.

Klinischer Befund

Eindeutige systemische Infektzeichen finden sich häufiger bei akuten Krankheitsverläufen [40]. Fieber findet sich insgesamt bei 43–79% der Fälle [15, 40] mit durchschnittlich 38,0 ± 1,2 °C [34].

Labordiagnostik

Die Laborparameter zeigen typischerweise eine moderate Leukozytose [14, 15, 40] mit durchschnittlich 13.400 Zellen/mm^3 [34, 63].

Liquordiagnostik

Eine Liquordiagnostik ergibt bei den meisten Patienten die Zeichen einer parameningealen Infektion mit Pleozytose (stark variabel mit < 100 bis > 1000 Zellen/mm^3), erhöhtem Eiweißgehalt und erniedrigtem Glukosegehalt [7, 34]. Diese Auffälligkeiten können allerdings auch weitgehend fehlen.

Bakteriologie

Bakterielle Kulturen können nur inkonsistent aus dem Liquor (12–18%) jedoch häufiger aus Blutkulturen (64–95%) gewonnen werden [15, 34]. Intraoperative Kulturen ergeben in > 80% einen positiven mikrobiologischen Befund [34].

Kernspintomographie

Als bildgebende Diagnostik der Wahl hat die Kernspintomographie (NMR) mit Kontrastmittel die Myelographie abgelöst [34, 63]. In der NMR kann die Ausdehnung des Abszesses eruiert werden und eine eventuell begleitende Spondylitis, Spondylodiszitis oder ein Psoasabszess erkannt werden. Die Unterscheidung eines frischen Abszesses von inflammatorischem Granulationsgewebe bleibt jedoch erschwert [40]. Anhand der Abszessausdehnung kann die operative Planung vorgenommen werden und soweit erforderlich, eine Liquorgewinnung in einem nicht betroffenen Areal durchgeführt werden.

Therapie

Aufgrund der Möglichkeit einer rapiden neurologischen Verschlechterung und damit verbundenen steigenden Letalität stellt die Diagnose eines epiduralen Abszesses mit neurologischer Symptomatik einen chirurgischen Notfall dar.

Operative Akuttherapie

Die operative Akuttherapie besteht aus einer dorsalen Fensterung des Spinalkanales mit einer Evakuierung des Abszesses. Abhängig von der Ausdehnung der Raumforderung kann eine einseitige interlaminäre Fensterung in einer oder mehreren angrenzenden Etagen bis zur kompletten Laminektomie erforderlich werden. Selten zeigt sich eine subdurale Ausdehnung, welche eine Eröffnung des Duraschlauches erforderlich macht.

- Die meisten Abszesse im Bereich der Brust- und Lendenwirbelsäule können allein von dorsal entlastet werden.
- An der Halswirbelsäule bietet sich bei einer ventral gelegenen Abszessformation (z.B. bei Spondylodiszitis) primär die Entlastung von ventral über die Diskektomie an.

Abhängig vom Ausmaß der erforderlichen Dekompression (bei kompletter evtl. langstreckiger Laminektomie) sowie dem Vorliegen einer Destruktion der Elemente der vorderen Säule (Spondylitis/Spondylodiszitis) sollte eine zusätzliche Stabilisierung mit Implantaten in Betracht gezogen werden (Abb. 8.13a–c).

Antibiose

Eine antibiotische Therapie sollte immer erfolgen. Da es sich meistens um Staph. aureus handelt, sollte dieser Keim immer erfasst werden. Ungezielt wird eine Kombination aus einem penicillinaseresistenten Penicillin oder Vancomycin mit einem Drittgenerationscephalosporin oder einem Aminoglykosid empfohlen [7, 63].
Entsprechend der chirurgischen Probengewinnung kann nach Erhalt des definitiven Pathogens die gezielte Umsetzung erfolgen. Erst 48–72 Stunden nach Einleitung einer Antibiose ist mit Einschränkung der intraoperativen Probengewinnung zu rechnen [63].
Empfohlen wird eine mindestens vierwöchige intravenöse Therapie mit anschließender oralen Fortführung entsprechend der Klinik und der Normalisierung der Laborparameter sowie der bildgebenden Diagnostik [7, 9, 14, 15, 63].

Hyperbare Sauerstofftherapie

Die hyperbare Sauerstofftherapie stellt eine sinnvolle Therapieerweiterung dar, wobei bisher lediglich Erkenntnisse aus wenigen Fällen publiziert vorliegen [62].

Ergebnisse

Bei früher operativer Intervention ist die Prognose für eine Rückbildung neurologischer Symptomatik eindeutig besser als bei manifester Schädigung mit Para- oder Tetraplegie [15, 34, 40]. Bei verzögerter operativer Entlastung (> 36 Stunden) bei Vorliegen höhergradiger Paresen konnte nahezu keine zufrieden stellende Symptomrückbildung erreicht werden [63]. Lediglich bei Patienten mit stark erhöhtem operativem Risiko erscheint in Abwägung der prognostisch relevanten neurologischen Symptomatik eine ausschließliche konservative Therapie gerechtfertigt.

8.3 Prognose

8.3.1 Spondylitis/ Spondylodiszitis

Die Spondylitis/Spondylodiszitis bedarf der ungemindert hohen Aufmerksamkeit, da sie zu erheblichen Destruktionen und Profilstörungen der Wirbelsäule mit persistierenden Schmerzzuständen und neurologischen Ausfällen führen kann. Mit epiduralen Abszessbildungen und septischen Krankheitsbildern sind auch lebensbedrohliche, teils hyperakute Verläufe möglich.
Sie stellt eine schwere konsumierende und

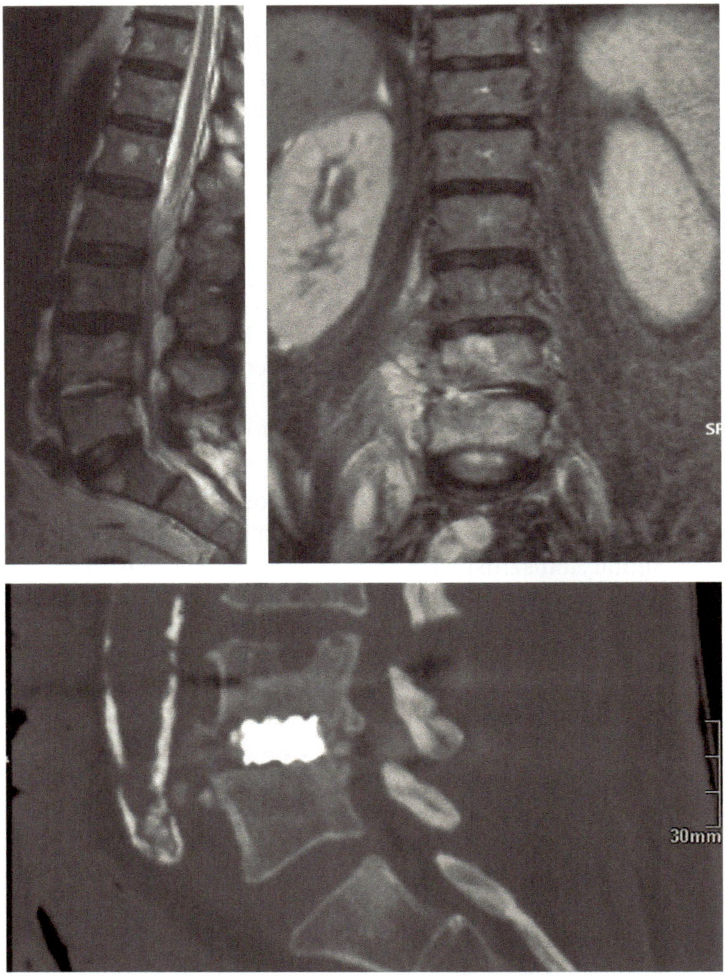

Abb. 8.13: Fallbeispiel eines 65-jährigen Mannes mit Diabetes mellitus und Weichteilinfekt am Unterschenkel. Im Verlauf Entwicklung von Rückenschmerzen und allgemeiner Infektsymptomatik sowie neurologischen Ausfällen.

a–b: Im NMR Diagnose einer Spondylodiszitis LWK4/LWK5 mit epiduraler Abszessausbreitung nach kranial bis LWK2/LWK3 sowie in den rechten M. psoas und die paravertebrale Muskulatur.

c: Es erfolgte am Aufnahmetag die mehrsegmentale dorsale Fensterung des Spinalkanals, Entlastung der paravertebralen Abszesse über einen retroperitonealen Zugang. In der Folge wurde die dorsoventrale Spondylodese LWK4/LWK5 durchgeführt.

infektiöse Erkrankung dar, die bei entsprechend eingeschränkter Ausgangssituation vital bedrohlich sein kann. Für die unspezifische Spondylodiszitis wurde die Wahrscheinlichkeit bleibender neurologischer Defizite auf < 7% und einer Paraplegie auf < 4% eingeschätzt [65]. Während die Letalität in der ersten Hälfte des letzten Jahrhunderts noch bei 40–90% lag, konnte sie gegen Ende des letzten

Jahrhunderts auf unter 5% gesenkt werden [26, 65].

Das Outcome wird wesentlich durch die Virulenz des Erreger und den Allgemeinzustand des Patienten beeinflusst [22, 39]. Um fortgeschrittene Stadien der Spondylitis/Spondylodiszitis mit entsprechenden Komplikationen vermeiden zu können sind eine rechtzeitige Diagnosestellung und Therapieeinleitung unabdingbar.

Auch heutzutage hat die Aussage von Paul Ross aus dem Jahre 1976 noch ihre Berechtigung: „Neither common enough to be readily recognizable, nor rare enough to be a medical curiosity, vertebral body osteomyelitis represents a diagnostic challenge to the physician" [60]. Sie ist nur insofern zu ergänzen, dass nicht nur die Diagnostik, sondern auch die Therapie eine Herausforderung für den behandelnden Arzt darstellt. Problemkeime wie MRSA und MRSE, gramnegative Erreger sowie multiresistente Mykobakterien werden in Zukunft die Therapie der Spondylodiszitis zusätzlich erschweren.

8.3.2 Psoasabszess

Die Prognose des Psoasabszesses bei unmittelbar einsetzender Therapie ist gut. Unter Berücksichtigung der häufig verspäteten Diagnosestellung und verzögerten Therapieeinleitung sowie des oft reduzierten Allgemeinzustandes der Patienten muss mit einer mehrwöchigen Behandlungsdauer gerechnet werden [17].

Bei 40% der Patienten wird mehr als eine Operation bis zur Ausheilung benötigt. Es wird über Krankenhausaufenthalte bis zu einem Jahr berichtet [54]. Die Letalität wird für den primären Psoasabszess mit 2,4% und für den sekundären mit 18,9% angegeben [31]. In unserem eigenen Patientengut lag die Letalität für den sekundären Psoasabszess bei 16,7% [48].

Erhöhte Letalitätsraten sind hauptsächlich Folge verspäteter oder insuffizienter Therapiemaßnahmen [58].

Literatur

1 A 15-year assessment of controlled trials of the management of tuberculosis of the spine in Korea and Hong Kong. Thirteenth Report of the Medical Research Council Working Party on Tuberculosis of the Spine. J Bone Joint Surg Br 1998; 80:456–62

2 A controlled trial of ambulant out-patient treatment and in-patient rest in bed in the management of tuberculosis of the spine in young Korean patients on standard chemotherapy a study in Masan, Korea. First report of the Medical Research Council Working Party on Tuberculosis of the Spine. J Bone Joint Surg Br 1973; 55:678–97

3 A controlled trial of plaster-of-paris jackets in the management of ambulant outpatient treatment of tuberculosis of the spine in children on standard chemotherapy. A study in Pusan, Korea. Second report of the Medical Research Council Working Party on Tuberculosis of the Spine. Tubercle 1973; 54:261–82

4 Abramovitz JN, Batson RA, Yablon JS. Vertebral osteomyelitis – the surgical management of neurologic complications. Spine 1986; 11:418–20

5 Adler CP. [Spondylitis – spondylodiscitis. Pathologico-anatomical morphology and diagnostic problems]. Radiologe 1985; 25:291–8

6 Altemeier WA, Alexander JW. Retroperitoneal abscess. Arch Surg 1961; 83:512–24

7 Baker AS, Ojemann RG, Swartz MN, et al. Spinal epidural abscess. N Engl J Med 1975; 293:463–8

8 Batson OV. The function of the vertebral veins and their role in the spread of metastases. 1940. Clin Orthop 1995:4–9

9 Boszczyk BM, Krause P, Bolay H, et al. Spinal epidural abscess following blunt pelvic trauma. Eur Spine J 2000; 9:80–4

10 Buchholz S, Marti D, Schulthess G, et al. [Tubercular psoas abscess]. Dtsch Med Wochenschr 2000; 125:866–8

11 Chern CH, Hu SC, Kao WF, et al. Psoas abscess: making an early diagnosis in the ED. Am J Emerg Med 1997; 15:83–8

12 Clementsen P, Hansen M, Conrad C, et al. Percutaneous drainage of tuberculous abscess of the psoas muscle. Tubercle 1988; 69:63–5

13 Currier BL, Eismont FJ. Infections of the spine. In Rothmann RH, Simeone FA eds. The spine. Philadelphia: Saunders, 1992:1319–80

14 Danner RL, Hartman BJ. Update on spinal epidural abscess: 35 cases and review of the literature. Rev Infect Dis 1987; 9:265–74

15 Darouiche RO, Hamill RJ, Greenberg SB, et al. Bacterial spinal epidural abscess. Review of 43 cases and literature survey. Medicine (Baltimore) 1992; 71:369–85

16 Derkinderen P, Bruneel F, Bouchaud O, et al. Spondylodiscitis and epidural abscess due to Candida albicans. Eur Spine J 2000; 9:72–4

17 Desandre AR, Cottone FJ, Evers ML. Iliopsoas abscess: etiology, diagnosis, and treatment. Am Surg 1995; 61:1087–91

18 Dietze DD, Fessler RG, Jacob RP. Primary reconstruction for spinal infections. J Neurosurg 1997; 86:981–9

19 Dietze DD, Haid RW. Antibiotic-impregnated methylmethacrylate in treatment of infections with spinal instrumentation: case report and technical note. Spine 1992; 17:981–7

20 Digby JM, Kersley JB. Pyogenic non-tuberculous spinal infection: an analysis of thirty cases. J Bone Joint Surg Br 1979; 61:47–55

21 Dolfin D, Barkin J, Arenson AM, et al. Psoas abscess after operation on lumbar spine. Urology 1983; 21:544–6

22 Dufek P, Freiherr von Salis-Soglio G, Bozdech Z. [Nonspecific bacterial spondylitis – an analysis of 32 cases]. Z Orthop Ihre Grenzgeb 1987; 125:255–61

23 Eismont FJ, Bohlman HH, Soni PL, et al. Pyogenic and fungal vertebral osteomyelitis with paralysis. J Bone Joint Surg Am 1983; 65:19–29

24 Elian D, Hassin D, Tomer A, et al. Spinal epidural abscess: an unusual complication of bacterial endocarditis. Infection 1984; 12:258–9

25 Finnerty RU, Vordermark JS, 2nd, Modarelli RO, et al. Primary psoas abscess: case report and review of literature. J Urol 1981; 126:108–9

26 Flamme CH, Frischalowski T, Gosse F. [Possibilities and limits of conservative therapy of spondylitis and spondylodiscitis]. Z Rheumatol 2000; 59:233-9
27 Friedman B, Kapur VN. Newer knowledge of chemotherapy in the treatment of tuberculosis of bones and joints. Clin Orthop 1973; 97:5-15
28 Friedmand DP, Hills JR. Cervical epidural spinal infection: MR imaging characteristics. AJR Am J Roentgenol 1994; 163:699-704
29 Gordin F, Stamler C, Mills J. Pyogenic psoas abscesses: noninvasive diagnostic techniques and review of the literature. Rev Infect Dis 1983; 5:1003-11
30 Grevitt MP, Mehdian SH. Epidural abscess in an infant. Eur Spine J 1998; 7:413-5
31 Gruenwald I, Abrahamson J, Cohen O. Psoas abscess: case report and review of the literature. J Urol 1992; 147:1624-6
32 Hadjipavlou AG, Mader JT, Necessary JT, et al. Hematogenous pyogenic spinal infections and their surgical management. Spine 2000; 25:1668-79
33 Heusner AP. Nontuberculous spinal epidural infections. N Engl J Med 1948; 239: 845-54
34 Hlavin ML, Kaminski HJ, Ross JS, et al. Spinal epidural abscess: a ten-year perspective. Neurosurgery 1990; 27:177-84
35 Hodgson AR, Stock FE. Anterior spinal fusion a preliminary communication on the radical treatment of Pott's disease and Pott's paraplegia. Br J Surg 1956; 44:266-75
36 Hopf C, Meurer A, Eysel P, et al. Operative treatment of spondylodiscitis - what is the most effective approach? Neurosurg Rev 1998; 21:217-25
37 Hresko MT, Hall JE. Latent psoas abscess after anterior spinal fusion. Spine 1992; 17:590-3
38 Ito H, Tsuchiy J, Asami G. A new radical operation for Potts disease. J Bone Joint Surg 1934; 16:499-511
39 Khan IA, Vaccaro AR, Zlotolow DA. Management of vertebral diskitis and osteomyelitis. Orthopedics 1999; 22:758-65
40 Klekamp J, Samii M. Extradural infections of the spine. Spinal cord 1999; 37:103-9
41 Krodel A, Sturz H. [Differenziated surgical and conservative treatment of spondylitis and spondylodiscitis]. Z Orthop Ihre Grenzgeb 1989; 127:587-96
42 Kulowski J. Pyogenic osteomyelitis of the spine. J Bone Joint Surg Am 1936; 18:343-64
43 Lee JK, Glazer HS. Psoas muscle disorders: MR imaging. Radiology 1986; 160:683-7
44 Levi AD, Dickman CA, Sonntag VK. Management of postoperative infections after spinal instrumentation. J Neurosurg 1997; 86:975-80
45 Martin NS. Tuberculosis of the spine. A study of the results of treatment during the last twenty-five years. J Bone Joint Surg Br 1970; 52:613-28
46 Modic MT, Feiglin DH, Piraino DW, et al. Vertebral osteomyelitis: assessment using MR. Radiology 1985; 157:157-66
47 Muckley T, Schutz T, Hierholzer C, et al. [Psoas abscess after anterior spinal fusion]. Unfallchirurg 2003; 106:252-8
48 Muckley T, Schutz T, Kirschner M, et al. Psoas abscess: the spine as a primary source of infection. Spine 2003; 28:E106-13
49 Muckley T, Schutz T, Schmidt MH, et al. Thoracoscopic Spinal Surgery in Managing Pyogenic Vertebral Osteomyelitis. Spine 2004; 29:E227-33
50 Muller EJ, Russe OJ, Muhr G. [Osteomyelitis of the spine]. Orthopade 2004; in press
51 Ozuna RM, Delamarter RB. Pyogenic vertebral osteomyelitis and postsurgical disc space infections. Orthop Clin North Am 1996; 27:87-94
52 Post MJ, Bowen BC, Sze G. Magnetic resonance imaging of spinal infection. Rheum Dis Clin North Am 1991; 17:773-94
53 Pott P. Remarks on that kind of palsy of the lower limbs which is frequently found to accompany a curvature of the spine, and is supposed to be caused by it: together with its method of cure, to which are added observations on the necessity and property of amputationsin certain circumstances. Medical Classics. Baltimore: William & Wilkins, 1936
54 Procaccino JA, Lavery IC, Fazio VW, et al. Psoas abscess: difficulties encountered. Dis Colon Rectum 1991; 34:784-9

55 Przybylski GJ, Sharan AD. Single-stage autogenous bone grafting and internal fixation in the surgical management of pyogenic discitis and vertebral osteomyelitis. J Neurosurg 2001; 94:1-7
56 Ravicovitch MA, Spallone A. Spinal epidural abscesses. Surgical and parasurgical management. Eur Neurol 1982; 21:347-57
57 Reinehr T, Burk G, Andler W. [Spondylodiscitis in childhood]. Klin Padiatr 1999; 211:406-9
58 Ricci MA, Rose FB, Meyer KK. Pyogenic psoas abscess: worldwide variations in etiology. World J Surg 1986; 10:834-43
59 Rohde V, Meyer B, Schaller C, et al. Spondylodiscitis after lumbar discectomy. Incidence and a proposal for prophylaxis. Spine 1998; 23:615-20
60 Ross PM, Fleming JL. Vertebral body osteomyelitis: spectrum and natural history. A retrospective analysis of 37 cases. Clin Orthop 1976:190-8
61 Rossitch E, Maggio MI, Anderson EE. Spinal epidural abscess as a complication of Fournier's gangrene. J Neurosurg Sci 1991; 35:225-7
62 Sakayama K, Kidani T, Matsuda Y, et al. Subdural spinal granuloma resulting from Candida albicans without immunosufficiency. Spine 2002; 27:E356-60
63 Sampath P, Rigamonti D. Spinal epidural abscess: a review of epidemiology, diagnosis, and treatment. J Spinal Disord 1999; 12:89-93
64 Santaella RO, Fishman EK, Lipsett PA. Primary vs secondary iliopsoas abscess. Presentation, microbiology, and treatment. Arch Surg 1995; 130:1309-13
65 Sapico FL, Montgomerie JZ. Pyogenic vertebral osteomyelitis: report of nine cases and review of the literature. Rev Infect Dis 1979; 1:754-76
66 Sapico FL, Montgomerie JZ. Vertebral osteomyelitis. Infect Dis Clin North Am 1990; 4:539-50
67 Stern WE, Balch RE. Surgical aspects of nonspecific inflammatory and suppurative disease of the vertebral column. Am J Surg 1966; 112:314-25
68 Vaccaro AR, Harris BM, Madigan L. Spinal infections, pyogenic osteomyelitis, and epidural abscess. In Vaccaro AR, Betz RR, Zeidman SM eds. Principles and practice of spine surgery. St. Louis: Mosby, 2003:165-74
69 von Strempel A. Infektiöse Spondylodiszitis. In von Strempel A ed. Die Wirbelsäule. Stuttgart: Thieme, 2001:291-8
70 Wiley AM, Trueta J. The vascular anatomy of the spine and its relationship to pyogenic vertebral osteomyelitis. J Bone Joint Surg Br 1959; 41-B:796-809
71 Wirtz DC, Genius I, Wildberger JE, et al. Diagnostic and therapeutic management of lumbar and thoracic spondylodiscitis - an evaluation of 59 cases. Arch Orthop Trauma Surg 2000; 120:245-51
72 Wisneski RJ. Infectious disease of the spine. Diagnostic and treatment considerations. Orthop Clin North Am 1991; 22:491-501
73 Wood GW. Infections of spine. In Canale ST ed. Campbell's operative orthopaedics. St. Louis: Mosby, 1998:3093-124.

Hämatogene Osteomyelitis

9

THOMAS KUCHENBAUER, MICHAEL DIEFENBECK,
GUNTHER O. HOFMANN

Inhaltsübersicht

9.1 Akute hämatogene Osteomyelitis 159
9.1.1 Häufigkeit und Epidemiologie 159
9.1.2 Ätiologie 159
9.1.3 Pathogenese 159
9.1.4 Klinische Infektzeichen 163
9.1.5 Diagnostik 165
9.1.6 Therapie 167
9.1.7 Prävention 168
9.1.8 Komplikationen 169
9.2 Primär chronische hämatogene Osteomyelitis 169
9.2.1 Brodie-Abszess 169
9.2.2 Plasmazelluläre Osteomyelitis 169
9.2.3 Sklerosierende, nicht eitrige Osteomyelitis Garre 170
9.2.4 Chronisch rezidivierende multifokale Osteomyelitis (CRMO) 170
9.3 Sekundär chronische hämatogene Osteomyelitis 170
Literatur 171

9.1 Akute hämatogene Osteomyelitis

Die hämatogene Osteomyelitis ist eine Infektion des Knochens mit primärem Befall des Markraums (Myelitis). Sekundär werden Spongiosa und Kompakta (Ostitis) sowie Periost (Periostitis) mit erfasst. Sie wird durch hämatogen gestreute Bakterien im Rahmen einer zumeist okkulten Bakteriämie ausgelöst. Pilze verursachen die Erkrankung nur selten, insbesondere bei intensivmedizinisch betreuten Frühgeborenen.

9.1.1 Häufigkeit und Epidemiologie

Die akute hämatogene Osteomyelitis ist eine typische Erkrankung des Kindesalters. Etwa 80 % der Patienten sind Kinder unter 16 Jahren [5]. Die Inzidenz liegt in Industrieländern zwischen 2 und 4 Skelettinfekten (inkl. Arthritiden) bezogen auf 10.000 Kinder [3, 12]. Ungefähr ein Drittel der Fälle betrifft Kinder unter 2 Jahren, etwa die Hälfte Kinder unter 5 Jahren. Es erkranken in etwa doppelt so viele Knaben wie Mädchen. Im Neugeborenenalter ist in etwa 40 % mit einem multifokalen Befall zu rechnen, danach in etwa 8 % der Fälle.

9.1.2 Ätiologie

Soweit ein Erregernachweis geführt werden kann, was in maximal 90 % der Fälle gelingt [8], ist in allen Altersgruppen Staphylococcus aureus mit 75 – 80 % der häufigste Erreger. Tabelle 9.1 gibt die häufigsten Erreger der hämatogenen Osteomyelitis aller Altersklassen wieder [6].
Das Alter des Kindes, die Lokalisation der Erkrankung und eventuelle Begleiterkrankungen können entscheidende Hinweise liefern, mit welchen Erregern hauptsächlich zu rechnen ist (☞ Tab. 9.2).
Die Entstehung einer hämatogenen Osteomyelitis ist abhängig von der Virulenz des Erregers, der altersspezifischen Vaskularisierung und Mikrozirkulation des Knochens, sowie der lokalen und allgemeinen Abwehrlage des Patienten.

9.1.3 Pathogenese

Am häufigsten sind die langen Röhrenknochen der unteren Extremität betroffen. Tabelle 9.3 zeigt die Lokalisation der akuten hämatogenen Osteomyelitis [6].
In den langen Röhrenknochen geht die Infektion primär von der Metaphyse aus, da diese sehr gut vaskularisiert ist. Die Metaphyse wird über ein Kapillargeflecht aus den Ästen der A. nutricia versorgt. Diese münden in ein weit gefächertes sinusoidales Netzwerk mit konsekutiv langsameren

Tab. 9.1 Häufigste Erreger der hämatogenen Osteomyelitis [6]

Grampositive Bakterien	Staphylococcus aureus	67 – 89 %
	Koagulase-negative Staphylokokken	0 – 3 %
	Streptococcus pneumoniae	2 – 6 %
	Andere Streptokokken (v. a. Strept. A)	2 – 12 %
Gramnegative Bakterien	Haemophilus influenzae	5 – 8 %
	Pseudomonas aeruginosa	3 %
	Salmonellenspecies	0 – 2 %
	Escherichia coli	< 1 %
Mischinfektionen/Ungewöhnliche Keime		< 4 %

Tab. 9.2 Erreger der akuten hämatogenen Osteomyelitis in Abhängigkeit von Alter, Lokalisation und Begleiterkrankungen

Frühgeborene	Gramnegative Stäbchen, Candida albicans
Neugeborene	E. coli, B-Streptokokken (Alter 2–4 Wochen), Kopfschwarten-EKG-Elektrode: Staph. aureus, Staph. epidermidis
Säuglinge/Kleinkinder	Haemophilus influenzae
Sexuell aktive Jugendliche	Gonokokken
i.v.- Drogenabhängige	Pseudomonas aeruginosa
Sichelzellanämie	Salmonellen, Staph. aureus, gramnegative Stäbchen
Immuninsuffizienz	Pseudomonas aeruginosa
Penetrierende Fußverletzungen („Turnschuhosteomyelitis")	Pseudomonas aeruginosa
Fersenbeinosteomyelitis beim Neugeborenen	Staph. aureus
Bissverletzungen	Pasteurella multocida

Tab. 9.3 Lokalisation der akuten hämatogenen Osteomyelitis im Kindesalter [6]

Röhrenknochen	%	Kurze Knochen	%	Platte Knochen	%
Femur	36	Kalkaneus	3	Rippen	0,55
Tibia	33	Patella	1	Schädelknochen	0,3
Humerus	10			Sternum	0,2
Fibula	7			Ilium/Pubis/Ischium	2–3
Radius	3				
Ulna	2				
Klavikula	1				

Blutfluss, um über die V. nutricia zurückzufließen (☞ Abb. 9.1).

Thromben dieser sinusoidalen Gefäße durch Traumen (in der Vorgeschichte in etwa 30% der Fälle angegeben) oder Embolisationen bilden den Ausgangspunkt der Infektion. Im Rahmen einer okkulten Bakteriämie, die im Kindesalter viel häufiger als beim Erwachsenen vorkommt, können sich Bakterien an dieser prädisponierten Stelle einnisten. Nach Kollagenanbindung bilden sich bakterielle Mikrokolonien, die von einer Glykokalix umgeben werden und so der Phagozytose unzugänglich sind. Dieses frühe Stadium einer Osteomyelitis ist einer systemischen Antibiose gut zugänglich.

Durch die entstehende Entzündungsreaktion bildet sich weiteres Exsudat, das den zunehmenden Innendruck vor allem auf die Kapillaren weitergibt, die dadurch komprimiert werden. Als Folge kann es zur Knochennekrose und Sequesterbildung kommen. Werden die Sequester durch Reparationsvorgänge nicht abgebaut und von einem sklerotischem Knochensaum ummantelt, nennt man sie „Totenlade".

Über die Haver- und Volkmann-Kanäle der dünnen metaphysären Kortikalis kann sich die Infektion in den subperiostalen Raum ausbreiten.

Der Krankheitsverlauf ist aufgrund der altersabhängigen Anatomie der Metaphyse und Epiphyse unterschiedlich:

Akute hämatogene Osteomyelitis des Säuglingsalters (0–1 Jahr)

Im Säuglingsalter durchbricht die Infektion die Metaphysen-Epiphysen-Grenze, da die terminalen Blutgefäße diese gemeinsam durchlaufen (☞ Abb. 9.2). Die Entzündung kann somit leicht in den Gelenkspalt eindringen und erklärt den hohen Prozentsatz von simultaner eitriger Arthritis. Außerdem kann die Erkrankung die noch dünne Kortikalis durchbrechen und das locker angeheftete Periost abheben und sich in die umgebende Weichteile ausbreiten.
Liegt die Metaphyse intraartikulär, wie bei Hüfte, Schulter und Knie, führt auch dies zu einer eitrigen Gelenkbeteiligung.

Akute hämatogene Osteomyelitis des späteren Säuglings- und Kleinkindesalters (1–4 Jahre)

Bei älteren Säuglingen und Kleinkindern ist die Kortikalis dicker und das Periost fester verwachsen. Zwar bildet sich häufig ein subperiostaler Abszess und Begleitödem, die Entzündung rupturiert aber nur selten in das umliegende Gewebe.
Mit der Entstehung der knöchernen Epiphysenkerne athrophieren die ernährenden transepiphysären Kapillaren und es entwickelt sich eine eigene epiphysäre Blutversorgung. Diese schützt vor einer Erregerausbreitung ins angrenzende Gelenk (☞ Abb. 9.3).

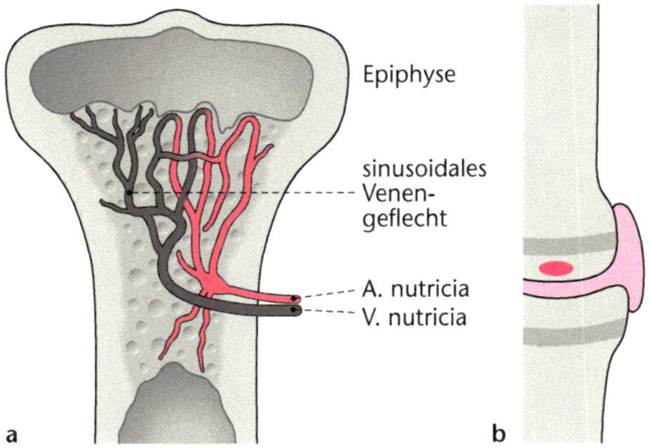

Abb. 9.1: (modifiziert nach M. Gharib und H. U. Zollinger, Pathologische Anatomie, Bd. II Thieme, Stuttgart 1968).
a: Gefäßversorgung der Metaphyse und Epiphyse. Sinusoidales Venengeflecht mit reduzierter Geschwindigkeit des Blutflusses erleichtert die Infektentstehung.
b: Schematische Darstellung eines gesunden Gelenks.

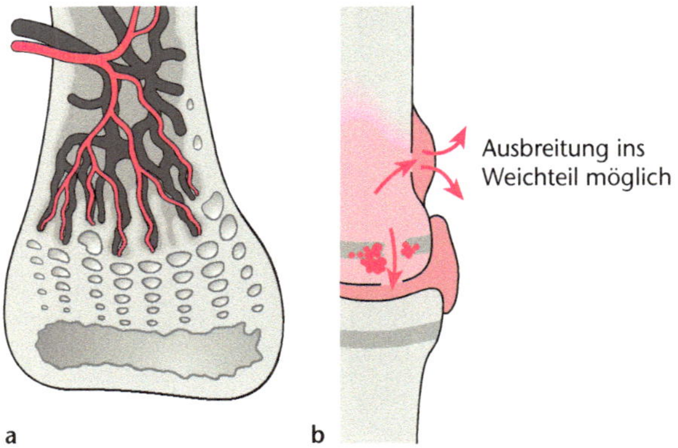

Abb. 9.2: (modifiziert nach M. Gharib und H. U. Zollinger, Pathologische Anatomie, Bd. II Thieme, Stuttgart 1968).
a: Gefäßversorgung der Epiphyse beim Säugling.
b: Infektausbreitung in Epiphyse und Gelenk möglich.

Nach Epiphysenkernentwicklung ist nur dort eine Gelenkbeteiligung möglich, wo die Metaphyse intraartikulär liegt und ein subperiostaler Abszess in die Gelenkkapsel rupturiert.

Akute hämatogene Osteomyelitis des späteren Kindesalters und der Adoleszenz (4–17 Jahre)

In der Altersgruppe der 4- bis 17-Jährigen ist die Infektion meist gut begrenzt. Da das Periost weniger elastisch wird, kann Eiter nur unter Zerstörung des Periosts durch die Kortikalis brechen.
Nach Verschluss der Epiphysenfuge mit etwa 17 Jahren bilden sich Anastomosen zwischen metaphysären und epiphysären Blutgefäßen. Ein infektiöser Prozess kann wie beim Säugling über die Epiphyse ins angrenzende Gelenk eindringen (☞ Abb. 9.4).

Akute hämatogene Osteomyelitis im Erwachsenenalter (18 Jahre und älter)

Nach Epiphysenfugenschluss beginnt die Infektion im Erwachsenenalter häufig gelenkfern in der Diaphyse.
Auch beim Erwachsenen sind intermittierende, okkulte Bakteriämien nachgewiesen. Eine ungestörte Immunkompetenz vorausgesetzt, führen diese aber nicht zur Infektion. Anders bei Patienten mit krank-

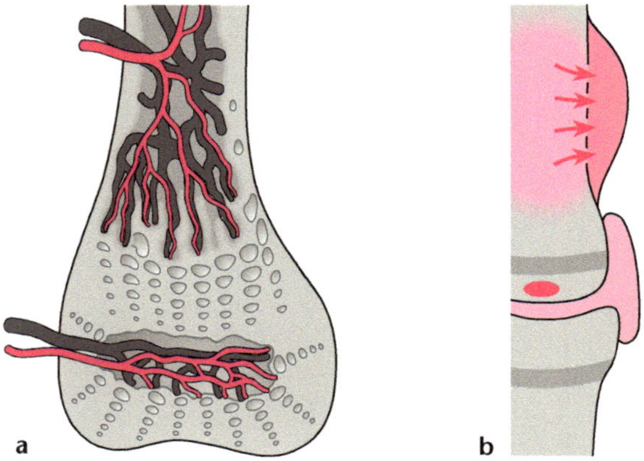

Abb. 9.3: (modifiziert nach M. Gharib und H. U. Zollinger, Pathologische Anatomie, Bd. II Thieme, Stuttgart 1968).
a: Gefäßversorgung der Epiphyse beim Kind: Eigene Blutversorgung der Epipyse.
b: Epipysenfuge („Barriere") verhindert Infektausbreitung über die Epiphyse in das Gelenk.

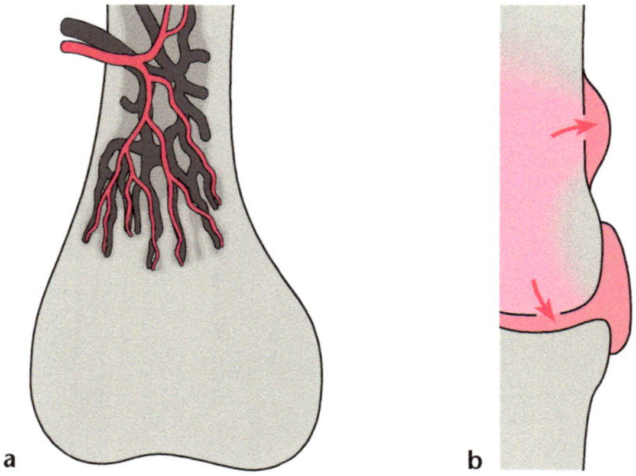

Abb. 9.4: (modifiziert nach M. Gharib und H. U. Zollinger, Pathologische Anatomie, Bd. II Thieme, Stuttgart 1968).
a: Gefäßversorgung der Epiphyse beim Erwachsenen.
b: Infektausbreitung in das Gelenk wieder möglich.

heitsbedingter oder medikamentös verursachter Störung der humoralen oder zellulären Immunantwort. So sind spontane hämatogene Osteomyelitiden oft bei Patienten anzutreffen, die nach allogener Organtransplantation unter medikamentöser Immunsuppression stehen (☞ Abb. 9.5).
Auch Patienten mit Neoplasien – begünstigt durch die Chemotherapie (☞ Abb. 9.6) – oder mit Erkrankungen die eine Immunschwäche induzieren (z.B. HIV), entwickeln gehäuft spontane hämatogene Osteomyelitiden.

9.1.4 Klinische Infektzeichen

Die Frühphase der Erkrankung zeigt sich in allgemeinen Krankheitszeichen und Fieber unterschiedlichen Ausmaßes (sub-

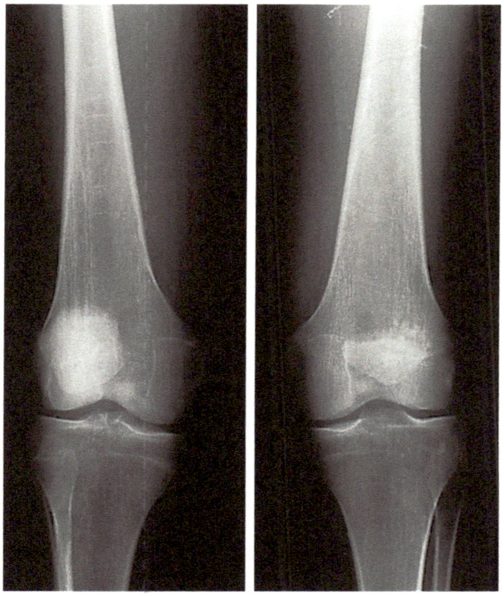
a

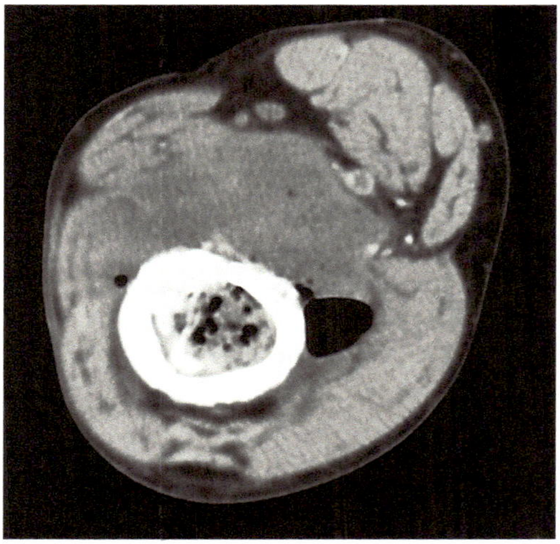
b

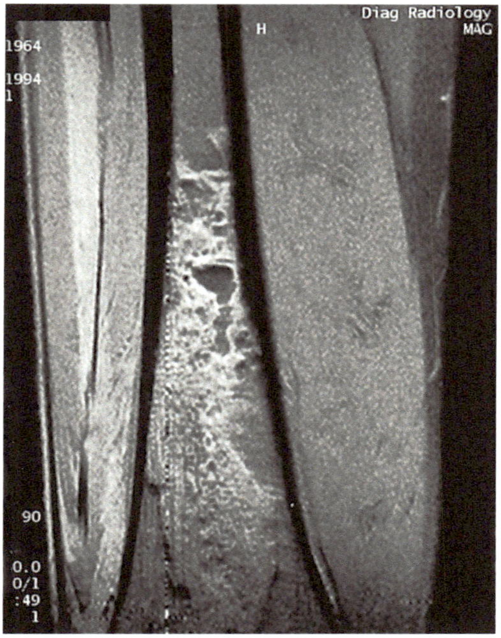

c

Abb. 9.5: 34-jährige Frau. Histologisch gesichertes Mammakarzinom. Unter Chemotherapie akute hämatogene Osteomyelitis der linken Tibia.
a: Konventionelle Röntgendiagnostik: V.a. Knochenfilia (Zuweisungsdiagnose!).
b: Im NMR Nachweis der Ausdehnung des intramedullären Befalls.
c: Markraumeröffnung zum intramedullären Débridement: Eiterentleerung bereits nach Einbringen des Führungsdrahtes.

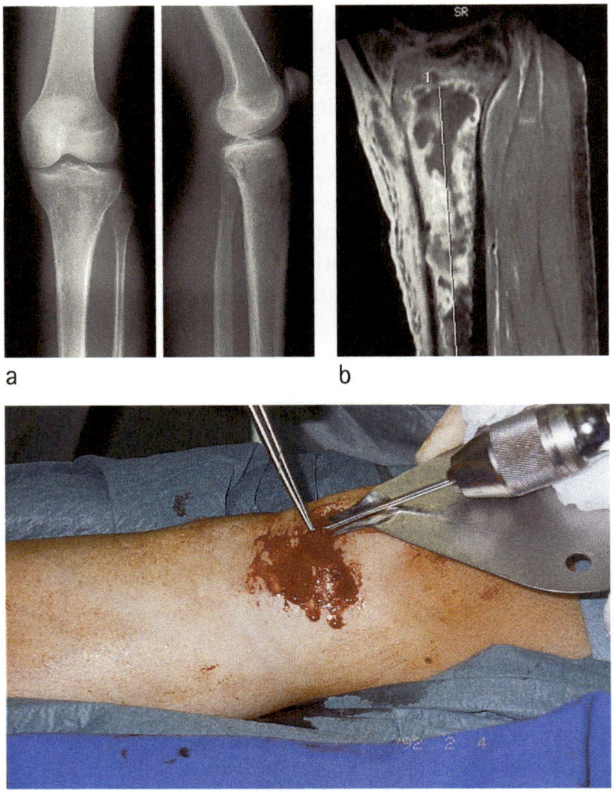

a b c

Abb. 9.6: 21-jähriger Mann. Triple-Drug Immunsuppression (Ciclosporin A + Azathioprin + Cortison) nach allogener Nieren-Dritt-Transplantation bei vorausgegangenem zweifachen immunologischen Transplantatverlust.
Akute hämatogene Osteomyelitis in beiden Femura mit hochseptischem Verlauf. Intraoperativ Nachweis einer Mischinfektion.
a: Konventionelle Röntgendiagnostik unauffällig.
b: CT mit Lufteinschlüssen im Markraum als Beweis für Gas bildende Bakterien.
c: Im NMR Nachweis der Ausdehnung des intramedullären Abszesses.

febril bis hochfiebernd). Es besteht keine Korrelation zwischen diesen Allgemeinsymptomen und der Schwere der nachfolgenden Osteomyelitis. Die Frühsymptome sind in der Regel sehr diskret und leicht zu übersehen.

Aufgrund der beschriebenen altersabhängigen Pathogenese ist es sinnvoll, auch klinisch zwischen der Osteomyelitis des Neugeborenen, des Säuglings, des älteren Kleinkindes und des Schulkindes, sowie des Erwachsenen zu unterscheiden.

Osteomyelitis des Neugeborenen

Die Infektion verläuft beim Neugeborenen in etwa der Hälfte der Fälle mit Fieber, häufig als septisch toxisches Krankheitsbild. Vorhergehende Infektionen lassen sich bei etwa 50% der Patienten nachweisen und sind meist nosokomial. In vielen Fällen geht die Infektion vermutlich vom Nabel aus. Infizierte Fersenblutpunktionen, Kephalhämatome und Kopfschwartenelektroden sind als weitere Ursachen beschrieben. Etwa die Hälfte der Fälle verläuft als multifokale Osteomyelitis. Das proximale Femurende ist eine häufige Lokalisation.

In 50–70% besteht eine begleitende eitrige Arthritis.

Das Neugeborene ist allgemein berührungsempfindlich, insbesondere jedoch wenn die betroffene Extremität berührt und bewegt wird. Es nimmt eine Schonhaltung ein (Pseudoparalyse). Bleibt die Erkrankung unerkannt, kommt es zu lokaler Rötung und Schwellung der betroffenen Extremität als Spätsymptom.

Osteomyelitis des Säuglings und Kleinkindes

Anfänglich überwiegen auch hier unspezifische Krankheitssymptome, wie Trinkunlust, Unruhe und Berührungsempfindlichkeit der betroffenen Extremität. Im Säuglingsalter fallen einseitig reduzierte Spontanbewegungen auf. Bei Erkrankungen der unteren Extremität ab dem Laufalter hinken die Kinder zunächst, später verweigern sie zu laufen.

Osteomyelitis des älteren Kindes und Jugendlichen

Die Patienten geben bereits in der Frühphase der Erkrankung konkret lokalisierbare Schmerzen an. Da auch in dieser Altersgruppe die unteren Extremitäten häufiger erkranken, besteht häufig leichtes Hinken, ehe lokale Rötung und Überwärmung auftreten. Die Körpertemperatur ist oft nur leicht erhöht.

Osteomyelitis im Erwachsenenalter

Aufgrund der meist stark eingeschränkten physiologischen Reaktionsfähigkeit des Organismus verläuft das Krankheitsbild oftmals lange subklinisch. Bei organtransplantierten Patienten ist beim Auftreten von Fieberschüben die Differenzialdiagnose zwischen einer akuten Abstoßungskrise, einer generalisierten CMV-Infektion oder einer akuten Osteomyelitis nicht einfach, insbesondere wenn sie zunächst ohne lokale Symptomatik verläuft.

9.1.5 Diagnostik

Entscheidend ist es, bei entsprechendem klinischen Verdacht die Diagnostik zügig nach einem standardisierten Vorgehen abzuschließen, da der frühzeitige Therapiebeginn einen Übergang in eine chronische Osteomyelitis sowie lokale Wachstumsstörungen (Epiphysenfuge) und Gelenkdestruktion verhindern kann. Wird eine wirksame antibiotische Therapie innerhalb von 3 Tagen eingeleitet, gelingt die Heilung in etwa 90 % der Fälle. Im Mittelpunkt der diagnostischen Anstrengungen muss der Versuch eines Erregernachweises stehen.

Laborparameter

Unverzichtbare, aber unspezifische Laboruntersuchungen sind die Bestimmung der Blutsenkungsgeschwindigkeit (BSG), des C-reaktiven Proteins (CRP) und der Leukozyten einschließlich Differenzierung.

Blutkörperchensenkungsgeschwindigkeit

Die Blutsenkung ist im Anfangsstadium in etwa 75 % erhöht und kann trotz wirksamer parenteraler Antibiotikagabe in den ersten Tagen weiter ansteigen. Werte über 100 mm nach einer Stunde finden sich außer im Neugeborenenalter häufig. Nach 10–14 Tagen erfolgreicher Therapie sinkt die BSG in der Regel ab. Sie dient deshalb vor allem der langfristigen Therapieüberwachung und kann auch bei der Entscheidung, ob auf ein orales Antibiotikum umgestellt werden kann, hilfreich sein.

C-reaktives Protein

Das CRP ist in der akuten Krankheitsphase stets erhöht, normalisiert sich aber unter adäquater Therapie innerhalb weniger Tage. Es kann daher den frühen Therapieerfolg anzeigen, eignet sich jedoch als langfristiger Verlaufsparameter nicht. Bleibt es trotz antibiotischer Therapie erhöht, muss an eine Gelenkbeteiligung gedacht werden [13].

Leukozytenzahl

Die Leukozyten sind nur in 40 % der Fälle oberhalb der altersspezifischen Norm, meist besteht eine Linksverschiebung.

Bildgebende Verfahren

Sonographie

Der gezielte Einsatz der Sonographie kann bereits 24 Stunden nach Krankheitsbeginn begleitende Weichteilödeme nachweisen. Nach 2 – 3 Tagen lassen sich häufig subperiostale Abszesse und Kortikaliserosionen darstellen. Diese Abszesse müssen zum Keimnachweis ggf. sonographiegesteuert punktiert werden.
Ferner lassen sich eitrige Gelenkergüsse (Hüften!) hervorragend nachweisen.
Am Stammskelett ist die Sonographie wegen technischer Probleme weniger geeignet. Eine Vergleichsstudie hebt ihre Bedeutung aufgrund ihrer hohen Spezifität (> 90 %) zur frühen Diagnosesicherung auch gegenüber der Szintigraphie hervor [10].
Wegen ihrer geringen Sensitivität (< 60 %) ist sie andererseits zum Ausschluss einer Osteomyelitis nicht geeignet [10].

Röntgen

Ein Röntgenbild in zwei Ebenen ist zum Ausschluss einer Fraktur/Fissur, Leukämie, Neuroblastom, Knochentumor, chronischen Osteomyelitis etc. obligat. Mittels Weichteiltechnik lassen sich Weichteilschwellungen (evtl. im Seitenvergleich) 72 Stunden nach Krankheitsbeginn nachweisen.
In langen Röhrenknochen lassen sich Knochendestruktionen, osteolytische Herde, Periostabhebungen und reaktive Knochenneubildungen nach frühestens 7 – 14 Tagen, in platten Knochen sogar noch später nachweisen. Zur Verlaufsbeurteilung, zum Nachweis von Komplikationen und zur Dokumentation des Krankheitsverlaufs sollte auf Kontrollaufnahmen trotzdem nicht verzichtet werden. Bei sehr frühem Therapiebeginn können radiologische Osteomyelitiszeichen andererseits völlig fehlen.

Szintigraphie

Die 3-Phasenskelettszintigraphie mit ^{99m}Tc-MDP ist in den ersten Krankheitstagen der Sonographie im Kindesalter diagnostisch unterlegen [10]. Ab dem 2.–4. Krankheitstag ist sie in allen 3 Phasen (1. Phase: arterielle Phase nach wenigen Sekunden; 2. Phase: kapillar-venöse Phase nach 5 – 10 Minuten; 3. Phase: Knochenstoffwechselphase nach 2 – 4 Stunden) durch eine lokale Mehranreicherung gekennzeichnet. Osteomyelitisspezifisch ist insbesondere die 3. Phase.
Die Szintigraphie ist zum Nachweis weiterer Herde (multifokale Osteomyelitis) und im Bereich platter Knochen unentbehrlich [9].
Wegen der geringen Knochenmineralisation ist sie im Neugeborenenalter wenig geeignet (bis zu 80 % falsch negativ). Weitere Nachteile sind die schlechte anatomische Auflösung im Stammbereich und die hohe Strahlenbelastung.

Kernspintomographie

Die Kernspintomographie (NMR) besitzt die größte Spezifität (> 90 %) und Sensitivität (90 %) auch in der Frühdiagnostik aller genannten Untersuchungsverfahren (☞ Abb. 9.5 und 9.6) [10]. Sie ermöglicht die beste anatomische Auflösung von subperiostalen Abszessen, umgebenden Weichteilschwellungen und Knochenmarksödemen. Keine andere Bildgebung kann zwischen Arthritis / Osteomyelitis und Diszitis / Wirbelkörperosteomyelitis genauer differenzieren.
Wegen der im Kindesalter meist notwendigen Sedierung und der hohen Kosten wird das NMR hauptsächlich in unklaren Fällen oder zur Differenzialdiagnostik von Diszitis / Wirbelkörperosteomyelitis und Arthritis/Osteomyelitis eingesetzt.

Computertomographie

Die Computertomographie (CT) wurde durch die NMR-Diagnostik weitgehend verdrängt. Sie wird nur noch bei besonderen Fragestellungen, z.B. bei der Differenzierung von Knocheninfarkten und Osteomyelitis bei Sichelzellanämie angewendet.

Positronen-Emissions-Tomographie (PET)

Speziell für die hämatogene Osteomyelitis liegen mit dieser Untersuchungsmethode noch keine gesicherten Ergebnisse vor.

■ Keimnachweis

Die Identifizierung des den Infekt auslösenden Keims ist für die testgerechte antibiotische Therapie essenziell. Sofort sind Blutkulturen abzunehmen, ein Keimnachweis gelingt aber nur in etwa 50% der Fälle.
Im Mittelpunkt der Bemühungen steht der Keimnachweis aus subperiostalen Abszessen, Knochen oder Gelenkflüssigkeit bei Pyarthros (zu etwa 70% erfolgreich). Das gewonnene Punktat wird nach Gram und Ziehl-Neelsen gefärbt und Kulturen angelegt. Dieses kombinierte Vorgehen führt in bis zu 90% der Fälle zum definitiven Erregernachweis [8]. Eine diagnostische metaphysäre Knochenmarkfeinnadelpunktion oder offene Biopsie wird wegen möglicher Epiphysenschädigung und Längenwachstumsstörungen kontrovers diskutiert.

9.1.6 Therapie

■ Antibiose

Die i.v.-Antibiose ist das Fundament der interdisziplinären Therapie [9]. Die Zusammenarbeit von Pädiatrie und Kinderchirurgie an einer Kinderklinik ist für den Therapieerfolg ausschlaggebend. Vor der Antibiotika-Ära betrug die Letalität etwa 20%.
Trotz Fehlens prospektiver randomisierter Studien besteht ein international weitgehend einheitliches Therapieschema. Die initiale empirische antibiotische Therapie richtet sich nach den zu erwartenden Keimen in Abhängigkeit vom Patientenalter, der Lokalisation der Erkrankung, den Resultaten der Gramfärbung des Punktates und zusätzlichen klinischen Gesichtspunkten, wie z.B. Stichverletzungen (☞ Tab. 9.2). Anfänglich muss sie stets Staph. aureus als häufigsten Keim sicher mit erfassen.
Nach Erregeridentifikation und Bestimmung der minimalen Hemmkonzentration (MHK) kann die Therapie testgerecht umgesetzt werden. Die Antibiotikatherapie wird stets parenteral begonnen und mindestens über drei Wochen i.v. fortgeführt. Tabelle 9.4 führt die derzeit gebräuchlichsten Antibiotika einschließlich Dosierung auf [15].
Das Handbuch der Deutschen Gesellschaft für pädiatrische Infektiologie (DGPI) ist das Standardwerk zur Therapie von Infektionskrankheiten im Kindesalter in Deutschland und wird ständig aktualisiert. Die Ausgabe von 2003 empfiehlt vor Erregerisolierung kalkuliert Cefuroxim oder Cefotiam 150–200 mg/kg/d oder das penicillinasefeste Flucloxacillin als i.v.-Antibiose [4].
Clindamycin sollte nur bei Penicillinallergie, Mischinfektionen oder nachgewiesenen Staph. aureus oder Streptokokken eingesetzt werden. Zunehmende Resistenzen von Staph. aureus sind zu bedenken und machen gelegentlich die zusätzliche Gabe von Rifampicin notwendig.
Im Neugeborenenalter müssen anfangs gramnegative Keime mit therapiert werden, weshalb sich die Kombination eines penicillinasefesten Penicillins mit einem Breitspektrum-Cephalosporin empfiehlt.
Gelingt ein Keimnachweis, sollte gezielt

Tab. 9.4 Antibiotikatherapie bei hämatogener Osteomyelitis [15]

Antibiotikum	Tagesdosis in mg/kg Körpergewicht	Einzeldosen/Tag
Ampicillin	200 mg/kg	4
Cefuroxim	150–200 mg/kg	3
Cefotaxim	150–200 mg/kg	3
Cefotiam	200 mg/kg	3
Clindamycin	40 mg/kg	3
Flucloxacillin	100 mg/kg	3
Piperacillin	250 mg/kg	3
Imipenem	50–60 mg/kg	3
Penicillin G	0,5–1 Mio/kg	3–4
Wegen rascher Resistenzentwicklung sollen folgende Antibiotika nur in Kombination mit den oben genannten Substanzen verabreicht werden		
Fosfomycin	200 mg/kg	3
Gentamicin	5 mg/kg	2
Rifampicin	10–15 mg/kg	1

nach Antibiogramm weiterbehandelt werden. Die minimale parenterale Therapiedauer beträgt 21 Tage, soweit innerhalb weniger Tage eine prompte klinische Besserung eintritt und sich die BSG in dieser Zeitspanne nahezu normalisiert hat. Eine chirurgische Therapie muss ebenfalls abgeschlossen sein, ehe auf eine orale Therapie umgestellt werden darf. Orale Cephalosporine sollen in 2- bis 3facher normaler Dosis gegeben werden [1].

Soweit bekannt, soll der Serumbakterizidiespiegel 60 Minuten nach Einnahme des oralen Antibiotikums mindestens 1 : 8 betragen (gilt für Saft, bei Tbl./Kapseln 60–90 Min) [1].

Eine minimale Therapiedauer von 4–6 Wochen soll nicht unterschritten werden, da sonst die Rezidivgefahr steigt.

Chirurgische Therapie

Indikationen

Als Indikation für ein operatives Vorgehen gelten Abszesse, nekrotisches Material, Fisteln, Sequester, Gelenkbeteiligung oder anhaltende klinische Symptome unter i. v.-Antibiose über längere Zeit (3 Tage) [1, 14].

Vorgehen

Es muss die notfallmäßige Entlastung, Entleerung und Spülung des befallenen Gelenks durchgeführt werden.

Die Gelenkspülung erfolgt mit 0,9 %iger NaCl-Lösung ohne Antibiotikazusatz, da dieser zur Kapselreizung führt und systemisch verabreichte Antibiotika ausreichend hohe Spiegel sicherstellen. Aus gleichem Grund und wegen Resistenzentwicklungen sind Gentamicin-PMMA-Kugeln kontraindiziert. Eine Zerstörung der Epiphyse durch den Infekt muss verhindert werden. Subperiostale Abszesse sowie Sequester müssen ausgeräumt, Fisteln exzidiert und Markräume débridiert werden. Saug-Spül-Drainagen finden keine Anwendung mehr. Programmierte Revisionen im Sinne einer „Etappenlavage" sind in dieser speziellen Situation nicht nötig.

Bei zügig eingeleiteter Therapie und schneller Befundbesserung innerhalb einer Woche ist die Prognose gut und Folgeschäden an Gelenken und Wachstumsfugen selten.

Ruhigstellung

Die Ruhigstellung sollte nur noch in den ersten Tagen zur Schmerzbekämpfung durchgeführt werden. Danach überwiegen die Gefahren der Langzeitimmobilisation: Knorpelschäden, Gelenkversteifung und Muskelatrophie.

9.1.7 Prävention

Die konsequente Antibiotikatherapie bakterieller Infektionskrankheiten hat zu einem Rückgang der hämatogenen Osteomyelitis geführt.

9.1.8 Komplikationen

Die gefürchtetste Komplikation ist im Kindesalter die Zerstörung der Wachstumsfuge durch den Infektionsherd und die daraus resultierende Störung des Längenwachstums. Auch bei zügig eingeleiteter Therapie und rascher Befundbesserung sind langfristige Kontrollen des Längenwachstums der Extremität notwendig. Zusätzlich besteht die Gefahr der Gelenkzerstörung bei der Infektausbreitung ins Gelenk.
Ein Übergang in eine chronische Osteomyelitis ist in weniger als 10% der Fälle zu erwarten.
Fisteln, Sequester, pathologische Frakturen oder Amyloidose sind Komplikationen der chronischen hämatogenen Osteomyelitis.

9.2 Primär chronische hämatogene Osteomyelitis

Die primär chronische hämatogene Osteomyelitis entsteht vermutlich aus dem Zusammenspiel eines wenig virulenten Erregers und einer günstigen Infektabwehr. Nach der hämatogenen Aussaat der Keime können sich unterschiedliche Sonderformen entwickeln.

9.2.1 Brodie-Abszess

Der Brodie-Abszess ist eine mit Eiter gefüllte, gegen die Umgebung durch ausgedehntes Granulationsgewebe gut abgegrenzte Höhle, meist im metaphysären Knochen, die sich im Röntgenbild als Osteolyse mit reaktivem Sklerosewall darstellt.

Symptomatik

Klinisch imponieren langsam zunehmende Schmerzen (häufig nachts), zunehmende Auftreibung des Knochens und eine geringe Überwärmung der betroffenen Region. Häufig sind Jugendliche, insbesondere an der Tibia betroffen.

Diagnostik

Die Laborparameter sind oft im Normbereich.

Therapie

Therapeutisch wird das betroffene Areal samt sklerotischem Randsaum ausgeräumt und mit autologer Spongiosa aufgefüllt.

9.2.2 Plasmazelluläre Osteomyelitis

Die plasmazelluläre Osteomyelitis ist durch eine sklerosierende Knochenentzündung mit zentraler Kavernenbildung gekennzeichnet. Die Kaverne ist mit einem schleimartigen Exsudat gefüllt, das fast nur Plasmazellen enthält.

Symptomatik

Klinisch imponieren geringe belastungsabhängige Schmerzen sowie die zunehmende Auftreibung des Knochenabschnittes.

Diagnostik

Zur Abgrenzung gegenüber einem Knochentumor, z.B. einem Osteoid-Osteom sollte zunächst eine Biopsie durchgeführt werden.

Therapie

Die Therapie besteht in der Ausräumung des sklerosierten Knochenabschnittes und ggf. der Spongiosaanlagerung.

9.2.3 Sklerosierende, nicht eitrige Osteomyelitis Garre

Bei dieser Form der chronischen Osteomyelitis (Garre-Typ) steht histologisch die Sklerosierung ohne Einschmelzung im Vordergrund. Klinik und Therapie entsprechen der plasmazellulären Osteomyelitis.

9.2.4 Chronisch rezidivierende multifokale Osteomyelitis (CRMO)

Die Pathogenese der chronisch rezidivierenden multifokalen Osteomyelitis (CRMO) ist nicht sicher geklärt. Sie stellt eine abakterielle Osteomyelitisform dar und wird dem rheumatischen Formenkreis zugeordnet. In etwa 20% ist sie mit einer palmoplantaren Pustulose assoziiert. Diese Erkrankung wird als SAPHO-Syndrom (Synovitis, Akne, Pustulosis, Hyperostosis, Osteomyelitis) bezeichnet [11]. Es erkranken mehr Mädchen als Knaben (1,7 : 1), der Altersgipfel liegt bei 10 Jahren.

Symptomatik

Die Erkrankung verläuft schubförmig und ist bis Pubertätsende meist selbstlimitierend. Die Gesamtzahl der Herde beträgt im Mittel 3, die Metaphysen langer Röhrenknochen werden bevorzugt befallen. Die Erkrankung beginnt schleichend bis subakut mit subfebrilen Temperaturen. Regelmäßig bestehen lokale Schmerzen, häufig auch Schwellung und Rötung.

Diagnostik

Histologisch ist das chronische Stadium mit der plasmazellulären Osteomyelitis identisch. In einem Drittel der Fälle gelang der Nachweis eines chromosomalen Markers auf Chromosom 18 [7].
Die BKS ist stets > 20 mm/h erhöht, weitere Entzündungszeichen sind selten. Es handelt sich um eine Ausschlussdiagnose, die Röntgenbilder, eine Knochenszintigraphie sowie Biopsien voraussetzt.

Therapie

Die Therapie erfolgt mit nicht steroidalen Antiphlogistika.

9.3 Sekundär chronische hämatogene Osteomyelitis

> Die sekundär chronische hämatogene Osteomyelitis bezeichnet den prothrahierten Verlauf einer akuten hämatogenen Osteomyelitis. Bestehen klinische Symptome länger als 10 Tage, korreliert dies mit der Ausbildung von Nekrosen und somit dem Beginn einer chronischen Osteomyelitis [9].

Werden Diagnostik und Therapie verzögert begonnen, kann ein langer, komplikationsreicher Verlauf resultieren.

Komplikationen

Gefürchtete Komplikationen sind Gelenkdestruktion und Wachstumsstörungen.

Therapie

Da die Antibiotikatherapie allein nur in der Frühphase einer hämatogenen Osteomyelitis Aussicht auf Erfolg hat, steht hier die chirurgische Therapie im Vordergrund [2].

Literatur

1 Behrmann RE, Kliegman RM, Jenson HB (Hrsg.): Nelson textbook of pediatrics. Saunders, Philadelphia 2003

2 Cole WG. The management of chronic Osteomyelitis. Clin Orthop 1991; 264: 84–89

3 Craigen MAC, Watters J, Hackett JS. The changing epidemiology of osteomyelitis in children. J Bone Jt Surg (Br) 1992; 74: 541–545

4 Deutsche Gesellschaft für pädiatrische Infektiologie (DGPI) (Hrsg.): Handbuch: Infektionen bei Kindern und Jugendlichen. Futuramed Verlag, München 2003

5 Dietz HG, Schmittenbecher PP, Roos R. Osteomyelitis im Kindesalter. Monatsschr Kinderheilkd 1993; 141: 677–688

6 Feigin RD, Cherry JD (Hrsg.): Textbook of pediatric infectious diseases. Saunders. Philadelphia 1998

7 Jansson A, Golla A, Schneider K, Jansson V, Belohradsky BH. Die chronisch rezidivierende multifokale Osteomyelitis (CRMO). Übersicht und erste Befunde einer genetisch-rheumatologischen Studie. Monatsschr Kinderheilkd 2002; 150: 477–489

8 Lentze MJ, Schaub J, Schulte FJ, Spranger J (Hrsg.): Pädiatrie. Springer-Verlag, Berlin, Heidelberg, New York 2001

9 Lew DP, Waldvogel FA. Osteomyelitis – Current Concepts. N Engl J Med 1997 336/14: 999–1007

10 Reinehr T, Bürk G, Berger T, Schlüter B, Andler W. Akute Osteomyelitis im Kindesalter. Vergleich von Sonographie, Skelettszintigraphie und Kernspintomographie zu Beginn der Erkrankung. Monatsschr Kinderheilkd 1998; 146: 1181–1185

11 Schilling F. Synovitis, Acne pustulosa, pustuläre Psoriasis, Hyperostosis und Osteitis (SAPHO), Chronische, rekurrierende, multifokale Osteomyelitis (CRMO) und Spondarthritiden – Eine Zusammenfassung. Akt Rheumatol 2001; 26: 297–302

12 Stauffer UG, Soper RT, Rickham PP (Hrsg.): Kinderchirurgie, Georg Thieme Verlag Stuttgart, New York 1992

13 Unkila-Kallio L, Kallio MJT, Peltola H. The usefulness of C-reactive protein levels in the identification of concurrent septic arthritis in children who have acute hematogenous osteomyelitis. J Bone Jt Surg 1994; 76-A: 848–853

14 von Laer L, Wimmersberger A, Rudin Ch, Spöttl R, Illi OE, Spescha H, von Laer M. Die Indikation zur operativen Behandlung der akuten, hämatogenen, der primär chronischen und der posttraumatischen Osteomyelitis im Kindesalter. Z Kinderchir 1984; 39 Supplement I: 64–66

15 Wahn V (Hrsg.): Rheumatische Erkrankungen im Kinder und Jugendalter. Hans Marsaille Verlag, München 2001

Oberflächliche und tiefe Weichgewebsinfektionen

10

Rolf Weidenhagen, Heinrich-O. Steitz, Rudolf A. Hatz

Inhaltsübersicht

10.1 Oberflächliche Weichgewebsinfektionen 175
10.1.1 Erysipel 175
10.1.2 Nekrotisierendes Erysipel 177
10.1.3 Phlegmone 177
10.2 Nekrotisierende tiefe Weichgewebsinfektionen 177
10.2.1 Nekrotisierende Fasziitis 179
10.3 Infektionen der Muskulatur 184
10.3.1 Clostridiale Myonekrose (Gasbrand) 184
10.3.2 Fournier-Gangrän 187
Literatur 189

Haut- und Weichgewebsinfektionen bieten ein weites Spektrum, von harmlosen kleinen Infektionen bis hin zu letalen foudroyanten Verläufen der nekrotisierenden Infektionen. Oft besteht eine große Diskrepanz zwischen der unmittelbar erkennbaren Läsion, dem dahinter liegenden Infekt und dem sich daraus entwickelnden klinischen Verlauf.

Definition

Eine allgemein gültige Definition der „Haut- und Weichteilinfektionen" gibt des derzeit noch nicht [34]. Im Allgemeinen wird hierunter jedoch eine Infektion der Kutis, Subkutis, sowie der darunter liegenden Faszien und Muskeln verstanden. Infektionen von Mediastinum, Retroperitoneum und Gelenken werden in der Regel hiervon unterschieden [34].
So umfasst die Klassifikation der Haut- und Weichgewebsinfektionen heute eine inhomogene und große Gruppe, die sich hinsichtlich Dringlichkeit der Therapie, Erreger, Ausmaß der Infektion (lokal/diffus), anatomischen Strukturen, oberflächlich oder tief einteilen lässt [34].

Einteilung

Besonderes Merkmal der Weichgewebsinfektionen ist der in der Regel damit verbundene Gewebsuntergang, weswegen auch bei einer Vielzahl der Krankheitsbilder von nekrotisierenden Weichgewebsinfektionen in der Nomenklatur gesprochen wird. Quasi synonym zum Begriff der nekrotisierenden Fasziitis werden oft die Begriffe „hämolytische Streptokokkengangrän", „progressive synergistische bakterielle Gangrän", „nekrotisierendes Erysipel" oder „Fournier-Gangrän" (fulminante nekrotisierende Entzündung der anogenitalen Region) verwendet. Gemeinsam ist all diesen Bezeichnungen die schwere nekrotisierende Entzündung, die jedoch unterschiedliche Regionen im Körper betreffen kann.

Häufig entstehen Weichteilinfekte sekundär durch Fortleitung einer Infektion aus benachbarten Kompartimenten. Von einer Weichgewebsinfektion im Gegensatz zur Infektion der Haut und ihrer Anhangsgebilde wird bei einem Befall tieferer subkutaner Schichten, der Faszien oder der Muskulatur gesprochen. Bei der Vielzahl von Bezeichnungen und Begriffen zur Charakterisierung unterschiedlicher Infektsituationen erscheint eine Einteilung nach beteiligten Strukturen und Erregern sinnvoll. Dies erscheint vor allem zur Festlegung des notwendigen Therapieausmaßes aus chirurgischer Sicht und der Wahl des Antibiotikums hilfreich.
Abhängig von der Lokalisation eines Infektes, vom beteiligen Erreger oder Erregerspektrum und vom Verlauf einer Infektion lassen sich verschiedene Manifestationsformen von Weichgewebsinfekten unterscheiden. Hinsichtlich der Dringlichkeit der anstehenden medikamentösen und/oder chirurgischen Therapie wurde 1990 eine Einteilung in drei Gruppen von Kingston vorgelegt [32] (☞ Tab. 10.1).
Wir schlagen im Folgenden nach der Tiefe des Infektes eine Dreiteilung der Weichgewebsinfektionen vor.

10.1 Oberflächliche Weichgewebsinfektionen

10.1.1 Erysipel

Das Erysipel ist definiert als eine hochakute, überwiegend durch Streptokokken der Gruppe A (seltener G) hervorgerufene Entzündung der Dermis. Der Erreger breitet sich in den dort bestehenden Lymphspalten aus. Im Volksmund wird auch die Bezeichnung Wundrose benutzt.

Tab. 10.1 Einteilung der Weichgewebsinfekte hinsichtlich der Dringlichkeit der anstehenden Therapie nach Kingston und Kujath [32, 34]

Grad	Therapie	Beispiel
Leichte Infektionen (slow progressive)	Konservativ	Furunkulose, lokale Phlegmone, Erysipel
Mittelschwere Infektionen	Dringliche chirurgische Therapie	Panaritium, Abszess, eitrige Bursitis
Schwere lebensbedrohliche nekrotisierende Weichgewebsinfektionen (rapid progressive)	Sofortige chirurgische Therapie	Gasbrand, nekrotisierende Fasziitis, Fournier-Gangrän, nekrotisierende Mischinfektionen

Pathogenese

Innerhalb kurzer Zeit entwickeln sich auf der betroffenen Haut von geringgradigen Verletzungen ausgehend (Rhagaden, Abschürfungen, Mykosen) zungenförmige, eher scharf begrenzte Rötungen. Zusätzlich entsteht eine Schwellung mit begleitendem Spannungsgefühl und Schmerzen. Oft tritt noch Fieber hinzu. Besonders häufig sind die untere Extremität und das Gesicht betroffen.

Verlaufsformen

Komplizierend sind die bullöse, hämorrhagische und die nekrotisierenden Verlaufsformen, die gehäuft bei immungeschwächten Patienten auftreten. Typische Risikofaktoren für das Auftreten eines Erysipels mit Komplikationen sind Leber- und Nierenerkrankungen, die Lokalisation an der unteren Extremität, Diabetes mellitus, die periphere arterielle Verschlusskrankheit und die chronisch venöse Insuffizienz [45].

Symptomatik

Hohes Fieber, Schüttelfrost, Tachykardie und schnelle Verschlechterung des Allgemeinzustandes bestimmen den Krankheitsverlauf. Häufigste Lokalisationen sind das Gesicht und die unteren Extremitäten. Im Vordergrund steht die charakteristische landkartenartige Begrenzung der dunkelroten Verfärbung („Rose").

Therapie

Typischerweise spricht das Erysipel auf eine adäquate antibiotische Therapie rasch an. Penicillin parenteral und oral für die Dauer von insgesamt 10 Tagen führt zur schnellen Beherrschung der Erkrankung. Jedoch sind Therapieversager unter Penicillin nicht auszuschließen, für die häufig eine Betalaktamase bildende Begleitflora verantwortlich ist. Chirurgische Inzisionen und Nekrosektomien sind nur beim E. gangraenosum erforderlich.
Ruhigstellung und Hochlagerung der erkrankten Region, zumindest in den ersten Behandlungstagen, können das Ödem deutlich reduzieren. An eine möglicherweise erforderliche Sanierung der Eintrittspforte ist zu denken. Eine Optimierung der Therapie bei begünstigenden Grunderkrankungen ist begleitend erforderlich (z.B. Diabetes mellitus).

Komplikationen

Lokale Rezidive sind relativ häufig zu beobachten, Abszedierungen, Sepsis und Endokarditis als systemische Komplikationen sind eher selten. Lymphödeme durch eine postentzündliche Obliteration der Lymphspalten haben eine entsprechende persistierende Schwellung der betroffenen Region bis hin zur Elephantiasis zur Folge. Das Auftreten von lebensbedrohlichen septischen Verläufen ist im Zeitalter der antibiotischen Therapie sehr selten geworden [45].

10.1.2 Nekrotisierendes Erysipel

Schwerste Verlaufsform einer Infektion der Lymphspalten und Lymphgefäße des oberen Koriums, überwiegend durch β-hämolysierende Streptokokken.

Pathogenese

Innerhalb von 8–12 Stunden kommt es nach Erregereintritt in der Haut zu einer Ausbreitung über die Lymphgefäße mit umschriebener Entzündungsreaktion und anschließender Nekrosebildung. Eintrittspforten sind häufig Mazerationen interdigital bei Tinea pedum, Bagatelltraumen, Kratz- und Quetscheffekte und bestehende Ulcera crurum [45].

Diagnostik

Zur schnellen Abgrenzung von der nekrotisierenden Fasziitis ist eine Kernspintomographie oder Computertomographie hilfreich. In der Sonographie zeigt sich bei der nekrotisierenden Fasziitis ein echoarmer Saum zwischen Subkutis und Muskulatur, ebenso sind häufig Gasbildungen nachweisbar [43, 45].

10.1.3 Phlegmone

Als Phlegmone wird eine schwere abszedierende Infektion mit diffuser Ausbreitung in den tiefen Hautschichten, entlang von Faszien, Sehnen oder der Muskulatur bezeichnet. Damit ist die Phlegmone nicht auf eine Gewebeschicht begrenzt, anatomische Grenzen werden oft überschritten.

Ätiologie

Häufig enstehen Phlegmonen nach Verletzungen oder postoperativ. Meist ist eine Eintrittspforte erkennbar oder zu eruieren. Häufige Erreger sind Staphylococcus aureus, seltener β-hämolysierende Streptokokken der Gruppe A und gramnegative Keime sowie Mischinfektionen.

Symptomatik

Es zeigt sich ein flächenhaft induriertes Haut- und Weichgewebsareal mit deutlicher Überwärmung und teigig, schmerzhafter Schwellung. In der Tiefe der Wunde kann es zu Einschmelzungen und Abszedierung kommen. Fieber, allgemeines Krankheitsgefühl und eine Erhöhung der serologischen Entzündungsparameter sind begleitend.

Therapie

Bei der Behandlung der Phlegmone muss die Therapie der Infektionsursache im Vordergrund stehen. Insbesondere bei Abszedierungen ist ein frühzeitiges, entlastendes chirurgisches Vorgehen indiziert. Die antibiotische Therapie sollte mit penicillinasefesten Penicillinen primär intravenös erfolgen. Begleitend können Lokalmaßnahmen mit feuchten Umschlägen und Kühlung erfolgen.

Komplikationen

Komplizierend können sich insbesondere zu spät behandelte oder erkannte phlegmonöse Entzündungen zu schweren nekrotisierenden Infektionen entwickeln.

10.2 Nekrotisierende tiefe Weichgewebsinfektionen

Definition

Nekrotisierende Weichgewebsinfektionen sind bakterielle Infektionen von Subkutis,

Faszie und/oder Muskulatur. Sie führen zu einer mehr oder weniger rasch fortschreitenden Nekrotisierung der betroffenen Gewebe, sowie häufig zu einer schweren toxischen Allgemeinreaktion. Sie treten spontan oder nach Trauma bzw. Operation auf.

Einteilung

Die so genannte „Amsterdam Klassifikation“ nekrotisierender Weichgewebsinfektionen orientiert sich an den betroffenen Geweben (Kutis, Subkutis, Faszie, Muskulatur) sowie an den verursachenden Erregern (Clostridien, nicht clostridialer Infekt), wobei fließende Übergänge möglich sind [3, 4].

„Amsterdam Klassifikation“ der nekrotisierenden Weichgewebsinfektionen

Progressive bakterielle Gangrän (Subkutis + Kutis)

- Anaerob
  - Clostridial
  - Nicht-clostridial
- Aerob
- Gemischt

Nekrotisierende Fasziitis

- Anaerob
- Aerob
- Gemischt

Myositis/Myonekrose

- Anaerob
  - Clostridial
  - Nicht-clostridial (Streptokokken)
- Aerob
- Andere
  - Viral
  - Parasitär

Ätiologie

Als Erreger dieser lebensbedrohlichen Infektionen werden häufig die ubiquitär vorkommenden Streptokokken der Gruppe A gefunden. Jedoch können auch Staphylokokken, Clostridien und sogar Pilze nekrotisierende Weichgewebsinfektionen auslösen. Auch Mischinfektionen mit synergistischer Potenz der beteiligten Keime können Ursache dieses Krankheitsbildes sein.

Myonekrose

Eine Myonekrose wird häufig durch Clostridien verursacht, nicht-clostridiale Myonekrosen treten vereinzelt jedoch ebenfalls auf.

Nekrotisierende Fasziitis

Bei der überwiegenden Zahl der nekrotisierenden Fasziitiden liegt eine Infektion mit Anaerobiern oder ein aerob-anaerober Mischinfekt vor, während Streptokokken der Gruppe A nur in 10–18% die Ursache darstellen.

Fournier-Gangrän

Die vor allem im urologischen Bereich bekannte so genannte „Fournier-Gangrän“ stellt hierbei kein eigenständiges Krankheitsbild dar, vielmehr handelt es sich um eine nekrotisierende Fasziitis des Perineums, insbesondere des Skrotums, zumeist ausgehend von genitalen oder anorektalen Infektionen [3, 6, 25].

Symptomatik

Nekrotisierende Weichgewebsinfekte stellen häufig ein foudroyantes und lebensbedrohliches Krankheitsbild dar, wobei eine Ausbreitungsgeschwindigkeit von 10–15 cm/h nicht ungewöhnlich ist. Die durchschnittliche Letalität liegt sowohl für die nekrotisierende Fasziitis als auch für die clostridiale Myonekrose bei 45%.

> Die Therapieentscheidung muss wegen der raschen Entwicklung der Infektion im Wesentlichen aufgrund des klinischen Bildes erfolgen und darf nicht durch eine Zeit raubende apparative Diagnostik hinausgezögert werden.

10.2.1 Nekrotisierende Fasziitis

Definition

Historisch betrachtet ist das Krankheitsbild 1871 durch den amerikanischen Militärarzt Joseph Jones unter dem Begriff Hospitalgangrän während des amerikanischen Bürgerkriegs erstmals beschrieben worden [29]. Der häufig ungenau gebrauchte Begriff der nekrotisierenden Fasziitis wurde 1952 von Wilson [50] geprägt und stellt eine pathologisch deskriptive Bezeichnung einer seltenen lebensbedrohlichen Weichgewebsinfektion dar [28]. Er erkannte, dass die typische Hautgangrän der nekrotisierenden Fasziitis erst im späten Stadium dieser Infektion auftritt [51].

Von einer nekrotisierenden Fasziitis wird bei einer Beteiligung der subkutanen Weichteile mit Beteiligung der Faszien gesprochen. Eine Nekrose der darüber liegenden Haut kann sich daran anschließen [30].

1983 wurde der Begriff des toxischen Schocksyndroms („streptococcal toxis shock syndrome, STSS“) synonym zur nekrotisierenden Weichgewebsinfektion eingeführt [1].

Tabelle 10.2 gibt einen Überblick über die Definition des STSS [2]. Als gesichert gilt die Diagnose bei Vorliegen der Kriterien IA und II (A und B), als wahrscheinlich bei Vorliegen der Kriterien IB und II (A und B) bei Ausschluss einer anderen Krankheitsursache.

Häufigkeit

In das Interesse der Öffentlichkeit rückte die Erkrankung 1994, als in Großbritannien 18 von 25 Patienten an einer fulminanten nekrotisierenden Fasziitis starben [36]. Die in der Presse als „Killerbug“ bezeichneten ubiquitär vorkommenden Streptokokken der Gruppe A (Streptococcus pyogenes) waren hauptsächlicher Auslöser dieser Weichgewebsinfektionen. Die Inzidenz der nekrotisierenden Fasziitis

Tab. 10.2 STSS „streptococcal toxic shock syndrome“ [2]

I.	Isolierung von Streptokokken der Gruppe A (S. pyogenes)	
	A	Von einer normalerweise sterilen Körperflüssigkeit oder -stelle (z. B. Blut, Liquor, Pleura- oder Peritoneal-Sekret, Gewebebiopsie, chirurgische Wunde)
	B	Von einer nicht-sterilen Körperflüssigkeit oder -stelle (z. B. Rachen, Sputum, Vagina, oberflächliche Hautverletzungen)
II	Klinische Zeichen	
	A	Hypotension: systolischer Blutdruck ≤ 90 mmHg (Erwachsene) < 5 Perzentile bei Kindern *und*
	B	≥ 2 der folgenden klinischen Veränderungen: 1. Niereninsuffizienz: Kreatinin ≥ 177 µmol/l. Bei vorbestehender Niereninsuffizienz Verdoppelung des vorbestehenden Wertes 2. Gerinnungsstörungen: Thrombozyten < 100 000/µl oder disseminierte intravasale Koagulation 3. Leberbeteiligung: GOT, GPT oder Bilirubin auf mehr als das Doppelte der Norm, bei Patienten mit vorbestehenden Lebererkrankungen auf das Doppelte des individuellen Ausgangswerts erhöht 4. Adult respiratory distress syndrome (ARDS) 5. Generalisierter erythematöser Ausschlag, evtl. mit Blasenbildung 6. Weichteilnekrose (nekrotisierende Fasziitis oder Myositis, Gangrän)

wird mit 0,4/100.000 Einwohnern angenommen [30].

Ätiologie

Neben der idiopathischen Form, die auch bei jungen gesunden Menschen ohne Vorerkrankung auftreten kann, wird die Erkrankung infolge operativer Eingriffe beobachtet. Weitere typische Auslöser sind chronische Wunden und Bagatellverletzungen.
Bei Infektionen mit einem einzigen Keim sind häufig hämolysierende Streptokokken der Gruppe A (Streptococcus pyogenes) Verursacher. Mischinfektionen kommen gehäuft durch Anaerobier oder fakultativ anaerobe Bakterien zustande [20, 24, 28].
Bei den idiopathischen Infektionen ist häufig ein isolierter Keim Auslöser der Infektion, hingegen mehrere Keime gehäuft bei postoperativen Infektionen [37]. Das Erregerspektrum der nekrotisierenden Fasziitis umfasst nach Giuliano 75 verschiedene Bakterienspezies, die je nach Keimspektrum zur Unterscheidung zwischen einer nekrotisierenden Fasziitis Typ 1 bei 80% und einer nekrotisierenden Fasziitis Typ 2 bei 20% der Erkrankten führt [24].

Einteilung

Tab. 10.3 Differenzierung der nekrotisierenden Weichgewebsinfekte nach Gewebeniveau, Erreger und Infektprogression (nach [1, 33])

Erreger	Subkutis/Faszie	Muskulatur
Streptococcus pyogenes	Streptokokkengangrän	Myositis
Clostridium perfringens	Clostridienzellulitis	Myonekrose
Anaerob/aerobe Mischinfektionen	Nekrotisierende Fasziitis Typ I	Non-Clostridien Myonekrose
Streptokokken und Staphylokokken	Nekrotisierende Fasziitis Typ II	Myositis

Symptomatik

Das klinische Bild einer nekrotisierenden Weichgewebsinfektion wird durch die beteiligten Mikroorganismen, die Lokalisation und Gewebeniveau des Infekts sowie durch patientenspezifische Faktoren bestimmt [33].
Klinisch zeigt sich im Bereich der Haut zunächst nur eine zum Teil massive Weichteilschwellung, Rötung oder bereits schon eine Blasenbildung [40]. Die Patienten begeben sich meist aufgrund der massiven Schmerzen in ärztliche Behandlung. Die Hautnekrosen treten in der Regel etwas später durch das Fortschreiten der mirkovaskulären Thrombosierung unter der sich ausbreitenden Gangrän im Subkutangewebe auf.

Diagnosekriterien

Nach Fisher [21] gibt es so genannte Diagnosekriterien der nekrotisierenden Fasziitis. Der Nachweis von fünf der sechs Kriterien wird als beweisend angesehen:

- Extensive Nekrose der Faszie mit Ausdehnung auf die angrenzende Haut
- Mittlere bis schwere Systemintoxikation mit vermindertem zerebralem Status
- Fehlen einer primären Muskelbeteiligung
- Fehlen von Clostridien im Wundabstrich
- Fehlen eines ursächlichen Gefäßverschlusses
- Leukozyteninfiltration, fokale Nekrosen der Faszie und des umgebenden Gewebes sowie mikrovaskuläre Thrombosen bei der histologischen Untersuchung.

Anamnese und klinischer Befund

Der Verdacht auf eine nekrotisierende Fasziitis sollte beim Fortschreiten einer Weichgewebsinfektion trotz adäquater

Abb. 10.1: 28-jährige Patientin mit massiven Schmerzen bei einer ausgeprägten ödematösen Schwellung des rechten Beines lateral bis gluteal reichend (Impressionen im Bereich der Finger des Untersuchers zu erkennen) mit flächiger Rötung und einer Schürfwunde im Bereich der Kniekehle als mögliche Eintrittspforte im Rahmen eines Bagatelltraumas.

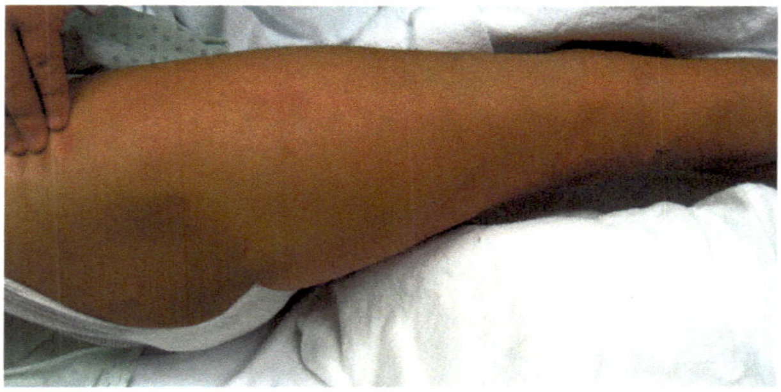

und hoch dosierter Antibiotikatherapie bei gleichzeitiger klinischer Verschlechterung des Gesamtzustandes des Patienten gestellt werden [20, 28, 40]. Auch inadäquat große Schmerzen im Verhältnis zum äußeren Erscheinungsbild einer Infektion sollten den Verdacht äußern lassen (☞ Tab. 10.4). Bei der chirurgischen Intervention zeigt sich dann das gräulich avitale Subkutangewebe mit Beteiligung der grünlich zerfließenden Faszie.

Bakteriologie

Möglichst frühzeitig sollte zur Anpassung einer testgerechten antibiotischen Therapie Material (Blut, Wundsekret, Gewebe)

Tab. 10.4 Nekrotisierende Fasziitis: Gesamtschau von Anamnese und Befunde

Anamnese	Befunde
Ungewöhnlich starke Schmerzen	Rubor, Dolor, Calor, subkutane Krepitation
Rasante Progression	Rasch zunehmende Sepsiszeichen
Beschwerden seit max. 4 Tagen	
Prädisponierende Faktoren	Vaskuläre Erkrankungen, Diabetes mellitus, Alkoholismus, Immunsuppression, Malignome, ekzematöse Erkrankungen, i.v.-Drogenabusus, HIV

zur mikrobiologischen und histopathologischen Untersuchung gegeben werden.

Röntgen

Auf dem konventionellen Röntgenbild werden Weichteilschwellung und größere Gasansammlungen im Gewebeverband sichtbar, im Bereich der Muskulatur kann dies zu einer Auffiederung führen.

Sonographie

Bei der nekrotisierenden Fasziitis zeigt sich sonographisch ein echoarmer Saum zwischen Subkutis und Muskulatur (☞ Abb. 10.2). Abszesse stellen sich sonographisch als scharf begrenzte, echoarme Läsionen mit dorsaler Schallverstärkung dar. Eventuell ist auch eine Gasbildung im Gewebe im Sinne von echoreichen Reflexen mit dorsaler Schallauslöschung nachweisbar.

Die Sonographie bietet im Vergleich zu Computertomographie und der NMR den Vorteil der unmittelbaren Verfügbarkeit ohne großen Zeitverlust durch weiterführende Diagnostik. Der Nachweis von Lufteinschlüssen in der Subkutis ist bei Fehlen einer anderen erklärenden Ursache (z.B. Pneumothorax mit Hautemphysem) quasi beweisend für einen Gas bildenden Infekt.

Harte Kriterien für den sonographischen Nachweis einer nekrotisierenden Fasziitis können ein echoarmer epifaszialer Saum

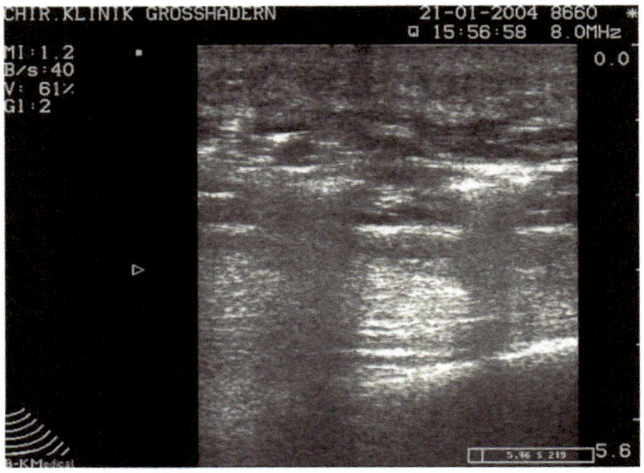

Abb. 10.2: Sonographisches Bild eines ausgedehnten epifaszialen Weichteilinfekts mit Gasbildung im Subkutangewebe. Die ödematös veränderten Bildegewebsspalten des Subkutangewebes sind als echoarmer Saum erkennbar. Die Gasbildung im Gewebe ist durch die echoreichen Reflexe mit dorsaler Schallauslöschung nachweisbar. Oberhalb der Faszie befindet sich ebenfalls ein echoarmer Saum, die darunter liegende Muskulatur erscheint unverändert.

> 4 mm sowie eine diffuse Verdickung des Subkutangewebes im Vergleich zur gesunden Seite sein. Die Sensitivität des Ultraschalls liegt bei 88 %, verbunden mit einer Spezifität von 93 % [52].

Computertomographie und Kernspintomographie

Mithilfe von CT und NMR ist ebenfalls ein Nachweis von Gasbildung einfach zu führen und das Ausmaß der Infektion übersichtlicher als in der Sonographie durch eine bessere „Umfelddiagnostik" zu erkennen.
Eine große Bedeutung im Hinblick auf die Diagnosefindung kommt der Kernspintomographie zu. Die Kernspintomographie bietet die höchste Sensitivität für Änderungen im Wassergehalt des Gewebes und besitzt im Weichteilbereich die genaueste anatomische Zuordnung eines pathologischen Geschehens [11, 48]. Die Darstellung in beliebiger räumlicher Orientierung erlaubt zudem eine genaue örtliche Abgrenzung des Prozesses.

- Eine akute Zellulitis zeigt eine auf die Subkutis beschränkte inflammatorische Veränderung.
- Bei der nekrotisierenden Fasziitis sind diese Veränderungen entlang der intermuskulären Septen sichtbar.
- Die pyogene bakterielle Myositis manifestiert sich im Frühstadium als eine diffuse Muskelschwellung, später werden Abszedierungen sichtbar [33].

Jedoch ist der Einsatz der Kernspintomographie zur Diagnosesicherung der nekrotisierenden Fasziitis keinesfalls zwingend anzusehen. Er ist nur angebracht, wenn sich die Zeitdauer der prätherapeutischen Diagnostik nicht deutlich verlängert, da eine frühzeitige Intervention für die Patienten prognostisch entscheidend ist [25].

Therapie und Verlauf

Die Patienten sind bei Diagnosestellung in der Regel vital bedroht. Ein schweres septisches Krankheitsbild mit zunehmendem septischen Multiorganversagen geht mit dieser Erkrankung einher [6, 37]. Die hohe Letalität dieser Erkrankung lässt sich nur durch eine rasche chirurgische Intervention senken [6, 28], wobei auch hier in einer Sammelstatistik die Letalität noch 33 % betrug [37]. Auch andere Studien zeigen trotz aller intensivmedizinischen Bemühungen eine Letalität von etwa 30 % [10, 23, 28, 38]. In Fällen ohne chirurgische Intervention betrug die Letalität 100 % [30]. Entscheidend für die Prognose dieser Patienten ist der Zeitpunkt des Beginns der radikalen chirurgischen Therapie.

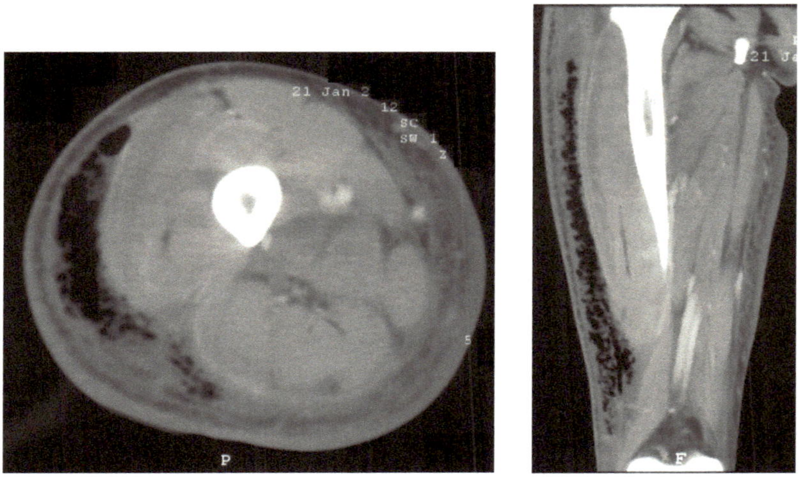

Abb. 10.3: Computertomographie mit Kontrastmittel der Patientin aus Abbildung 10.1. Es zeigt sich eine ausgeprägte epifasziale Gasansammlung im Bereich des lateralen Oberschenkels bis in den proximalen Unterschenkel reichend (intraoperativer Situs ☞ Abb. 10.4).

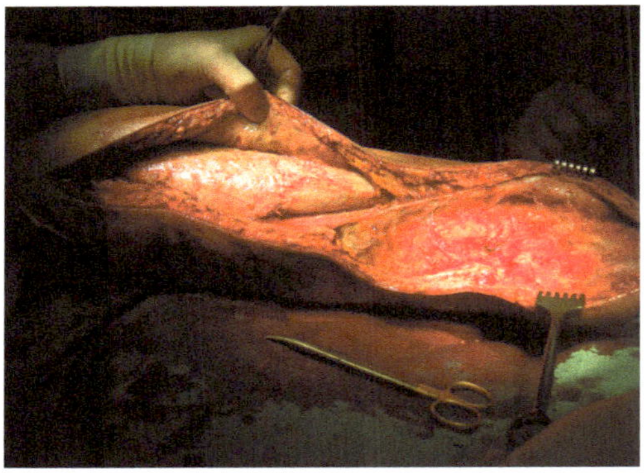

Abb. 10.4: Intraoperativer Situs der Patientin aus den Abbildungen 10.1–3. Es fanden sich ausgedehnte subkutane epifasziale Eiteransammlungen (intraoperative Mikroskopie: gramnegative Stäbchen) ohne Nekrose der Faszien, jedoch mit ausgedehnten Fettgewebsnekrosen. Keine infektiöse Beteiligung der Muskulatur.

Operative Sanierung

Die alleinige Eröffnung und Drainage der betroffenen Region stellt keine adäquate und ausreichende Therapie dar. Nur durch aggressives und mehrfaches Débridement (programmierte Revisionen) der befallenen nekrotischen Weichteile kann das Leben dieser Patienten gerettet werden [9]. Eine vollständige und radikale Entfernung des nekrotischen Gewebes ist erforderlich. Durch die resultierenden Gewebedefekte sind zum Teil aufwändige plastische Rekonstruktionen notwendig [6, 28].

Antibiose

Die antibiotische Therapie bei Verdacht auf eine nekrotisierende Weichgewebsinfektion zielt auf die breite Abdeckung von aeroben grampositiven, gramnegativen und anaeroben Mikroorganismen ab. Am besten hierfür geeignet sind Penicillin G, bevorzugt ein betalaktamasestabiles Penicillin oder ein Cephalosporin, kombiniert mit einem Aminoglykosid und einem zusätzlichen Antibiotikum zur Behandlung der Anaerobierinfektion, Metronidazol oder Clindamycin [25].
Jedoch ist durch die alleinige Antibiotikagabe das Fortschreiten der nekrotisierenden Fasziitis nicht zu stoppen. Auch gibt es keine Hinweise, dass die antibiotische

Therapie das Ausmaß der Nekrosektomie verringern kann [12].

Hyperbare Sauerstofftherapie

Die hyperbare Sauerstofftherapie als therapieunterstützende Maßnahme wird kritisch beurteilt und wirft bei den kritisch kranken Patienten auch erhebliche logistische Probleme durch den Transport zu einer Druckkammer auf [13, 28, 41].

10.3 Infektionen der Muskulatur

Eine Ausdehnung der nekrotisierenden Fasziitis vom Typ I über das Subkutangewebe und die Faszien bis in die Muskulatur (☞ Abb. 10.5 – 10.8) hinein wird als synergistische nekrotisierende Zellulitis oder auch als synergistische nicht Clostridien-bedingte anaerobe Myonekrose beschrieben [34].

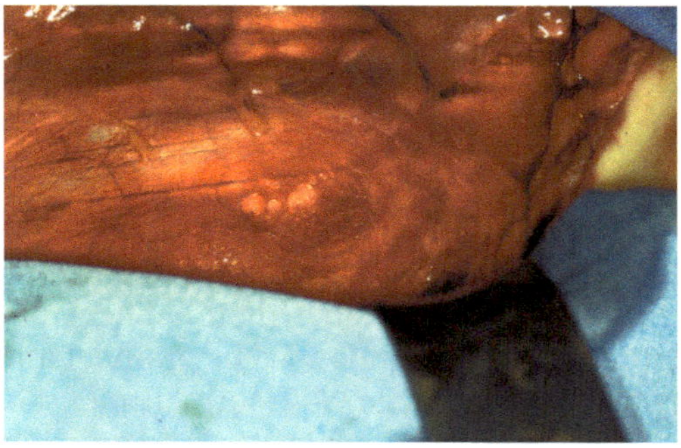

Abb. 10.5: Epifasziale Gasansammlung im Bereich der Bauchdecke bei einer Patientin mit toxischem Schocksyndrom („streptococcal toxic shock syndrom, STSS") mit schwerster nekrotisierender Fasziitis und Myonekrose der Bauchwandmuskulatur nach Hysterektomie. Die mikroskopische Untersuchung zeigte grampositive Kokken. In der endgültigen mikrobiologischen Untersuchung konnte als verursachender Keim ein Streptococcus pyogenes (M-Typ 1) isoliert werden [35].

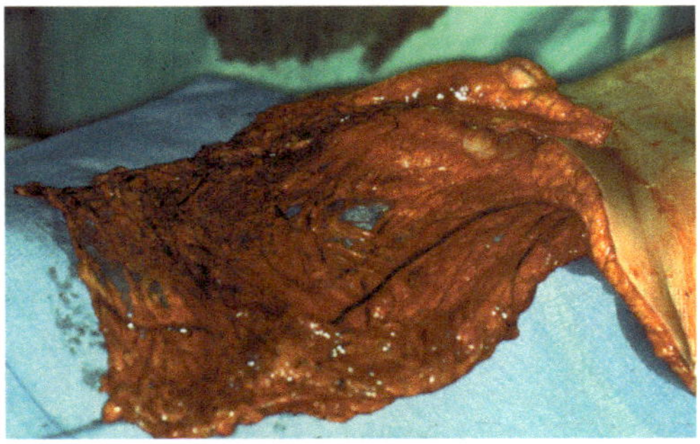

Abb. 10.6: Das Omentum majus war mit befallen und zeigte neben kleinsten Gaseinschlüssen ausgedehnte Thrombosierungen der Gefäße (Patientin aus Abb. 10.5).

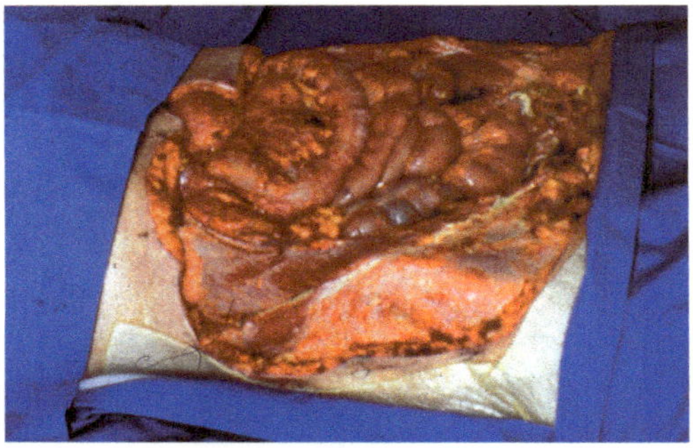

Abb. 10.7: Bei ausgedehntem Befall mit Beteiligung der Haut, des Subkutangewebes, der Bauchwandmuskulatur, der Faszie, des Peritoneums und Omentum majus war eine radikale Resektion der gesamten vorderen Bauchwand inklusive Netz erforderlich (Patientin aus Abb. 10.5).

10.3.1 Clostridiale Myonekrose (Gasbrand)

„This is a disease that begins where other diseases end. With death" [44].

Definition

Der Gasbrand (clostridiale Myonekrose, Gasgangrän, Gasödem) ist eine die Skelettmuskulatur einbeziehende spezifische

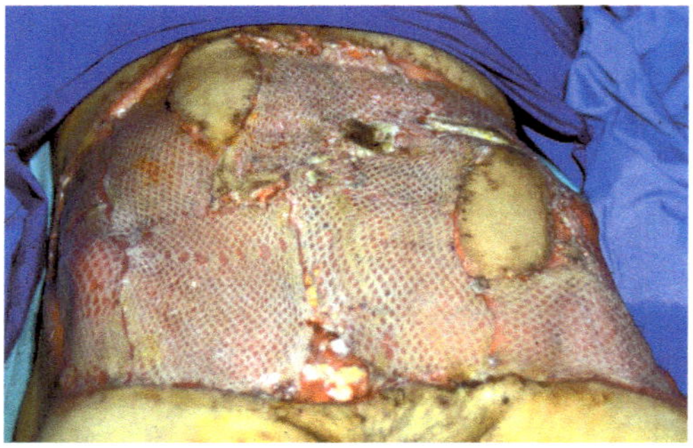

Abb. 10.8: (Patientin aus Abb. 10.5) Rekonstruktion der Bauchwand durch freie Lappen (M. latissimus dorsi links und rechts) mit anschließender Spalthautdeckung. Die Patientin hat nach insgesamt siebenwöchiger Intensivtherapie überlebt.

nekrotisierende Weichgewebsinfektion mit Clostridien, wobei Clostridium perfringens in 90% die nachzuweisende Clostridienart ist. Andere krankheitsrelevante Clostridienstämme sind: C. novyi, C. septicum, C. histolyticum, C. fallax, C. sporogenes und C. bifermentans. Mischinfektionen mit anderen aeroben und anaeroben Keimen sind häufig.

Einteilung

Nach Weinstein [34, 49] werden drei Stadien der Gasbrandinfektion unterschieden:

- Das Stadium der einfachen Kontamination.
- Das Stadium der anaeroben „Zellulitis": Eine streng subkutan gelegene Gas bildende Infektion, die nur selten eine Allgemeininfektion im Sinne eines toxischen Krankheitsbildes auslöst.
- Das Stadium der Myonekrose: Hier liegt eine Infektion der Muskulatur mit Gasbildung innerhalb der Muskulatur vor.

Ätiologie und Pathogenese

Die häufigsten Erreger sind die obligat anaeroben grampositiven Sporenbildner Clostridium perfringens und andere Stämme. Aufgrund des ubiquitären Vorkommens in Erde, Staub und Fäkalien ist die Kontamination von Wunden hiermit häufig. Dies stellt jedoch noch keine Infektion dar.

Die pathogene Wirkung der Clostridien beim Gasbrand wird durch über 20 Exotoxine vermittelt. Die Inkubationszeit beträgt 12–96 Stunden. Es werden drei unterschiedliche Typen von Gasbrandinfektionen unterschieden: posttraumatische, postoperative und spontan auftretende. Die spontan aufgetretene Gasbrandinfektion weist mit 38% die höchste Letalität auf. Für die posttraumatisch betroffenen Patienten wird eine Letalität von 24%, postoperativ von 20% angegeben [39, 46].

Unter anaeroben Bedingungen kommt es in schlecht durchbluteten oder nekrotischen Wundbezirken zur raschen Vermehrung der Stäbchenbakterien. Die Toxinbildung führt zu einer toxischen Kapillarschädigung, mit nachfolgender fortschreitender Nekrose.

Das Alpha-Toxin als wichtigster Pathogenitätsfaktor für das Fortschreiten des Gasbrandes hat hämolytische, myolytische und nekrotisierende Wirkungen. Die Progression des nekrotisierenden Prozesses ist an die fortlaufende Toxinproduktion gebunden. Die fortschreitende Myonekrose steht im Mittelpunkt der Erkrankung.

Symptomatik

Die Diagnosestellung wird durch primär relativ unspezifische Symptome erschwert. Die Patienten klagen über ein allgemeines Krankheitsgefühl, Abgeschlagenheit, Fieber und Gelenkschmerzen. Die betroffene Region zeigt eine livide Verfärbung und

Schwellung, ein süßlich übel riechendes Wundsekret begleitet von einer rasch sich ausbreitenden Krepitation im Sinne eines Hautemphysems stellt ein absolutes Alarmzeichen dar. Im Röntgenbild kann dies durch eine Auffiederung der Muskulatur zu erkennen sein. Jedoch ist ein subkutanes Gasknistern als nicht obligat anzusehen. Die Haut wird blaugrün bis bräunlich. Wie bei den anderen nekrotisierenden Erkrankungen geht auch der Gasbrand mit einer raschen klinischen Verschlechterung des Patienten mit zunehmendem Organversagen einher.

Differenzialdiagnostisch ist die nekrotisierende Fasziitis Typ I oder auch Typ II abzugrenzen, bei denen es ebenfalls zu Gasbildung im Gewebe kommen kann.

Labordiagnostik

Laborchemisch stellt die Erhöhung und der kontinuierliche Anstieg der Serumkreatinkinase, bedingt durch die fortschreitende Myolyse, ein Alarmsignal dar, wenn sie anderen Ursachen nicht zugeordnet werden kann [27].

Bakteriologie

Obligat ist im Rahmen des chirurgischen Eingriffs der Versuch des Erregernachweises aus dem Wundgewebe und die Gewinnung von Material für die histologische Untersuchung. Weniger gut geeignet sind Wundabstriche für einen Erregernachweis. Da Clostridien extrem sauerstoffempfindlich sind, sollten mikrobiologische Materialien so schnell wie möglich ins Labor transportiert werden (auch nativ zur Mikroskopie für eine Schnelldiagnose). Bei absehbarer Transportverzögerung sollte der Transport zusätzlich in speziellen Medien (z.B. Port-a-Cul) oder durch Einspritzen von Gewebeemulsion oder eines Punktates in Blutkulturflaschen erfolgen.

Die Erkrankung und der Tod durch Gasbrand sind meldepflichtig.

Therapie und Verlauf

Die Abgrenzung einer nekrotisierenden Myositis von einem auf Haut, Subkutis und Faszie begrenzten Infekt ist in der Regel erst anhand des intraoperativen Befundes möglich. Bis zum Vorliegen bakteriologischer Befunde muss grundsätzlich von einem Anaerobierinfekt ausgegangen werden. Die Primärtherapie richtet sich daher nach den Grundsätzen einer Behandlung clostridialer Infektionen als schwerster Form einer nekrotisierenden Weichgewebsinfektion.

Ursächlich für die hohe Letalität sind vor allem die späte Diagnosestellung und der damit verspätete Therapiebeginn [25, 27].

Operative Sanierung

Grundlage der Therapie ist das schnellstmögliche und aggressive chirurgische Débridement aller befallenen Gewebeabschnitte mit breiter Freilegung und Drainage. Die betroffene Muskulatur wird blassrot, kann brüchig und trocken wirken, bei weiterem Fortschreiten auch zerfließlich. Die rasche Ausbreitung kann eine vollständige Resektion im Gesunden jedoch unmöglich machen, die Prognose ist dann entsprechend schlecht [27].

Antibiose

Die antibiotische Therapie sollte gezielt und bereits beim geringsten Verdacht erfolgen. Clostridium perfringens zeigt eine hohe Empfindlichkeit gegenüber Penicillin G, sodass dieses hoch dosiert in einer Kombination enthalten sein sollte. Eine In-vitro-Untersuchung konnte eine Unterdrückung der bakteriellen Toxinsynthese unter Therapie mit Clindamycin zeigen, was im Tierversuch zu signifikant höheren Überlebensraten im Vergleich zu den mit Penicillin G therapierten Tieren zeigte [47]. Häufig liegt jedoch der Erkrankung eine Mischinfektion zu Grunde, sodass auch der gramnegative Bereich mit einem Cephalosporin der 3. Generation abgedeckt werden sollte. Aminoglykoside oder Carbapeneme sind ebenfalls zu diskutieren [7, 25].

Hyperbare Sauerstofftherapie

Die hyperbare Sauerstofftherapie wird als adjuvante Therapie bei der Gasbrandgangrän oft diskutiert. Die chirurgische Intervention darf jedoch hierdurch weder verzögert, noch in ihrer Radikaltät eingeschränkt werden [46]. Objektive Daten hierzu gibt es allerdings wenig [25].
Als spezifische Wirkung der hyperbaren Sauerstofftherapie wird der bakteriostatische Effekt für Clostridien bei einem Gewebs-pO_2 > 70 mmHg angegeben, sowie ein Stoppen der Alpha-Toxinproduktion bei einem Gewebs-pO_2 > 250 mmHg, der mit den üblichen HBO-Behandlungsschemata erreicht wird. Eine wesentliche Verminderung der Amputationsrate und des Amputationsausmaßes unter der hyperbaren Sauerstofftherapie wird beschrieben.

10.3.2 Fournier-Gangrän

Die Fournier-Gangrän ist eine fulminante, oft idiopathische, nekrotisierende Entzündung des subkutanen und epifaszialen Weichteilgewebes der anogenitalen Region [8, 31]. Die Erstbeschreibung erfolgte durch den Pariser Dermatologen Jean Alfred Fournier unter dem Titel „Gangrene foudroyante de la Verge" (Überwältigende Gangrän) [22].

Pathogenese

Inzwischen ist eine Vielzahl von prädisponierenden Faktoren und äußeren Ursachen beschrieben, sodass von dem ursprünglichen Bild, einer spontanen Erkrankung junger Männer, zunehmend Abstand genommen wird [8, 15, 17, 18, 31, 42].
Urogenitale Erkrankungen (Urethrafistel, Prostatitis etc.) kolorektale Erkrankungen (Perianalabszess, Fisteln, Karzinom etc.) und dermatologische Erkrankungen (Furunkel, Dekubitus) stellen die Hauptursachen dar. Die Fournier-Gangrän ist aber auch eine zwar seltene, aber gefürchtete Komplikation nach anorektalen Eingriffen. Beschrieben ist die Fournier-Gangrän nach Dilatationen, Barron-Ligatur [16], rektalen Biopsien und Hämorrhoidektomie [5, 8, 16]. Oftmals spielen hierbei immunsupprimierende Faktoren (Diabetes, chronischer Alkoholismus) eine Rolle [26]. Häufige Erreger sind E. coli, Streptokokken, Staphylokokken, seltener Pseudomonaden und Clostridien [19].

Symptomatik

Die schmerzhafte Skrotalschwellung mit flächiger Ausbreitung in die gesamte Umgebung mit allgemeinen Entzündungszeichen und massiven Schmerzen ist charakteristisch. Die Haut ist ödematös gerötet, braun verfärbt, dann bullös und letztlich gangränös verändert. Ein Fortschreiten der Entzündung mit 2–3 cm/h ist beobachtet worden [19]. Bei der Diagnose des akuten Skrotums sollte daher immer auch an die Fournier-Gangrän gedacht werden. Weiter kennzeichnend ist auch hier wieder der rasch progrediente Verlauf mit klinischer Verschlechterung des Patienten. In bis zu 20% ist eine Krepitation durch Gasbildung im Gewebe zu bemerken.

Diagnostik

Die Diagnose erfolgt in der Regel allein durch Anamnese und klinische Untersuchung. Eine Rektoskopie und Proktoskopie sollte zum Ausschluss und Erkennen anorektaler Ursachen obligat durchgeführt werden. In der erweiterten Diagnostik (CT, Endosonographie) lassen sich weitere Informationen über das Ausmaß der Erkrankung gewinnen, die aber auch die dringlich anstehende chirurgische Intervention unnötig verzögern können.

Therapie

Bei der Therapie der Fournier-Gangrän steht neben der breiten antibiotischen Abdeckung (Breitspektrum-Penicillin oder Cephalosporin der 3. Generation in Kombination mit Metronidazol/Clindamycin) die unverzügliche chirurgische Intervention mit radikaler Nekrosektomie und Débridement der betroffenen Region im Vordergrund [8, 18, 42]. Ziel des Eingriffs ist die radikale und vollständige Entfernung aller betroffenen Partien. Trotzdem ist oftmals noch ein wiederholtes Nachresizieren von Nekrosen im Rahmen von Folgeeingriffen erforderlich.

Die Hoden sind in der Regel nicht mit befallen und können auch bei radikaler Resektion des gesamten Skrotums belassen werden und in die Subkutis der Oberschenkel verlagert werden. Eine suprapubische Harnableitung ist wenn möglich anzustreben. Die primäre Anlage eines temporären Kolostomas erleichtert die offene Wundversorgung (☞ Abb. 10.9). Die entstandenen Hautdefekte können nach entsprechender Konsolidierung des Weichteilbefundes plastisch gedeckt werden.
Der additive Nutzen der hyperbaren Sauerstofftherapie ist nicht sicher belegt; wird jedoch in der Literatur diskutiert [31].

Verlauf

Die Letalität liegt bei 20–50 % [19] und ist abhängig vom Zeitpunkt der Diagnosestellung, dem raschen chirurgischen Débridement, dem Allgemeinzustand des Patienten und seinem Alter [14].

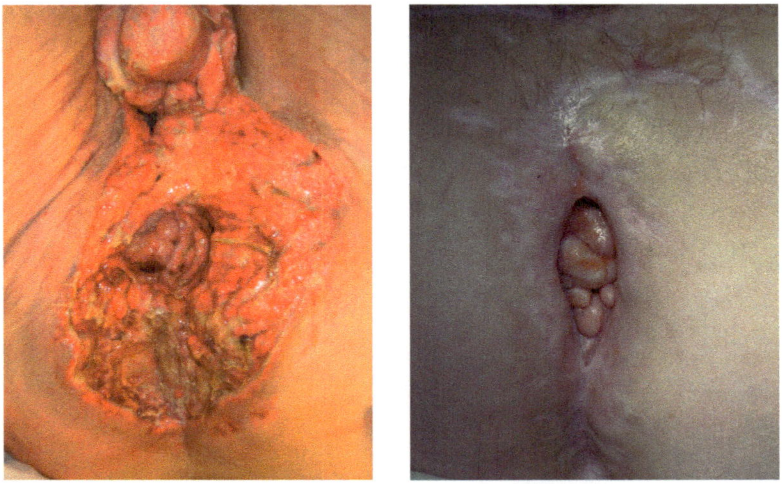

Abb. 10.9: Patient nach ausgedehnter Weichteilresektion bei Fournier-Gangrän. Die linke Abbildung zeigt den Situs einen Tag nach Resektion. Im oberen Bildabschnitt sind die Hoden frei liegend nach Resektion des Skrotums zu erkennen. Im unteren Wundbereich sind noch Nekrosen zu erkennen, die nachresiziert wurden. Beim primären Eingriff wurde dem Patienten laparoskopisch ein Kolostoma angelegt. Das rechte Bild zeigt den weiteren Verlauf nach plastischer Deckung durch lokale Verschiebeplastiken. Die Hoden wurden in die Subkutis der Oberschenkel verlagert.

Literatur

1 Ahrenholz DH. Necrotizing soft-tissue infections. Surg Clin North Am 1988; 68: 199–214

2 Defining the group A streptococcal toxic shock syndrome. Rationale and consensus definition. The Working Group on Severe Streptococcal Infections. JAMA 1993; 269: 390–391

3 Hyperbare Sauerstofftherapie bei Gasbrand: http://www.hbo-duisburg.de/ 2004

4 Bakker D, Kox C. Classification and therapy of necrotizing soft tissue infections: the role of surgery, antibiotics and hyperbaric oxygen. Curr. Probl. Gen. Surg. 1988; 5: 489–500

5 Basoglu M, Gul O, Yildirgan I, Balik AA, Ozbey I, Oren D. Fournier's gangrene: review of fifteen cases. Am Surg 1997; 63: 1019–1021

6 Billing A, Arendt RM, Arnoldt H, Schildberg FW. [Necrotizing fasciitis]. Langenbecks Arch Chir Suppl Kongressbd 1997; 114: 508–512

7 Bisno AL, Stevens DL. Streptococcal infections of skin and soft tissues. N Engl J Med 1996; 334: 240–245

8 Bonner C, Prohm P, Storkel S. [Fournier gangrene as a rare complication after stapler hemorrhoidectomy. Case report and review of the literature]. Chirurg 2001; 72: 1464–1466

9 Broll R, Eckmann C, Kujath P, Bruch HP. [„Streptococcal toxic shock-like syndrome"]. Chirurg 1998; 69: 806–812

10 Brook I, Frazier EH. Clinical and microbiological features of necrotizing fasciitis. J Clin Microbiol 1995; 33: 2382–2387

11 Brothers TE, Tagge DU, Stutley JE, Conway WF, Del Schutte H J, Byrne TK. Magnetic resonance imaging differentiates between necrotizing and non-necrotizing fasciitis of the lower extremity. J Am Coll Surg 1998; 187: 416–421

12 Burge TS, Watson JD. Necrotising fasciitis. BMJ 1994; 308: 1453–4

13 Burge TS. Hyperbaric oxygen. Still unproved in necrotising fasciitis. BMJ 1993; 307: 936

14 Chen CS, Liu KL, Chen HW, Chou CC, Chuang CK, Chu SH. Prognostic factors and strategy of treatment in Fournier's gangrene: a 12-year retrospective study. Changgeng Yi Xue Za Zhi 1999; 22: 31–36

15 Cihan A, Mentes BB, Sucak G, Karamercan A, Naznedar R, Ferahkose Z. Fournier's gangrene after hemorrhoidectomy: association with drug-induced agranulocytosis. Report of a case. Dis Colon Rectum 1999; 42: 1644–1648

16 Clay LD 3r, White JJ Jr, Davidson JT, Chandler JJ. Early recognition and successful management of pelvic cellulitis following hemorrhoidal banding. Dis Colon Rectum 1986; 29: 579–581

17 Di Falco G, Guccione C, D'Annibale A, Ronsisvalle S, Lavezzo P, Fregonese D, D'Ambrosio G. Fournier's gangrene following a perianal abscess. Dis Colon Rectum 1986; 29: 582–585

18 Ecker KW, Derouet H, Omlor G, Mast GJ. [Fournier's gangrene]. Chirurg 1993; 64: 58–62

19 Eke N. Fournier's gangrene: a review of 1726 cases. Br J Surg 2000; 87: 718–728

20 Feingold DS. Gangrenous and crepitant cellulitis. J Am Acad Dermatol 1982; 6: 289–299

21 Fisher JR, Conway MJ, Takeshita RT, Sandoval MR. Necrotizing fasciitis. Importance of roentgenographic studies for soft-tissue gas. JAMA 1979; 241: 803–806

22 Fournier F. Etude clinique de la Etude clinique de la gangrene foudroyante de la verge. Sem Med 1884; 4: 69

23 Freischlag JA, Ajalat G, Busuttil RW. Treatment of necrotizing soft tissue infections. The need for a new approach. Am J Surg 1985; 149: 751–755

24 Giuliano A, Lewis F Jr, Hadley K, Blaisdell FW. Bacteriology of necrotizing fasciitis. Am J Surg 1977; 134: 52–57

25 Green RJ, Dafoe DC, Raffin TA. Necrotizing fasciitis. Chest 1996; 110: 219–229

26 Guy RJ, Seow-Choen F. Septic complications after treatment of haemorrhoids. Br J Surg 2003; 90: 147–156

27 Haerty W, Schelling G, Haller M, Schonfelder R, Maiwald G, Nerlich A, Kohz P, Grabein B, Briegel J. [Generalized gas gangrene infection with rhabdomyloysis following

cholecystectomy]. Anaesthesist 1997; 46: 207-210
28 Heitmann C, Pelzer M, Bickert B, Menke H, Germann G. [Surgical concepts and results in necrotizing fasciitis]. Chirurg 2001; 72: 168-173
29 Jones J. Investigations upon the nature, causes and treatment of hospital gangrene as it prevailed in the confederate armies 1861-1865. In: Hamilton F (eds) U.S. Sanitary Commission. New York, Riverside Press. 1871: 146
30 Kaul R, McGeer A, Low DE, Green K, Schwartz B. Population-based surveillance for group A streptococcal necrotizing fasciitis: Clinical features, prognostic indicators, and microbiologic analysis of seventy-seven cases. Ontario Group A Streptococcal Study. Am J Med 1997; 103: 18-24
31 Kaulbars E. [Fournier's gangrene. Case report and review of the literature]. Chirurg 1993; 64: 63-67
32 Kingston D, Seal DV. Current hypotheses on synergistic microbial gangrene. Br J Surg 1990; 77: 260-264
33 Kossmann T, Gattiker A, Trentz O. [Necrotizing soft tissue infections and „toxic shock syndrome"]. Unfallchirurg 1998; 101: 74-80
34 Kujath P (ed). Haut- und Weichteilinfektionen. Wessobrunn, Socio-medico Verlag, 2001
35 Loscar M, Schelling G, Haller M, Polasek J, Stoll C, Kreimeier U, Finsterer U, Steitz HO, Baumeister R, Kimmig R, Grabein B, Briegel J. Group A streptococcal toxic shock syndrome with severe necrotizing fasciitis following hysterectomy - a case report. Intensive Care Med 1998; 24: 190-193
36 Loudon I. Necrotising fasciitis, hospital gangrene, and phagedena. Lancet 1994; 344: 1416-9
37 McHenry CR, Piotrowski JJ, Petrinic D, Malangoni MA. Determinants of mortality for necrotizing soft-tissue infections. Ann Surg 1995; 221: 558-63; discussion 563-5
38 Olson MM, Shanholtzer CJ, Lee JT Jr, Gerding DN. Ten years of prospective Clostridium difficile-associated disease surveillance and treatment at the Minneapolis VA Medical Center, 1982-1991. Infect Control Hosp Epidemiol 1994; 15: 371-381
39 Present DA, Meislin R, Shaffer B. Gas gangrene. A review. Orthop Rev 1990; 19: 333-341
40 Rieger H, Baranowski D, Mertes N, Worheide J, Schutte B, Edel G. [Necrotizing fasciitis. Case report and review of the literature]. Chirurg 1992; 63: 827-831
41 Riseman JA, Zamboni WA, Curtis A, Graham DR, Konrad HR, Ross DS. Hyperbaric oxygen therapy for necrotizing fasciitis reduces mortality and the need for débridements. Surgery 1990; 108: 847-850
42 Rosen HR, Mrstik C, Kornek GV, Dufek H, Stogermayer F, Klein D, Marczell AP. [Treatment of Fournier's gangrene. A review based on 3 new cases]. Chirurg 1992; 63: 1045-1049
43 Schulte KW, Roller E, Bacmann D, Stege H. [Necrotizing erysipelas bordering on necrotizing fasciitis]. Hautarzt 2003; 54: 989-990
44 Scully R. Case records of the Massachusetts General Hospital. Weekly clinicopathological Exercises. Case 49-1979. N Engl J Med 1979; 301: 1276-1281
45 Smolle J, Kahofer P, Pfaffentaler E, Kerl H. [Risk factors for local complications in erysipelas]. Hautarzt 2000; 51: 14-18
46 Stevens DL, Bryant AE, Adams K, Mader JT. Evaluation of therapy with hyperbaric oxygen for experimental infection with Clostridium perfringens. Clin Infect Dis 1993; 17: 231-237
47 Stevens DL, Maier KA, Mitten JE. Effect of antibiotics on toxin production and viability of Clostridium perfringens. Antimicrob Agents Chemother 1987; 31: 213-218
48 Struk DW, Munk PL, Lee MJ, Ho SG, Worsley DF. Imaging of soft tissue infections. Radiol Clin North Am 2001; 39: 277-303
49 Weinstein L, Barza MA. Gas gangrene. N Engl J Med 1973; 289: 1129-1131
50 Wienecke H, Lobenhoffer P. [Necrotizing soft tissue infections]. Chirurg 2001; 72: 320-35; quiz 336
51 Wilson B. Necrotizing fasciitis. Am J Surg 1952; 18: 416-431
52 Yen ZS, Wang HP, Ma HM, Chen SC, Chen WJ. Ultrasonographic screening of clinically-suspected necrotizing fasciitis. Acad Emerg Med 2002; 9: 1448-1451

Operatives Management in der septischen Chirurgie

11

MARTIN H. KIRSCHNER, MICHAEL DIEFENBECK,
ANDREA LEICHTENSCHLAG, MATHIAS SCHWIETZ

Inhaltsübersicht

11.1 Vorbereitung zur Operation . . . 193
11.1.1 Ärztliche Maßnahmen . . . 193
11.1.2 Pflegerische Maßnahmen . . . 194
11.2 Transport – Einschleusung – Ausschleusung . . . 195
11.2.1 Transport in den Operationssaal . . . 195
11.2.2 Ein- und Ausschleusen . . . 195
11.3 Vorbereitungen im Operationssaal . . . 196
11.3.1 Lagerung . . . 196
11.3.2 Blutsperre und Elektrode . . . 197
11.3.3 Vorbereitung des Operationsteams . . . 197
11.3.4 Vorbereitung des Operationsgebietes . . . 197
11.3.5 Abdeckung . . . 197
11.4 Operative Technik . . . 197
11.4.1 Phase I . . . 198
11.4.2 Phasenwechsel . . . 199
11.4.3 Phase II . . . 200
11.5 Postoperatives Management . . . 201
11.5.1 Hygienemaßnahmen im Operationssaal . . . 201
11.5.2 Mikrobiologische Proben . . . 201
11.5.3 Auf Station: Pflegerische Maßnahmen bei Patienten mit Vakuumversiegelungssystemen . . . 201
Literatur . . . 203

Das alltägliche Handeln in der Chirurgie beruht vornehmlich auf praktischer Erfahrung, zum einen durch die handwerkliche Tätigkeit, zum anderen durch Weitergabe des Handwerks, insbesondere spezieller Operationstechniken. Da in der septischen Chirurgie nur sehr wenige vergleichende Studien vorliegen, gibt es für dieses Spezialgebiet kaum einen Standard im Sinne von „evidence based medicine". Deshalb ist gerade hier das genaue Befolgen bewährter Regeln und Techniken im OP von Bedeutung. Beides entscheidet wesentlich über Erfolg und Misserfolg der Therapie.
Im Folgenden wird deshalb das allgemeine und standardisierte Management für septische Eingriffe, das auf langjährigen Erfahrungen einer Spezialabteilung für septische Chirurgie beruht, beschrieben. Besondere chirurgische Techniken, die bei bestimmten Krankheitsbildern anzuwenden sind, werden in den entsprechenden Kapiteln erläutert.

11.1 Vorbereitung zur Operation

11.1.1 Ärztliche Maßnahmen

Aufklärung und Einwilligung

Vor Beginn der Operation muss im OP-Saal die rechtswirksame Aufklärung mit der Einwilligung des Patienten vorliegen. Diese Einwilligung wird vom Patienten durch seine Unterschrift oder die seines gesetzlichen Vertreters bekundet. Dabei muss die Aufklärung rechtzeitig und ausführlich stattgefunden haben.
Sofern eine Notfallindikation vorliegt (z.B. systemische Reaktion des Patienten mit Fieber oder Sepsis, Exazerbation eines akuten oder chronischen septischen Krankheitsbildes), kann sich die Zeit zwischen Aufklärung und operativem Eingriff entsprechend verkürzen. Diese Tatsache entbindet den zuständigen Arzt jedoch nicht von der ausführlichen Aufklärung.
Diese umfasst – neben dem üblichen Aufklärungsstandard über Art und Risiken einer Operation – die Erläuterung des genauen operativen Vorgehens. Hier ist insbesondere zu beachten, dass – mehr als bei aseptischen Eingriffen – die Ausweitung der Operation aufgrund unvorhergesehener intraoperativer Befunde besprochen werden muss. Stets sollte über die mögliche Entfernung von Osteosynthesematerial bzw. Prothesenteilen und die damit verbundenen Folgen aufgeklärt werden (z.B. Instabilität, Girdlestone-Situation). Aufklärungsbestandteile müssen sein:

- Die Anwendung antiseptischer Spüllösungen wie Poly(hexamethylenbiguanid) (z.B. Lavasept®)
- Das Einbringen lokaler Antibiotikaträger, z.B. mit Gentamicin (z.B. Sulmycin Implant E® gena)
- Die Vakuumversiegelung z.B. mit Polyvinylalkohol (PVA)-Hydroschaumschwämmen (z.B. Coldex®)
- Eine passagere oder definitive plastische Deckung, z.B. mittels Teflon/Polyurethan (z.B. Kunsthaut, Epigard®), Spalthauttransplantation oder eine lokale Lappendeckung
- Die Amputation einer Gliedmaße
- Potenzielle allergische Reaktionen auf die verwendeten Materialien

Über einen möglichen postoperativen Aufenthalt auf der Intensivstation und die Durchführung weiterer Folgeeingriffe muss der Patient vor der Operation ebenfalls informiert werden. Bei jedem Folgeeingriff im Rahmen der Etappenlavage muss der Patient erneut aufgeklärt werden und einwilligen, wobei auf vorhergegangene Aufklärungsgespräche Bezug genommen werden kann.

Zeitplanung

Zum Zeitpunkt der Operation sollte bereits ein mit dem Patienten vereinbarter Zeitplan für weitere Eingriffe vorliegen. Dabei wird der Name des Patienten bei Aufnahme in das so genannte Etappenlavageprogramm in einem (elektronischen) Stationskalender geführt. In diesem sind die geplanten Revisionen mit Datum festgehalten. Die Intervalle zwischen den Operationen sind von der Art des Infektes abhängig und werden in den speziellen Kapiteln angegeben. Wir führen die Zeitplanung inzwischen mit dem EDV-Programm OP-D.A.T.E durch, das in Zusammenarbeit mit der Softwarefirma exquIT (www.exquit.com) speziell für diese Fragestellung entwickelt wurde.

Untersuchungsbefunde

- Die Untersuchungsergebnisse der Patienten, die eine bildgebende Diagnostik mittels Röntgen, CT, NMR, PET und/oder Szintigraphie/SPECT erhalten haben, müssen zum Zeitpunkt der Operation vollständig im Operationssaal vorliegen.
- Ebenfalls vollständig vorliegen müssen die Standardlaborparameter: Leukozytenzahl, CRP-Wert, fakultativ BSG.
- Das Ergebnis einer vorangegangenen Abstrichentnahme - inklusive Resistenztestung - sollte unbedingt bekannt sein.

Die Untersuchungsverfahren werden, bezogen auf das jeweilige septische Krankheitsbild, in den entsprechenden Kapiteln dieses Buches beschrieben.

Antibiotikaprophylaxe und -therapie

Die Antibiotikaprophylaxe bei septischen Eingriffen soll die Wirkung der in die Blutbahn eingeschwemmten Keime minimieren. Besonders kritische Operationsschritte sind in diesem Zusammenhang:

- Das Eröffnen der Markhöhle langer Röhrenknochen
- Eine neuerliche Knochenresektion
- Eine Gelenk- oder Endoprothesenrevision

Bei diesen Eingriffen empfehlen wir die intravenöse Einmalprophylaxe 30 Minuten vor Hautschnitt.
Ist der Erreger bekannt, sollte das Antibiotikum gemäß Antibiogramm verabreicht werden. In allen übrigen Fällen erfolgt standardisiert die Gabe eines Cephalosporins der 2. Generation wie Cefuroxim (z.B. Zinacef®). Auf die präoperative Prophylaxe kann verzichtet werden, wenn der Patient bereits eine i.v.-Antibiotikatherapie erhält.
Die genaue Anwendung, insbesondere die Dauer der Antibiotikagabe, ist von dem jeweiligen Infektionsgeschehen abhängig und wird in den entsprechenden Kapiteln erörtert.

Septische Datenbank

Alle Patienten sollten zur Qualitätssicherung in eine elektronische Datenbank aufgenommen werden. Stammdaten zur Person, Risikofaktoren, die Anzahl der Operationen, die jeweils isolierten Keime zum betreffenden Operationszeitpunkt und mögliche Komplikationen sollten gespeichert werden. Die Daten sind bei jedem Folgeeingriff entweder im Operationssaal oder auf der Station zu vervollständigen. Wir benutzen für diese Datenerfassung das EDV-Programm OP-D.A.T.E, das neben der Operationsplanung die patientenbezogene statistische Auswertung ermöglicht.

11.1.2 Pflegerische Maßnahmen

Bei geschlossenen Wundverhältnissen wird am Vorabend der Operation zur Ent-

fernung der Haare eine Enthaarungscreme verwendet (etwa eine Handbreit um die gedachte Schnittführung). Bei offenen Wunden und Wiederholungseingriffen wird die Rasur mittels Elektroklipper erst am Operationstag durchgeführt und anschließend ein steriler Schutzverband angelegt [4]. Ist der Patient bereits mit einer Vakuumversiegelung (Folienverband) versorgt oder ist das Operationsgebiet sehr schmerzhaft, erfolgt die Entfernung der Haare im Operationssaal.
Fuß- und Fingernägel sollen kurz geschnitten und sauber sein.
Je nach Sitz des septischen Fokus werden Anti-Thrombose-Strümpfe angezogen.

11.2 Transport – Einschleusung – Ausschleusung

11.2.1 Transport in den Operationssaal

Besonderheiten **für** Patienten mit infizierten Wunden bestehen beim Wechseln der Betten, beim Transport der Krankenakten und bei Besiedlung mit multiresistenten Keimen (MRSA/MRSE, VRE ☞ Kap. 14).
Ist die septische Operationseinheit örtlich von den aseptischen Operationssälen getrennt, kann das Bett vor dem Operationssaal stehen bleiben. Anderenfalls empfiehlt es sich, auf das Beziehen des Bettes zu verzichten, das benutzte Bett direkt in die Bettenzentrale zu bringen und durch ein frisches Bett zu ersetzen. Um die Streuung von Keimen zu vermeiden, sollten die Patientenunterlagen nicht in das Bett gelegt werden.
Der Transport von **MRSA-Patienten** erfolgt nach dem hausinternen Hygieneplan der jeweiligen Klinik. Beispielhaft wird für die Praxis das folgende Vorgehen beschrieben:

- Direkt vor dem Transport in den OP wird der Bettrahmen desinfiziert
- Über die Bettdecke wird ein frisches Bettlaken gelegt
- Ist in der Nase des Patienten ein MRSA nachgewiesen, wird ihm eine OP-Maske angelegt
- Das Personal trägt für den Transport Handschuhe und einen Schutzkittel, da beim Einschleusen ein enger Patientenkontakt besteht
- Für eine Begleitperson auf dem Transport ist das Tragen von Handschuhen ausreichend

Nach dem Einschleusen wird das Bett mit „MRSA“ gekennzeichnet und direkt in die Bettenzentrale gebracht. Nach der Entsorgung des Schutzkittels und der Handschuhe wird eine Händedesinfektion durchgeführt und anschließend ein frisches Bett vor dem Operationssaal bereitgestellt.

11.2.2 Ein- und Ausschleusen

Das Ein- und Ausschleusen entspricht dem standardisierten Schema bei aseptischen Eingriffen. Der Operationstisch ist mit einer Gelmatte, einem wasserundurchlässigen Patiententragelaken sowie einem Operationstuch zu versehen. Bei Patienten mit einer erhöhten Dekubitusgefährdung sowie bei Langzeitoperationen wird der Operationstisch mit Schaumstoffkissen oder mit einer pneumatischen Wechseldruckmatratze gepolstert. Um ein Auskühlen des Patienten zu vermeiden, wird dieser bei Bedarf mit vorgewärmten Moltontüchern zugedeckt.

11.3 Vorbereitungen im Operationssaal

11.3.1 Lagerung

Das primäre Ziel der Lagerung ist es, dem Operateur und dem Anästhesisten ein Optimum an Bewegungsfreiheit für die jeweils notwendigen Handgriffe während des septischen Eingriffs zu ermöglichen. Gleichzeitig sollen Schäden an Nerven und Gefäßen sowie Verbrennungen und Verätzungen beim Patienten vermieden werden.

Die vorgesehene Lagerung sollte im Operationsprogramm bereits angegeben sein. Oftmals werden aufgrund chronischer Infektverläufe spezielle Schnittführungen notwendig, die eine individuelle Lagerung verlangen. Standardlagerungen für die septische Chirurgie sollten in so genannten Operationsstandards niedergeschrieben sein und vom Personal auch praktisch beherrscht werden.

Die Lagerung wird durch den verantwortlichen Operateur oder/und seinen Assistenten und den Operationsspringer unter Mithilfe des Anästhesiepersonals durchgeführt. Lagerungshilfsmittel wie Lagerungskissen, Gelkissen, Gelringe, Manschetten für pneumatische Blutsperren sowie Abstützvorrichtungen, müssen in verschiedenen Größen und ausreichender Anzahl vorhanden sein.

Stets ist die Funktion des Röntgenbildwandlers präoperativ zu prüfen.

Lagerungsstandards

Die Standardlagerung des Patienten unterscheidet sich bei septischen und aseptischen Eingriffen nicht. Wegen ihrer Häufigkeit werden folgende Operationen beispielhaft genannt:

Eingriffe am Unterschenkel

- Rückenlagerung
- Arme 45° auslagern
- Zu operierenden Unterschenkel erhöht lagern (L 60 cm, B 20 cm, H 5 cm)
- Gleichseitige Gesäßhälfte ebenfalls etwas erhöht lagern (z.B. zusammengerolltes Tuch)
- Pneumatische Blutsperre am Oberschenkel
- Neutralelektrode
- Bildwandler auf korrekte Funktion überprüfen

Eingriffe am Knie

Arthroskopie, arthroskopische Spülung
- Rückenlagerung
- Arme 45° auslagern
- Knierolle (Beugung 90°)
- Seitenstütze am gleichseitigen Oberschenkel
- Pneumatische Oberschenkelblutsperre
- Bildwandler auf korrekte Funktion überprüfen

Arthrotomie, distales Femur, Femurschaft
- Rückenlagerung
- Arme 45°–70° auslagern
- Pneumatische Blutsperre anlegen
- Neutralelektrode anlegen
- Bildwandler auf korrekte Funktion überprüfen

Eingriffe an der Hüfte

Hüft-TEP-Revisionen (dorsaler Zugang), Revisionen nach Marknagelosteosynthesen
- Seitenlagerung mit 3-Punkt-Abstützung (Symphyse, Skapula, Gesäß)
- Kissen zwischen beiden Beinen
- Neutralelektrode anlegen
- Arm in Gyn-Schale lagern (nicht mehr als 90° überstrecken)
- Anderen Arm waagerecht auslagern
- Beide Arme mit Gelkissen versehen (Cave: Nervenschaden!)
- Die aufliegende Schulter mit einem

Luftkissen zum Schutz des Plexus brachialis polstern (individuell füllbar)

11.3.2 Blutsperre und Elektrode

Bei septischen Erstoperationen wird prophylaktisch eine pneumatische Blutsperre angelegt, die jedoch nur bei Bedarf aktiviert wird. Bei Folgeeingriffen (programmierte Etappenlavage) wird generell darauf verzichtet, es sei denn, dass mit einem erhöhten Blutverlust zu rechnen ist. Diese Ausnahmen bestehen z.B. bei ausgedehnten Knochen- oder Weichgewebsresektionen, bei einem kritisch niedrigen Ausgangswert für das Hämoglobin und bei Lappenplastiken. Die allgemeinen Kontraindikationen (z.B. pAVK) sind zu beachten.

11.3.3 Vorbereitung des Operationsteams

Das gesamte Operationsteam trägt gewöhnliche OP-Kleidung. Wir empfehlen, dass alle an der Operation unmittelbar Beteiligten, je nach der zu erwartenden Kontamination während der Operation (z.B. Fräsen des Knochens, stark spritzende Blutungen), eine Brille bzw. einen Mundschutz mit Spritzschutz für die Augen anlegen. Das Team unterzieht sich der üblichen chirurgischen Händewaschung und -desinfektion. Im Operationssaal werden aufgrund der Verletzungsgefahr stets doppelte Handschuhe getragen, wenn möglich Indikatorhandschuhe. Handschuhe und Kittel werden zwischen Phase I und II gewechselt.

11.3.4 Vorbereitung des Operationsgebietes

Beim ersten septischen Eingriff wird das Operationsgebiet mit handelsüblicher Desinfektionslösung weiträumig von peripher nach zentral abgewaschen. Die Lösung sollte gefärbt sein, damit die desinfizierte Fläche erkennbar ist. Sofern bereits eine größere Wunde besteht, kann alternativ Povidon-Iod (PV)-Lösung (z.B. Braunol® 2000) zur Desinfektion verwendet werden. Die jeweilige Allergieanamnese ist zu beachten.

Wurde die Wunde beim Voreingriff unter Anlage eines Vakuums versiegelt, müssen Folie und vorhandene Drainagen vor der Desinfektion entfernt werden. Fadenmaterial und Vakuumschwamm werden belassen. Entleeren sich erhebliche Mengen an Flüssigkeit, so kann dies zur Entfernung der Schwämme zwingen, um eine Verunreinigung des Operationsgebietes durch herablaufendes Sekret zu verhindern.

11.3.5 Abdeckung

Die Abdeckung im septischen Operationssaal erfolgt nach den Grundsätzen für die sterile Abdeckung bei aseptischen Eingriffen in der Unfallchirurgie. Als Abdeckungsmaterial dienen idealerweise klebbare, wasserundurchlässige Einmalartikel, da diese standardisiert entsorgt werden können. Zu den ökologischen Aspekten des Abdeckungsmaterials (herkömmliche Tücher aus Baumwolle vs. Einmalmaterialien) ist die Diskussion noch nicht abgeschlossen [2].

11.4 Operative Technik

Der septisch chirurgische Eingriff bei der programmierten Etappenlavage ist standardisiert und unterteilt sich in zwei Phasen [7]:

- Phase I: „Kontaminierter Abschnitt“ der Operation: Knochen- und Weichteildébridement, Spülung
- Phase II: „Sauberer Abschnitt“ der Operation: Einlage von Antibiotikaträgern, passagerer Wundverschluss oder Vaku-

umversiegelung bzw. sekundärer Wundverschluss.

Für diese beiden Phasen werden vom geschulten chirurgischen Pflegepersonal zwei separate, steril abgedeckte Tische vorbereitet und der Röntgenbildwandler wird steril bezogen. An dieser Stelle sei erwähnt, dass es sich aufgrund der erforderlichen Spezialisierung bewährt hat, eigene Operationsteams für septische Eingriffe zu etablieren.

11.4.1 Phase I

Débridement und Abstrichentnahme

Mit dem ersten Instrumentiertisch wird das Knochen- und Weichteildébridement durchgeführt (☞ Abb. 11.1). Während des Débridements werden Proben für die mikrobiologische Untersuchung entnommen. In dieser Phase ist darauf zu achten, dass Gewebeanteile und nicht nur Flüssigkeit am Abstrichtupfer in das Nährmedium gelangen, um die Wahrscheinlichkeit für einen Erregernachweis zu erhöhen [6].

Bei der ersten Revision ist eine Testung sowohl auf aerobe als auch auf anaerobe Keime (Thiosulfat-Medium) durchzuführen. Bei den Folgeoperationen kann man sich auf die Austestung von Aerobiern beschränken, sofern sich anaerobe Keime beim ersten Eingriff nicht nachweisen ließen. Es ist darauf zu achten, dass vor Abstrichentnahme der möglicherweise noch vom Voreingriff einliegende lokale Antibiotikumträger entfernt wird und nicht mit in das Röhrchen gelangt, was zu ei-

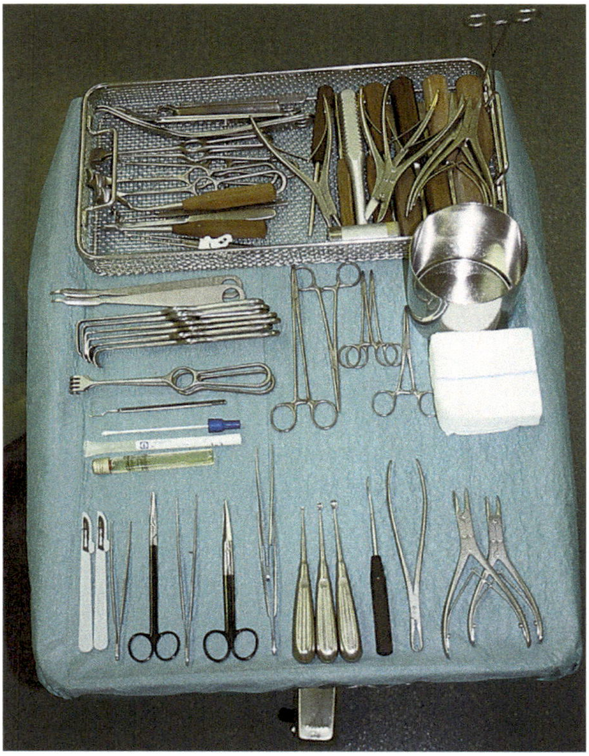

Abb. 11.1: Instrumentetisch für Phase I. Instrumente für das Débridement (scharfe Löffel, Luer, Skalpelle, Scheren, Klemmen etc.), Wundhaken, Abstrichröhrchen, Spüllösung, Kompressen.

nem falsch negativen bakteriellen Testergebnis führen könnte.

■ Spülung

Es folgt die Spülung des Situs mittels Jet-Lavage mit mindestens 3 l Ringerlösung und gegebenenfalls einem lokalen Antiseptikum, wie Poly(hexamethylenbiguanid) (z.B. Lavasept®).
Bei isolierten Weichgewebsinfektionen erfolgt die Spülung lediglich manuell, vorzugsweise mit verdünnter Povidon-Iod-Lösung (z.B. Braunol® 2000).
Bei nachgewiesener Besiedlung von Implantaten, Komponenten von Endoprothesen und/oder beim Nachweis von „Problemkeimen" bietet sich zur mechanischen Reinigung die Verwendung einer sterilen Handwaschbürste an.

11.4.2 Phasenwechsel

Nach Débridement und Spülung beginnt der „saubere Teil" der Operation. Sind Handschuhe, Instrumente und ggf. Kittel gewechselt, wird nun der bereits vorbereitete zweite Tisch benutzt (☞ Abb. 11.2). Der Situs wird gesäubert (erst nasse, dann trockene Kompressen) und erneut desinfiziert. Diesem Schritt folgt das Unterlegen der Extremität mit einem sterilen Tuch (nach Möglichkeit mit Klebemedium, um das Durchschlagen unsteriler Spülflüssigkeit zu verhindern). Danach wird das OP-Gebiet mit sterilen Tüchern frisch umlegt. Der Saugerschlauch wird gekürzt und der Ansatz gewechselt.

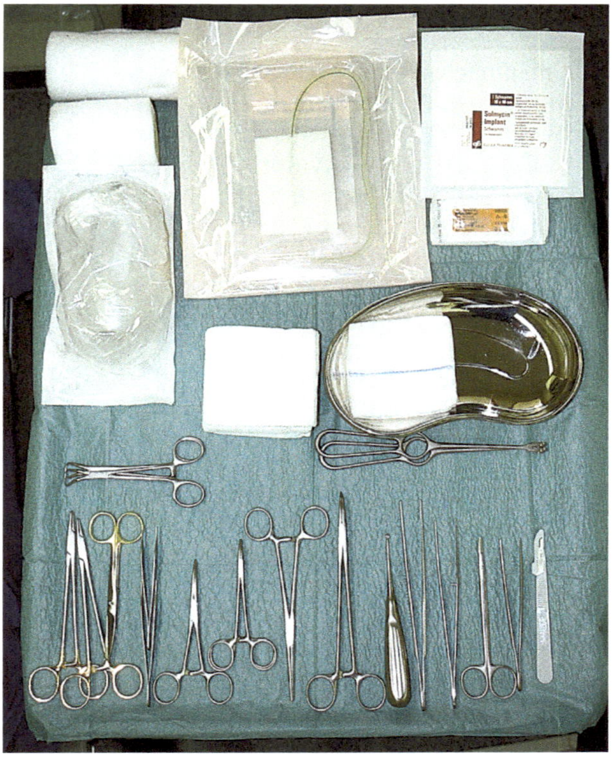

Abb. 11.2: Instrumentetisch 2 für Phase II. Instrumente für den Wundverschluss (Nadelhalter, Faden, Klemmen, Scheren, Kompressen) bzw. die Vakuumversiegelung (Wundschwamm, Redonschlauch und -flasche), lokal applizierbarer Antibiotikumträger.

11.4.3 Phase II

Lokale Antibiotikaträger

Zu Beginn der zweiten Operationsphase werden Antibiotikaträger, wie Gentamicinvliese (z.B. Sulmycin Implant E®) entsprechend der Resistenzlage des Erregers in den Situs eingebracht. Aus Kostengründen sollten die Antibiotikaträger erst nach Absprache mit dem Operateur angereicht und nicht vorab geöffnet werden. Bei MRSA-Nachweis ist ggf. Vancomycin in Pulverform zu installieren. Wechselwirkungen der verwendeten Stoffe müssen berücksichtigt werden.
So dürfen z.B. iodhaltige Mittel, wie Povidon-Iod-Lösung (z.B. Braunol® 2000) nicht mit Poly(hexamethylenbiguanid) (z.B. Lavasept®) oder Octenidin-2HCl und Phenoxyethanol (z.B. Octenisept®) kombiniert werden.

Wunddrainagen

In einem nächsten Schritt werden entsprechend der Größe des Defektes Polyvinylalkohol (PVA)-Hydroschaumschwämme (z.B. Coldex®) oder Polyurethanschwämme (z.B. VAC®) passgerecht zugeschnitten und in die Wundhöhle eingelegt. Um einen vollständigen Sekretabfluss zu gewährleisten, muss eine ausreichende Anzahl von möglichst großlumigen Wunddrainagen (Redon) eingelegt werden bzw. in die Schwämme integriert sein.

Defektverschluss

Beim Wund- bzw. Defektverschluss kommt entweder eine Naht, falls diese spannungsfrei durchführbar ist, oder die Versiegelung mit Folie zum Einsatz [3].
Zur Schonung der Weichgewebe sollten Hautnähte bis zum sekundären Wundverschluss in intrakutan und fortlaufend gestochener Technik durchgeführt werden. Hierfür und für den sekundären Wundverschluss haben sich monofile, nicht resorbierbare Fäden der Stärken 2-0 oder 3-0 (HS 30, DS 45) bewährt. Ein- und Ausstichstelle sind möglichst weit von der Hautnaht entfernt zu platzieren, um die Dichtigkeit der Versiegelung zu gewährleisten.
Die Drainagen können intra- oder extravulnär ausgeleitet werden. Eine zusätzliche Abdichtung mit zwei gegenläufigen Hydrocolloid-Platten an den Austrittspunkten der Redondrainagen hat sich als Standard bewährt. Diese Abdichtung ist bei den neu entwickelten Folien mit integrierten Absaugschläuchen nicht mehr nötig. Wichtig ist, dass die Folie beim Versiegeln in möglichst geringem Abstand von den Wundrändern aufgebracht wird (etwa 1 cm), damit keine feuchte Kammer zwischen Folie und der Haut entsteht. Nur so kann gesundes Gewebe geschont und auch für eine spätere Mobilisation bzw. Schwenklappenplastik erhalten werden.
Ist absehbar, dass eine Weichgewebsdeckung nach negativem Keimnachweis nur durch einen freien Lappen erzielt werden kann, sind ggf. schon intraoperativ die Kollegen der Plastischen Chirurgie hinzuzuziehen, um das Vorgehen bzgl. rekonstruktiver Verfahren (Lappendeckung) zu besprechen und zu planen (z.B. Angiographie).

Sekundärer Wundverschluss

Bevor der sekundäre Wundverschluss erfolgt, fordern wir in der Regel drei negative mikrobiologische Abstriche. Isolierte Weichgewebsinfektionen können nach dem ersten negativen Abstrich sekundär verschlossen werden. Bei Problemkeimen wird u.U. ein mehrmaliges operatives Vorgehen notwendig.

11.5 Postoperatives Management

11.5.1 Hygienemaßnahmen im Operationssaal

Besondere Maßnahmen bei der Desinfektion nach septischen Eingriffen (Operationen der Gruppe C) sind nicht erforderlich [1]. Gefordert wird lediglich eine desinfizierende Reinigung der begehbaren Fußbodenflächen und der potenziell verschmutzten bzw. kontaminierten Flächen. Eine Wischdesinfektion, insbesondere der mobilen Geräte, sollte analog zu aseptischen Eingriffen durchgeführt werden. Der Nutzen der Stilllegung eines Operationssaales nach einem septischem Eingriff lässt sich nicht mit wissenschaftlich gesicherten Daten belegen. Dies gilt auch für mehrfach resistente Keime [5].

11.5.2 Mikrobiologische Proben

Die Bearbeitung der entnommenen Proben für die mikrobiologische Untersuchung muss zügig erfolgen. Um eine Verfälschung (Cave: Falsch negatives Ergebnis!) zu vermeiden, werden die Proben idealerweise direkt und umgehend ins mikrobiologische Labor gebracht und dort sofort verarbeitet. Im Notfall (z.B. Wochenende) ist bis zur Bearbeitung eine Lagerung der Abstrichröhrchen bei Raumtemperatur möglich, wobei der Zeitraum zwischen Abstrichentnahme und Verarbeitung der mikrobiologischen Proben nicht länger als 48 Stunden betragen sollte.

11.5.3 Auf Station: Pflegerische Maßnahmen bei Patienten mit Vakuumversiegelungssystemen

Eine längerfristige Behandlung mit einer Vakuumversiegelung erfordert die Etablierung eines Pflegestandards, um Systemfehler zu erkennen und möglichst bald zu beheben [8, 9]:

- Regelmäßige Kontrollen auf Verlust des Vakuums
- Ggf. Fehlerquelle ermitteln, wenn möglich die Versiegelung abdichten und/oder auf Dauersog umstellen
- Ein Wechsel der Redonflasche ist nur erforderlich bei:
  - Kompletter Füllung der Flasche
  - Diskonnektion von Zuleitung und Flasche
  - Vakuumverlust
  - Verdacht auf Verstopfung des Systems
- Füllstand täglich mit einem Filzstift markieren (Dokumentation der geförderten Sekretmenge)
- Schutzverband regelmäßig zur Inspektion des Operationsgebietes wechseln
- Integration des Verbandwechsels in die allgemeine Körperpflege (Haut in der Umgebung muss regelmäßig gewaschen werden). Bei erhaltenem Vakuum kann der Patienten das betroffene Areal abduschen. Fetthaltige Hautpflegeprodukte dürfen nicht direkt vor der Operation angewendet werden

Nach jeder Korrektur des Vakuumversiegelungssystems wird die Redonflasche gewechselt; ggf. ist die kurze Anlage eines Absauggerätes oder ein zweiter Flaschenwechsel erforderlich um den Sog wiederherzustellen. Lässt sich keine zufrieden stellende Dichtigkeit der Versiegelung erreichen, muss das Vakuumversiegelungssystem im Operationssaal gewechselt werden.

Tab. 11.1 Ursachen des Sogverlustes und Korrekturmöglichkeiten bei Vakuumversiegelungssystemen

Ursachen	Korrekturmöglichkeiten
Folie eingerissen	Aufkleben einer zweiten Folie (ohne Spannung!)
Perforation der Folie durch Nahtmaterial	Überkleben mit einer zweiten Folie
Undichtigkeit an den Austrittsstellen der Redondrainagen	Hydrokolloidverband überkleben bzw. wechseln. Falls nicht ausreichend: Austrittsstelle der Redondrainage mit Folienverband, z. B. Opsite flexifix®, in Sandwichtechnik abdichten
Undichtigkeit ohne erkennbare Ursache	Sprühverband oder Cavilon®-Spray aufsprühen und anschließend eine zweite Folie aufkleben. Die Austrittsstelle der Redondrainage mit Folienverband in Sandwichtechnik abdichten

Literatur

1 Bengtson S, Hambraeus A, Laurell G. Wound infections after surgery in a modern operating suite: clinical, bacteriological and epidemiological findings. J Hyg Camb1979; 83: 41

2 Dettenkofer M, Grießhammer R, Scherrer M, Daschner F. Einweg- vs. Mehrweg-Patientenabdeckung im Operationssaal. Chirurg 1999; 485 - 492

3 Fleischmann W, Ruß MK, Moch D. Chirurgische Wundbehandlung. Chirurg 1998; 69: 222 - 232

4 Hamilton HW, Hamilton KR, Lone FJ. Preoperative hair removal. Can J Surg 1977; 20: 269 - 271, 274 - 275

5 Hauer T, Troidl H, Rüden H, Daschner F. Sinnvolle und nicht sinnvolle Hygienemaßnahmen in der Chirurgie. Chirurg 2002; 73:375 - 379

6 Heppert V, Wagner C, Glatzel U, Wentzensen A. Prinzipien der operativ-chirurgischen Therapie der Osteitis. Trauma Berufskrankh 2002; 4: 321 - 328

7 Hofmann GO, Bär T, Bühren V. Osteosyntheseimplantat und früher postoperativer Infekt: Sanierung mit oder ohne Materialentfernung? Chirurg 1997; 68: 1175 - 1180

8 Lippert H (Hrsg.). Wundatlas - Wunde, Wundbehandlung und Wundheilung. 2001. Verlag J. A. Barth, Heidelberg

9 Sedlarik, Lippert (Hrsg.). Wundheilung und Wundauflagen. 1. Internationaler Hartmann-Wundkongress. 1996. Wissenschaftliche Verlagsgesellschaft mbH Stuttgart

Knochenersatzmaterial

12

GUNTHER O. HOFMANN, FRITHJOF D. WAGNER

Inhaltsübersicht

12.1 Grundlagen 207
12.1.1 Transplantate und Implantate 207
12.1.2 Qualität des Gewebelagers 207
12.1.3 Physiologie der Ersatzknochenbildung 208
12.2 Autologe Transplantate 208
12.2.1 Autologer gefäßgestielter Knochentransfer 208
12.2.2 Kallusdistraktion nach Ilizarov 209
12.2.3 Gestielte Muskellappenplastik 210
12.3 Allogene Transplantate 210
12.4 Autologe Implantate 211
12.5 Allogene Implantate 212
12.6 Xenogene Implantate 212
12.7 Alloplastische Implantate 213
12.7.1 Polymethylmethacrylat 213
12.7.2 Biologisch wirksame organische Substanzen 214
12.7.3 Biologisch abbaubare Polymere 215
12.8 Antiinfektiöse Oberflächen 215
12.8.1 Zytotoxische Metallüberzüge 215
12.8.2 Biodegradierbare Überzüge 216
Literatur 217

Verletzungen, Resektionen von primären und sekundären Knochentumoren, Revisionsendoprothetik und Korrektureingriffe bei angeborenen Fehlbildungen des Skeletts können insbesondere nach sekundär aufgetretenen Infektionen ausgedehnte knöcherne Defekte zurücklassen. Selbst wenn es gelingt, durch ein radikales chirurgisches Débridement aller nekrotischen Gewebsbestandteile, insbesondere des Knochensequesters, und durch plastisch-chirurgische Maßnahmen eine Wiederherstellung des Weichteilmantels zu erreichen, können massive Substanzdefekte zurückbleiben.

12.1 Grundlagen

12.1.1 Transplantate und Implantate

Durch verschiedene Implantate und Transplantate müssen diese Defekte an Knochen und Gelenken überbrückt werden. Die Unterscheidung zwischen Implantat und Transplantat wird in der Regel recht willkürlich getroffen. Zur Präzisierung der Diskussion verschiedener Verfahren sollte eine einheitliche Nomenklatur verwendet werden.

- Der Begriff **Transplantat** sollte allen Knochenersatzstrukturen vorbehalten bleiben, die aufgrund eines arteriellen und venösen Gefäßanschlusses als dauerhaft vital angesehen werden können.
- Bei den **Implantaten** muss zwischen alloplastischen Implantaten und solchen biologischen Ursprungs unterschieden werden (☞ Abb. 12.1).

12.1.2 Qualität des Gewebelagers

Das Einwachsen von Implantaten und Transplantaten in den aufzufüllenden bzw. den zu überbrückenden Defekt wird wesentlich mitbestimmt von der Qualität des Gewebelagers [24, 30]:

- Größe des knöchernen Defektes
- Vitalität des angrenzenden Knochens
- Vaskularisierung der Weichteildeckung
- Stabilität der Lagerperipherie

Historisch gewachsen ist eine grobe Klassifikation der Lagerbedingungen in:

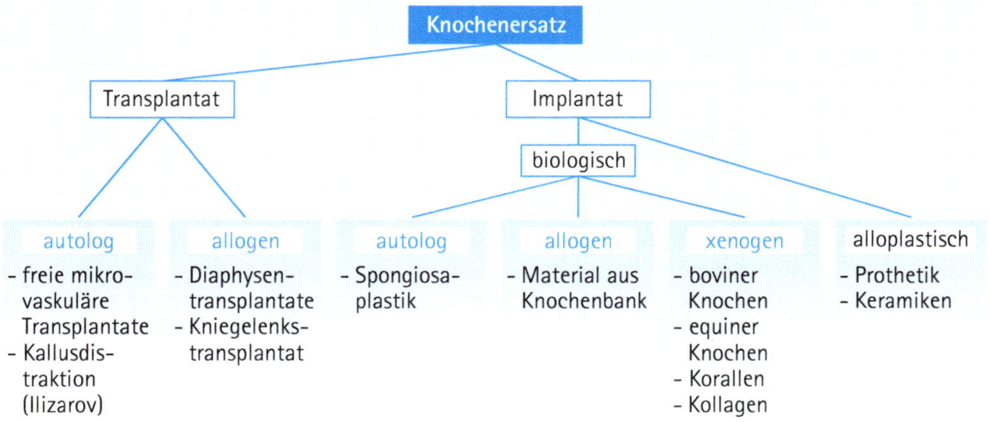

Abb. 12.1: Knochenersatzmaterialien.

- Ersatzstark → schnelle Knochenregeneration
- Ersatzschwach → verzögerte Knochenregeneration
- Ersatzunfähig → keine spontane Knochenregeneration

Obwohl diese Klassifikation nicht quantifizierbar und mit einer erheblichen Beurteilungsunschärfe behaftet ist, weil sie in erster Linie von der subjektiven Sichtweise des Operateurs abhängt, bestimmt sie in der Praxis dennoch die Entscheidung für das im Einzelfall zu wählende Knochenersatzverfahren.

12.1.3 Physiologie der Ersatzknochenbildung

Die Physiologie der Ersatzknochenbildung basiert auf verschiedene Mechanismen, die von den verschiedenen Implantaten und Transplantaten in unterschiedlicher Weise begünstigt werden:

- **Osteokonduktion:** Implantat dient als inerte Matrix für das Einwachsen von eigenem Empfängerknochen aus dem umliegenden Transplantatlager
- **Osteoinduktion:** Knochenneubildung aus pluripotenten Vorläuferzellen des Wirtes aus der Umgebung des Transplantatlagers, die zu Chondroblasten und Osteoblasten differenzieren. Hierzu zählt im weiteren Sinne auch der Einsatz von Wachstumsfaktoren (BMP-2, BMP-7)
- **Osteogenese:** Implantat enthält überlebende Osteoblasten, Präosteoblasten und andere Progeniterzellen und synthetisiert damit neuen Knochen

Die verschiedenen Implantate und Transplantate sollen im Folgenden speziell auf ihre Eignung als Knochenersatz bei postinfektiösen Defekten diskutiert werden.

12.2 Autologe Transplantate

Die autologen Transplantationen stellen bei postinfektiösen Defekten das *ideale Verfahren zum Knochenersatz* dar. Die Durchblutung des zu übertragenden Knochensegmentes bleibt entweder erhalten, oder wird nach kurzer Ischämiezeit wieder hergestellt. Damit ist seitens der Mikrozirkulation die beste Prophylaxe zur Unterdrückung einer Infektreaktivierung gegeben. Da es sich um autologes Gewebe handelt, liegt kein immunologisches Risiko vor und es muss keine Immunreaktion des Empfängers befürchtet werden. Außerdem bestehen keine hygienisch infektiologischen Risiken (HIV, Hepatitis B und C) für den Patienten.

12.2.1 Autologer gefäßgestielter Knochentransfer

Unter Zuhilfenahme von plastisch chirurgischen und mikrochirurgischen Methoden können gefäßgestielte Knochentransplantate, wie *Fibula, Beckenkamm, Schulterblattrand* und *Rippen,* oft gleichzeitig in Kombination mit Muskel und Haut autolog übertragen werden.
Mit einem gefäßgestielten Anteil des Wadenbeins (☞ Abb. 12.2) kann z.B. eine Defektüberbrückung von 8–20 cm Länge an Femur, Tibia, Humerus und Radius ermöglicht werden. Mit Beckenkammsegmenten können Defekte bis zu 10 cm Distanz überbrückt werden. Diese Verfahren eignen sich insbesondere zur Überbrückung von Defekten im ersatzschwachen Lager, also auch nach abgeheilten Infektionen, wobei der vaskularisierte Transfer nach chronischer Osteitis durchaus hohe Komplikationsraten aufweist [13].
Von Nachteil ist der große operative Aufwand, da mindestens zwei mikrovaskuläre Anastomosen erstellt werden müssen. Die

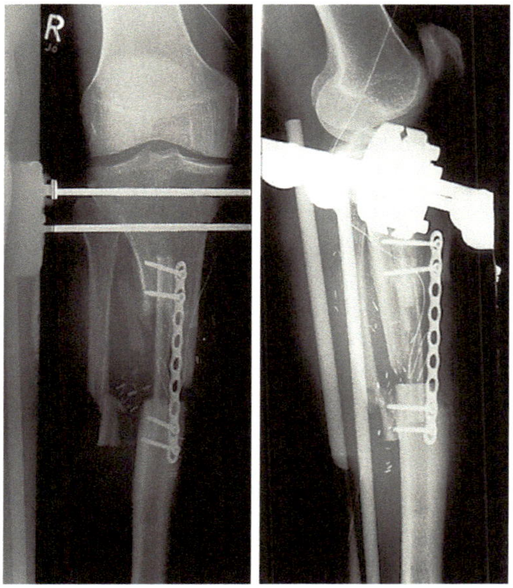

Abb. 12.2: Ersatz eines knöchernen Defektes im Bereich der distalen Tibia durch ein gefäßgestieltes autologes Fibulatransplantat.

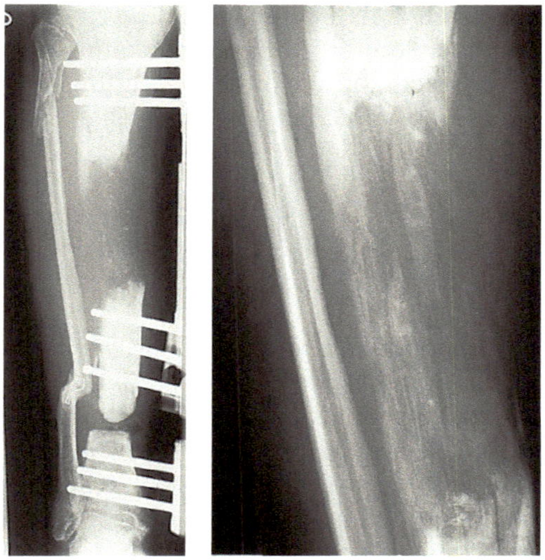

Abb. 12.3: Kallusdistraktion und Segmenttransport. Durch die langsame Verschiebung des Transportsegmentes in den Defekt entsteht ein „orthotopes, autologes Transplantat" in Form des sich ausbildenden Regenerates.

verfügbaren Entnahmestellen für solche Knochentransplantate sind stark limitiert. Der erweiterte operative Eingriff kann auch zu Komplikationen an der Entnahmestelle des Transplantates führen („Entnahmemorbitität"). Aufgrund des meist dünnen Querschnittes des transplantierten Knochens sind insbesondere beim Erwachsenen lange Entlastungsphasen erforderlich. Eine Gelenkreserve für mögliche autologe Transplantationen besitzt der menschliche Organismus überhaupt nicht.

12.2.2 Kallusdistraktion nach Ilizarov

Die Kallusdistraktion stellt eine Form von „autologer orthotoper Knochentransplantation" dar. Diese, auch „Verschiebeosteotomie" genannte Methode hat mittlerweile einen festen Platz in der Extremitätenchirurgie erhalten (☞ Abb. 12.3).

Für die Überbrückung postinfektiöser, großer Defekte an den langen Röhrenknochen ist sie das Verfahren der allerersten Wahl. Das zu transportierende Segment („Segmenttransport") verbleibt im Weichteilverbund und ist damit (gut) durchblutet. Da es sich praktisch um ein orthotopes Transplantat handelt, erübrigt sich eine Erweiterung des operativen Eingriffes auf die Stelle der Transplantatgewinnung. Die eigentliche Knochenneubildung wird von der Problemzone „postinfektiöses Transplantatlager" in gut regenerationsfähige Regionen wegverlagert [19].

Hauptnachteil der Methode ist die sehr lange Behandlungszeit von oft mehr als einem Jahr. Das Verfahren hat sich zudem nur bei jungen Patienten bewährt, die Altersgrenze kann man auf 40 Jahre festlegen. Beschrieben sind Weichteilirritationen und Infektionen durch Wanderung der Distraktionspins sowie periphere Nervenläsionen und eine arteriovenöse Fistelbildung. Als deutliche Verbesserung in Patientenkomfort und Komplikationsrate haben sich intramedulläre Führungssysteme und Verlängerungsmarknägel bewährt [19].

12.2.3 Gestielte Muskellappenplastik

Einen Sonderfall in der Gruppe der autologen Transplantate stellt die gestielte Muskellappenplastik dar. Zwar dient sie nicht zur Schaffung eines mechanisch brauchbaren Knochenersatzes, stellt aber eine gute biologische Form der Knochenhohlraumversiegelung nach ausgeheilter Osteitis dar, wenn durch Ausmuldung und Teilresektion zwar die Kontinuität des Knochens erhalten blieb, aber z. B. im langen Röhrenknochen eine Defekthöhle zurückbleibt, die sich nach Auffüllen durch ein Hämatom jederzeit wieder infizieren kann (☞ Abb. 12.4). Die Verbesserung der Blutversorgung im Bereich eines knöchernen Defektes, welcher durch eine gut durchblutete Muskelplombe ausgefüllt ist, führt außerdem zu einem beschleunigten bone remodelling des verbliebenen Knochens und damit zu einer verbesserten mechanischen Stabilität.

12.3 Allogene Transplantate

Die oben genannten autologen Transplantationsverfahren ermöglichen es, auch langstreckige Defekte an Röhrenknochen mit körpereigenem und im biologischen Sinne vitalen Material auszufüllen. Ein bislang ungelöstes Problem sind jene Fälle, bei denen es zu einer irreparablen Zerstörung großer Gelenke gekommen ist. Sieht man einmal von den Verfahren Exartikulation, Amputation und Versteifung ab, die verständlicherweise beim Patienten nur

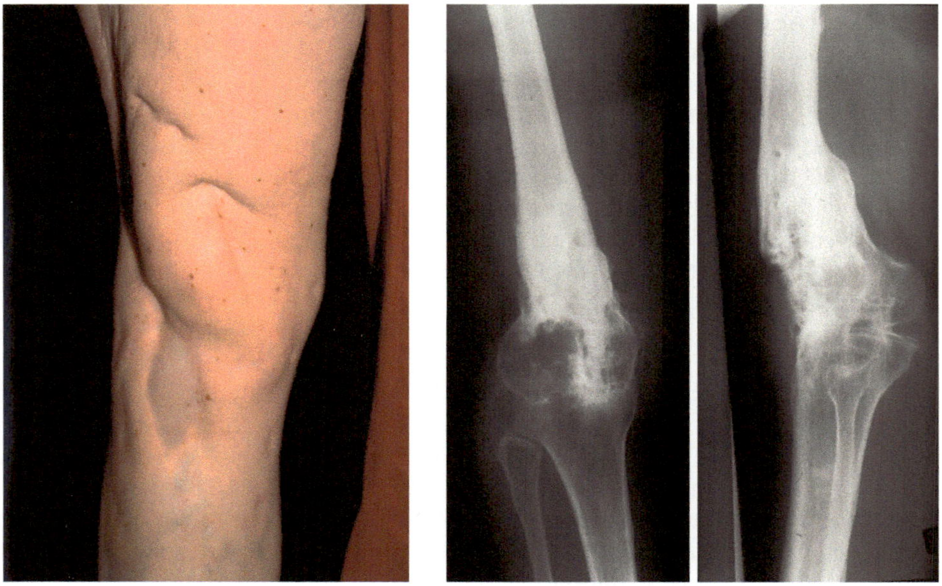

Abb. 12.4: Defektversiegelung einer postinfektiösen Knochenhöhle am Tibiakopf mit eingeschlagenem Gastroknemiuslappen.

eine eingeschränkte Akzeptanz finden, bleibt derzeit in diesen Situationen nur die Endoprothetik. Die Endoprothetik aber hat in der postinfektiösen Defektsituation das hohe Risiko des Infektrezidivs.

Gefäßgestielte, allogene Kniegelenkstransplantate befinden sich derzeit unter Studienbedingungen im klinisch experimentellen Einsatz. Die unvermeidbaren Abstoßungsreaktionen erfordern jedoch eine medikamentöse Immunsuppression, was den Einsatz dieser Verfahren bei postinfektiösen Defekten derzeit stark limitiert [18, 20, 22].

12.4 Autologe Implantate

Die autologe Spongiosaplastik oder die Übertragung von kortikospongiösem Material ist aus biologischer Sicht nach wie vor das ideale Ersatzmaterial für die *Auffüllung kleinerer Defekte* [31]. Sie erfüllt die oben definierten Voraussetzungen an den Knochenersatz ebenso in idealer Weise wie die autologen Transplantate. Durch vollständiges Ausräumen eines oder mehrerer Beckenkämme lässt sich oftmals erstaunlich viel Material gewinnen (☞ Abb. 12.5). Da es sich um körpereigenes Material handelt, sind keine immunologischen Probleme zu erwarten. Den Patienten gefährden keine übertragbaren Erkrankungen und es handelt sich meist um frisches, nicht konserviertes Material.

Allerdings bleibt, anders als bei den autologen Transplantaten (☞ 12.2), die Mikrozirkulation und damit die Vitalität der Zellen im übertragenen Gewebe sicherlich nicht oder nur in einem minimalen Anteil erhalten. Im ersatzschwachen Lager eines postinfektiösen Defektes sind damit bezüglich der Größe des überbrückenden Defektes enge Grenzen gesetzt. Die kritische Defektdistanz am diaphysären Knochen, welche sich beim Erwachsenen mit einer realistischen Chance auf Erfolg überbrücken lässt, liegt bei max. 3–4 cm. Bei Kindern und Jugendlichen können auch durchaus größere Defektdistanzen mit autologer Spongiosa erfolgreich überbrückt werden.

Nachteilig ist auch, dass zur Transplantatgewinnung eine Erweiterung des operativen Eingriffs notwendig wird und dass die verfügbaren Reserven an autologen Materialien natürlicherweise begrenzt sind. Die Erweiterung des operativen Eingriffes zur Spongiosagewinnung hat ihre eigene Komplikationsrate. Muskelhernierung, Hämatombildung mit einer Wundrevisionsrate von 3% und periphere Nervenläsionen sind beschrieben [33].

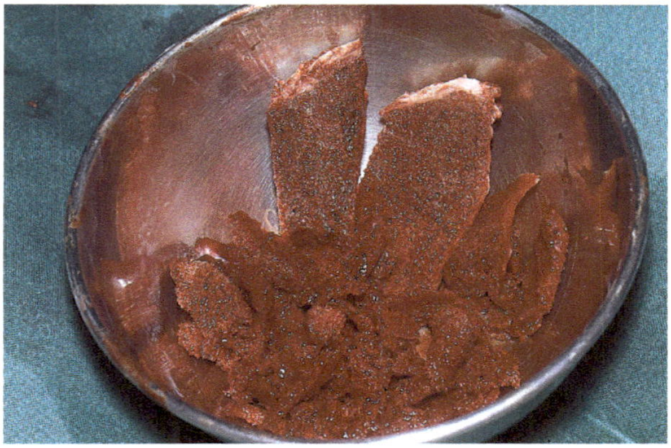

Abb. 12.5: Spongiosa und kortikospongiöse Späne aus einem einzigen Beckenkamm als autologes Implantat gewonnen.

12.5 Allogene Implantate

Allogene Spongiosa, allogene kortikospongiöse Späne oder ganze Skelettabschnitte, wie diaphysäre Knochenabschnitte oder gelenktragende Anteile langer Röhrenknochen können aus verschiedenen Quellen gewonnen werden:

- Resezierte Hüftköpfe bei totalendoprothetischem Hüftgelenksersatz
- Knochen aus Amputaten
- Knochen von Leichen
- Knochen von Multiorganspendern
- Mazerierte humane Leichenknochen

Die biologische Wertigkeit dieser Implantate ist, je nach Entnahmequelle, sehr unterschiedlich. Aus biologischen und hygienischen Gründen lässt sich nur noch die Gewinnung aus speziell aufbereiteten Hüftköpfen und aus Multiorganspendern rechtfertigen. Der Einsatz allogener Implantate setzt deren Lagerungsmöglichkeit in einer „Knochenbank“ voraus [15, 16]. Das Betreiben einer Knochenbank hat nach den Richtlinien der Bundesärztekammer [3] und unter Beachtung des Medizinproduktegesetzes zu erfolgen.
Vorteile sind einmal die nahezu unbegrenzte Verfügbarkeit. Die Gewinnung der Implantate macht außerdem keinen zusätzlichen chirurgischen Eingriff erforderlich.
Als Nachteile der allogenen Implantate sind zu nennen, dass es sich bei dem zu übertragenden Material um Fremdgewebe und um nicht vaskularisiertes Material handelt. Alle infrage kommenden Konservierungsverfahren führen zu einer Zerstörung der zellulären und z.T. auch der Proteinkomponenten im Implantat:

- Strahlensterilisation (bei 25 kGy)
- Autoklavierung (bei 134 °C, 5 min.)
- Kältekonservierung (bei –80 °C)

Durch die Lagerung bei –80 °C erleidet das Material einen biologisch thermischen Konservierungsschaden und ist aus zellulärer Sicht avital. Dennoch scheint diese Konservierungsmethode schonender zu sein als die Strahlensterilisation und die Autoklavierung.
Es konnte nachgewiesen werden, dass die Übertragung von allogenem Knochenmaterial antigen wirksam ist [2, 17]. Ein weiteres Problem der allogenen Implantate ist das infektiöse Risiko bezüglich viraler Transmissionen vom Spender des Knochens auf den Empfänger. Darüber hinaus besteht bei großen allogenen diaphysären Knochenimplantaten auch ein deutliches sekundäres Infektionsrisiko für den Patienten [25]. Allein unter diesem Aspekt erscheint die Indikationsstellung zur Auffüllung eines postinfektiösen Defektzustandes im langstreckigen Diaphysenbereich mit allogenen Implantaten als sehr kritisch. Im Einsatz als zusätzliches Ersatzmaterial bei Revisionsalloarthroplastik wurde allerdings keine erhöhte Infektionsgefahr beobachtet [1].

12.6 Xenogene Implantate

Xenogene Implantate werden aus biologischem Material, aus tierischem Stützgewebe hergestellt. Tabelle 12.1 führt „ohne Anspruch auf Vollständigkeit“ einige solcher Implantate beispielhaft auf [6, 7, 21, 26, 29].

Tab. 12.1 Xenogene Implantate [15, 16, 18, 20, 21]

Werkstoff	Ursprung	Handelsname, Hersteller
Hydroxylapatit	Bovin	Endobon®, Pyrost®, Bio-Oss®
Hydroxylapatit	Korallen	ProOsteon® 500R, Biocoral®
Kollagen	Bovin	Osteovit®, Collagraft®

Experimentell wie klinisch haben sich mineralisierte Knochenderivate mit fester, spongiöser Struktur im ersatzstarken Lager bewährt. Spongiöse, interkonnektierende Kanäle ermöglichen ein Einwachsen von ortsständigem Knochengewebe und die Entstehung eines festen Knochen-Implantat-Verbundes (Abb. 12.6).
Granuläre, mineralische Implantate xenogenen Ursprungs dagegen können nach Implantation leicht ausgeschwemmt werden. Außerdem erweist sich ihre mangelnde primäre Eigeninstabilität als zusätzlich nachteilig. Grundsätzlich haftet allen xenogenen Implantaten im postinfektiösen Defekt ein hohes Risiko an, dass es im aufgefüllten Gewebelager zum Infektrezidiv kommen kann.

12.7 Alloplastische Implantate

Bei den industriell gefertigten, alloplastischen Implantaten stehen die Gelenkendoprothesen ganz im Vordergrund. Hierbei finden neben verschiedenen metallischen Legierungen (Kobalt, Chrom, Titan) vor allem Polymere (ultrahochmolekulares Polyethylen, UHMWPE) und Keramiken (Aluminiumoxid, Zirkoniumoxid) Anwendung.
Für postinfektiöse Gelenkverluste besteht derzeit, abgesehen von den allogenen Transplantaten (☞ Kap. 12.3), keine Alternative zum endoprothetischen Ersatz mit einem Kunstgelenk, sieht man von den Verfahren Amputation und prothetische Versorgung oder Versteifung ab. Als weitere therapeutische Option darf auch die Implantation von Distanzarthrodese mit gekoppelten Implantaten gelten (☞ Kap. 7.4.4).

12.7.1 Polymethylmethacrylat

Das als „Knochenzement" bekannte Polymethylmethacrylat (PMMA) ist chemisch ein Kunstharz, ein Polymer, welches durch Polyaddition unter hoher Energiefreisetzung entsteht. Dieser Kunststoff ist sehr spröde und besitzt eine relativ große Porosität. Deshalb eignet er sich hervorragend zur Dotierung mit einem Antibiotikum (z.B. Gentamicin), welches dann sukzessive in situ freigesetzt wird. Unter der Voraussetzung eines primären Wundverschlusses werden lokale Konzentrationen des Antibiotikums erreicht, die weit höher liegen als nach systemischer Verabreichung (☞ Kap. 11).
PMMA kann in Form von vorgefertigten Gentamicin-PMMA-Ketten oder als am Operationstisch eigens modelliertes Implantat zur Defektauffüllung oder Hohlraumversiegelung mit lokaler Antibiose eingebracht werden. Nachteilig erweist sich oft, dass es insbesondere in postinfektiösen Defekten zu keinem dauerhaften Gewebe-Implantat-Verbund kommt und dass bei einer primär vorhandenen oder sekundär auftretenden Antibiotikumresistenz des Erregers dieser sich auf dem Implantat als Fremdkörper ausbreiten kann und dann für den Organismus zum infizierten Fremdkörper mit allen sich daraus ergebenden Problemen wird (☞ Kap. 2.4.2).

■ Keramiken und Kollagen

Zur Überbrückung von postinfektiösen Defekten an langen Röhrenknochen oder beim Auffüllen von großen knöchernen Defekthöhlen treten die alloplastischen Implantate stark in den Hintergrund. Verschiedene Alloplaste aus Kalziumphosphatkeramikwerkstoffen (Hydroxylapatit, Trikalziumphosphat) und Kollagen stehen zur Verfügung (☞ Tab. 12.2). Trikalziumphosphat und Kollagen werden über unterschiedlich lange Zeitspannen resorbiert, Hydroxylapatit ist dauerhaft biostabil und verbleibt nahezu unverändert in situ [5, 8, 12, 27, 34].

Kollagenimplantate zählen streng genommen überhaupt nicht zu den Knochenersatzwerkstoffen. Sie besitzen weder eine mechanische Formstabilität, noch fördern sie im postinfektiösen Defekt gezielt die Knochenneubildung aus dem Implantatlager. Ihr Vorteil liegt in der Verwendung als Trägersubstanz für eine lokale Antibiotikaanwendung, in der schnellen Freisetzung des Wirkstoffes, in den hohen erreichbaren lokalen Gewebespiegeln und in der biologischen Abbaubarkeit (Biodegradation) des Implantates.

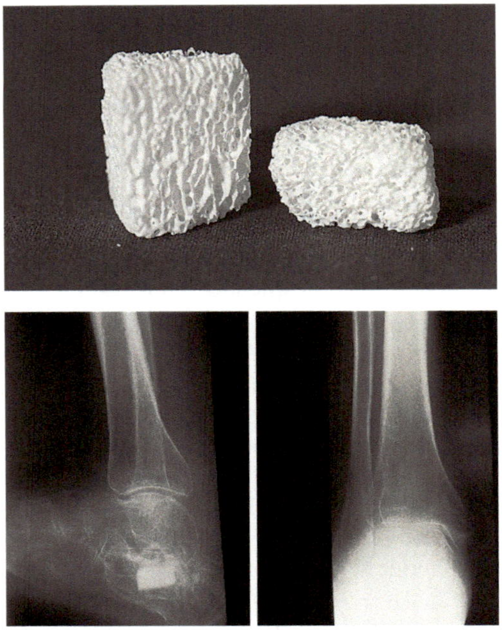

Abb. 12.6: Auffüllung eines postinfektiösen Defektes im Kalkaneus mit einem xenogenen Implantat aus Hydroxylapatit bovinen Ursprungs.

Tab. 12.2 Alloplastische Implantate

Werkstoff	Handelsname, Hersteller
Kalziumphosphat	Friabone®, Norian SRS
Hydroxylapatit	Ceros HA®, Ostilit®, Apa Pore®, Calcitite®
Hydroxylapatit + Kalziumsulphat	Collagraft
Kalziumsulphat	Calceon®, Osteoset®, Allo Matrix™

Die Vorteile der alloplastischen Implantate bestehen in der unbegrenzten Verfügbarkeit, im Fehlen immunologischer Probleme und infektiöser Gefahren. Zu ihrer Gewinnung ist keine zusätzliche Erweiterung des operativen Eingriffs notwendig.
Demgegenüber steht eine ganze Reihe von zum Teil gravierenden Nachteilen. Es gibt keine dauerhaft formstabilen Implantate für den Knochenersatz. Sie leiden unter dem Problem der Resorption, der Auslockerung und insbesondere im postinfektiösen Defekt unter der Gefahr der Infektreaktivierung. Deshalb ist ihr Einsatz insbesondere im postinfektiösen Defekt höchst fragwürdig. Allerdings gilt diese Feststellung möglicherweise zukünftig nicht für Composite-Implantate mit BMP oder Zellen aus Knochenmarkderivaten. Hier gibt es erste Hinweise darauf, dass diese Zubereitung die Rate an Infektionen signifikant reduziert [4, 9]. Die mechanischen Eigenschaften der Keramiken und Zemente reichen außerdem nicht für alle mechanischen Ansprüche am langen Röhrenknochen aus [23].
Zukünftige Entwicklungen auf dem Gebiet des technisch alloplastischen Knochenersatzes bauen auf einer stöchiometrischen Substitution der Phosphationen im Hydroxylapatit durch entweder Karbonat- oder Silikationen. Damit würden die Hydroxylapatite langsam durch den knöchernen Ersatz aus dem umgebenden Gewebelager resorbiert.

12.7.2 Biologisch wirksame organische Substanzen

Bovin oder gentechnologisch hergestellte rekombinante Knochenwachstumsfaktoren wie BMP (bone morphogenetic protein) können im durchbluteten Knochenlager die Differenzierung von Bindegewebe zur Knochengrundsubstanz vorantreiben (☞ Tab. 12.3). Diese Wachstumssubstanzen enthalten keinerlei mechanische Eigenschaften und müssen durch geeignete Trägerprodukte am Implantationsort retiniert werden. Ebenfalls zu dieser Gruppe kann man die chemotaktischen, nicht knochenspezifischen Zytokine wie DGF-β, EL-1 und Prostaglandine aufzählen [28].

12.7.3 Biologisch abbaubare Polymere

Als temporäre Platzhalter im Rahmen des Etappenlavageprogrammes eignen sich biostabile Implantate aus Polyethylen oder Knochenzement (Palacos®). Schrauben, Stifte oder Kraftträger aus bioresorbierbaren Polymeren (Polylactid, Polyglycolid) lassen sich auch im postinfektiösen Situs einsetzen, ohne dass man ein vorzeitiges Materialversagen befürchten muss [14, 32]. Mangelnde osteoindikative und osteokonduktive Eigenschaften lassen die Defektauffüllung mittels Biopolymeren derzeit aber als nicht empfehlenswert erscheinen.

Tab. 12.3 Bioaktive Implantate

Stoffgruppe	Handelsname, Hersteller
Gentechnologisch hergestellte Wachstumsfaktoren	
BMP-2	Advanced tussue Sciences Inc., CA, USA
BMP-7	Osigraft® (Stryker Howmedica)
Demineralisierte Knochenmatrix	Grafton® (DBM Flex Osteotech, USA)

12.8 Antiinfektiöse Oberflächen

Eine wichtige Infektionsprophylaxe für alloplastische Fremdkörper besteht schon darin, die Oberflächen oder die oberflächennahen Atomstrukturen und Kristalle so zu modifizieren, dass ein lückenloser fester Kontakt zwischen Implantat und Gewebe, speziell Knochen, entstehen kann.
Wird dieses Problem der „Grenzschicht" durch deren approximative Minimierung gelöst, bleibt dem die Infektion auslösenden Keim immer weniger Raum im Niemandsland.
Dieser Umstand wird gelegentlich als „Wettlauf zur Oberfläche" [11] bezeichnet, zwischen Gewebe-Zell-Integration und bakterieller Adhäsion.

12.8.1 Zytotoxische Metallüberzüge

Das Problem der meisten zytotoxischen Metallüberzüge besteht darin, dass sie nicht nur Membranen und Biochemie der Bakterien schädigen, sondern auch die körpereigenen Abwehrzellen und die für die Gewebe-Zell-Integration verantwortlichen Zellen. Beispiele für solche zytotoxischen Überzüge sind Silber-sulfadiazin-chlorhexidin, Benzalkoniumchlorid-Heparin, Silber, Mangan, Zink, Kupfer und Amalgam.
Es wurde oft diskutiert, ob Oberflächen aus Reintitan im Sinne einer Kontaminations- bzw. Infektionsprophylaxe günstiger zu bewerten sind als Oberflächen aus CoCrNi-Stahl-Implantaten. Ein sicherer Beweis für diese These konnte bislang jedoch nicht erbracht werden.

12.8.2 Biodegradierbare Überzüge

Überzüge („Coatings") aus biodegradierbaren Materialien (z.B. Polylactid, PLA) mit integriertem Antibiotikum (z.B. Gentamicin, Teicoplanin) für alloplastische Oberflächen von Implantaten zeigen im Experiment einen antiinfektiösen Schutz [10]. Diese Überzüge sollen als „drug delivery systems" für zugesetzte Antibiotika wirken. Auch ohne Antibiotika konnte die Adhäsion von Staph. aureus an Metallimplantaten durch P(D-, L-)A-Überzüge experimentell reduziert werden.

Die Dotierung des Polymers mit dem Antibiotikum ist jedoch essenziell. Die Bakterizidie darf nicht dem sich abbauenden Polymer alleine – ohne antibiotischem Zusatz – zugetraut werden.

Die experimentell z.T. gefundenen bakteriziden Eigenschaften sind artifiziell nur durch das saure Millieu des sich degradierenden Polymers bedingt [14]. In vivo darf eine solche Bakterizidie keinesfalls als gesichert angenommen werden.

Literatur

1 Alexeeff M, Mahomed N, Morsi E, Garbuz D, Groß A: Structural allograft in two-stage revisions for failed septic hip arthroplasty. J Bone Jt Surg 78B (1996) 213–216
2 Bauer TW, Muschler GF: Bone Graft Materials – An Overview of the Basic Science. Clin Orthop 371 (2000): 10–27
3 Bundesärztekammer-Richtlinien zum Führen einer Knochenbank. Dt Ärzteblatt 95 (1998) 1011–1016
4 Chapman MW, Bucholz R, Cornell C: Treatment of Acute Fractures with a Collagen-Calcium Phosphate Graft Material. JBJS 79A (1997) 495–502
5 Claes L, Hoellen I, Ignatius A: Resorbierbare Knochenzemente. Orthopäde 26 (1997): 459–462
6 Engelbrecht E, von Foerster G, Delling G: Ionogran in revision arthroplasty. J Bone Jt Surg 82B (2000) 192–199
7 El-Ghannam A, Ducheyne P, Shapiro IM: Bioactive material template for in vitro synthesis of bone. J Biomed Mat Res 29 (1995): 359–370
8 Frayssinet P, Trouillet JL, Rouquet N, Azimus E, Autefage A: Effects of the Chemical Composition of Calcium Phosphate Ceramics on their Osseointegration. Orthopaedics International Edition 1 (1993): 308–313
9 Friedlaender GE, Clayton RP, Cole JD, Cook SD, Cierny G, Muschler GF, Zych GA, Calhoun JH, LaForte J, Yin S: Osteogenic Protein-1 (Bone morphogenetic Protein-7) in the treatment of tibial nonunions. JBJS 83A (2001) S151–S158
10 Gollwitzer H, Ibrahim K, Meyer H, Mittelmeier W, Busch R, Stemberger A: Antibacterial poly (DiL-lactic acid) coating of medical implants using a biodegradable drug delivery technology. J Antibmicrob Chemoth 51 (2003) 585–591
11 Gristina AG: Biomaterial-centered infection: mirobial adhesion versus tissue integration. Science 237 (1987) 1588–1595
12 Hanft JR, Sprinkle RW, Surprenant MS, Wird MB: Implantable Bone Substitute Materials. Clinics in Podiatric Medicine and Surgery 12 (1995): 437–455
13 Hierner R, Stock W, Wood MB, Schweiberer L: Der vaskularisierte Fibulatransfer. Unfallchirurg 95 (1992) 152–159
14 Hofmann GO, Liedtke H, Ruckdeschel G, Lob G: The influence of bacterial contamination on the biodegradation of PLA implants. Clin Mater 6 (1990) 137–150
15 Hofmann GO: Immunologischer und hygienischer Stellenwert der allogenen Knochentransplantation für die Wiederherstellungschirurgie. Akt Chir 26 (1991) 126–133
16 Hofmann GO: Allogene Knochentransplantation. In: Bünte H, Junginger Th. (Hrsg.): Jahrbuch der Chirurgie. Biermann, Zülpich, 1992: 131–142
17 Hofmann GO, Falk C, Wagemann T: Immunological transformations in the recipient of grafted allogeneic human bone. Arch Orthop Trauma Surg 116 (1997): 143–150
18 Hofmann GO, Kirschner MH, Gonschorek O, Bühren V: Überbrückung langstreckiger Knochen- und Gelenkdefekte durch allogene vaskularisierte Transplantate. Unfallchirurg 102 (1999) 458–465
19 Hofmann GO, Gonschorek O, Bühren V: Segment Transport Employing Intramedullary Devices in Tibial Bone Defects Following Trauma and Infection. Journal of Orthopaedic Trauma 13 (1999): 170–177
20 Hofmann GO, Kirschner MH: Clinical experience in allogenic vascularized bone and joint allografting. Microsurgery 20 (2000) 375–383
21 Holmes R, Mooney V, Bucholz R, Tencer A: A Coralline Hydroxyapatite Bone Graft Substitute – Preliminary Report. Clin Orthop 188 (1984): 252–262
22 Kirschner MH, Wagner FD, Nerlich A, Land W, Bühren V, Hofmann GO: Allogenic grafting of vascularized bone segments under immunosuppression – Clinical results in the transplantation of femoral diaphyses. Transpl Int 11 (1998) 195–203
23 Le Huec JC, Schaeverbeke T, Clement D, Faber J, Le Rebeller A: Influence of porosity on the mechanical resistance of hydroxyapatite ceramics under compressive stress. Biomaterials 16 (1995): 113–118
24 Lexer E: Über freie Transplantationen. Langenbecks Arch Chir 95 (1911) 827
25 Mankin HJ, Doppelt S, Tomford W: Clinical

experience with allograft implantation. Clin Orthop 174 (1983) 69 – 86
26 Mittelmeier H, Mittelmeier W, Gleitz M: Mineralisches, spongiöses Knochenersatzmaterial Pyrost. Experimentelle Grundlagen und 13 Jahre klinische Erfahrung bei über 1000 Fällen. Orthopäde 27 (1998): 126 – 135
27 Ohura K, Bohner M, Hardouin P, Lemaltre J, Pasquier G, Flautre B: Resorption of, and bone formation from, new β-tricalcium phosphate-monocalcium phosphate cements: A in vivo study. J Biomed Mat Res 30 (1996): 193 – 200
28 Rueger JM: Knochenersatzmittel – Heutiger Stand und Ausblick. Orthopäde 27 (1998): 72 – 79
29 Schnürer SM, Gopp U, Kühn K-D, Breusch SJ: Knochenersatzwerkstoffe. Orthopäde 32 (2003): 2 – 10
30 Schweiberer L: Theoretisch-experimentelle Grundlagen der autologen Spongiosatransplantation im Infekt. Hefte Unfall Heilk 79 (176) 151 – 162
31 Stützle H, Hallfeldt K, Mandelkow H, Kessler S, Schweiberer L: Knochenneubildung durch Knochenersatzmaterialien. Orthopäde 27 (1998): 118 – 125
32 Vert M: Biomedical Polymers from Chiral Lactides and Functional Lactones: Prosperties and Applications. Makromol Chem Macromol Symp 6 (1986): 109 – 122
33 Wippermann BW, Schratt HE, Steeg S, Tscherne H: „Komplikationen der Spongiosaentnahme am Beckenkamm“. Chirurg 68 (1997): 1286 – 1291
34 Zambonin G, Grano M: Biomaterials in orthopaedic surgery: effects of different hydroxyapatites and demineralized bone matrix on proliferates rate and bone matrix synthesis by human osteoblastss. Biomaterials 16 (1995): 397 – 402

Chemotherapeutika und Antibiotika

13

GUNTHER O. HOFMANN, EVA ROSSMANN

Inhaltsübersicht

13.1 Erregervorkommen und Resistenzsituation 221
13.2 Systemische Antibiotikatherapie 221
13.2.1 Allgemeine Pharmakokinetik 221
13.2.2 Wahl des Antibiotikums 223
13.2.3 Dauer der Antibiotikatherapie 226
13.3 Lokale Antibiotikatherapie 227
13.3.1 Resorbierbare Antibiotikaträger 228
13.3.2 Nicht resorbierbare Antibiotikaträger 229
13.4 Lokale Chemotherapie (Taurolin) 230
Literatur 232

13.1 Erregervorkommen und Resistenzsituation

Das typische Erregerspektrum einer unfallchirurgischen/orthopädischen Klinik oder Abteilung gibt es nicht [2, 8]. Die prozentualen Anteile der verschiedenen Keimgruppen schwanken außerordentlich stark in Abhängigkeit von vielen Patienten- und Umweltfaktoren:

- Durchschnittliches Alter der Patienten
- Herkunft der Patienten (von zu Hause, Altenheim, Pflegestation)
- Geographische Schwankungen (Nordeuropa/Südeuropa)
- Lokale Schwankungen (Stadt-, Landgefälle)
- Jahreszeitliche Schwankungen
- Anteil der Endoprotheseinfektionen am Krankengut

Die Tabellen 13.1 bis 13.3 geben die prozentuale Keimverteilung in typischen traumatologischen Stationen wieder. Interessant ist, dass zwischen unfallchirurgischen/orthopädischen Normalstationen und z.B. Spezialstationen mit Wirbelsäulen- und Rückenmarksverletzten vergleichsweise geringe Unterschiede bestehen [7]. Damit zeigt sich, dass das zu erwartende Keimspektrum auf einer Station ganz offensichtlich nicht von der Liegedauer der Patienten abhängig ist.
Auffällig dagegen sind die Differenzen der genannten Stationen zu den von der Unfallchirurgie betriebenen Intensivstationen. Hier finden wir hohe Anteile von Pseudomonas aeruginosa, von Enterokokken- und Candidainfektionen. Auffällig ist auch der hohe MRSA-Anteil bei den Staph.-aureus-Infektionen auf den Intensivstationen. Während auf den unfallchirurgisch/orthopädischen Normalstationen der Anteil MRSA an den Staph.-aureus-Infektionen zwischen 7 und 33% schwankt, liegt er mit 30–52% auf den unfallchirurgischen Intensivstationen deutlich höher [7]. Die Erklärung für diese Unterschiede finden sich in erster Linie in den katheterassoziierten Infektionen und generell im vermehrten Einsatz von Antibiotika auf diesen Stationen, was dann Ausdruck in den gehäuften Pilzinfektionen findet.
Auffällig ist auch der zeitliche Wandel von den 1970er- und 1980er-Jahren zur heutigen Situation, welcher den veränderten Einsatz von Antibiotika, insbesondere solchen mit breitem Wirkungsspektrum widerspiegelt [4]. Auch hier finden sich die auffälligsten Veränderungen wieder im Bereich der Intensivstationen.

13.2 Systemische Antibiotikatherapie

Die systemische Antibiotikatherapie hat eine andere Behandlungsindikation als die lokale. Insbesondere als adjuvante Maßnahme sollte sie begleitend im Rahmen von invasiven chirurgischen Sanierungsprogrammen Anwendung finden, um eine generalisierte Keimeinschwemmung und mögliche septische Metastasierung zu verhindern.

13.2.1 Allgemeine Pharmakokinetik

Der Spiegel eines applizierten Antibiotikums in den verschiedenen Verteilungskompartimenten und den für uns in diesem Zusammenhang wichtigen Geweben, Knochen, Periost, Knorpel, Synovia, Faszien, Muskulatur usw. ist von mehreren Faktoren abhängig:

- Höhe und Verlauf des Blutspiegels
- Durchblutung des Gewebes
- Diffusionsvermögen des Antibiotikums
- Spezifische Affinität der Gewebe für die einzelnen Antibiotika

Tab. 13.1 Klinisch für Unfallchirurgie und Orthopädie relevante pathogene Bakterien (aerob, fakultativ anaerob, Angaben in Prozent)

Keime	UC	INT	RMV	LIT-INT	LIT-UC
Grampositive Kokken					
Staph. aureus	42,6	13,6	40	11–26	65,2
MRSA-Anteil	(7–29)	(30–52)	(13–33)		
Staph. epidermidis	1,4	0,7	2,5		
Streptokokken	7,8	0,8	3,8		5,3
Enterokokken	8,5	20	7,5		
Micrococcus	< 0,1				
Gramnegative Kokken					
Neisseria	< 0,1				
Moraxella	< 0,1				
Grampositive Stäbchen					
Corynebacterium spp.	2,8	0,8			
Bacillus spp.	9,9	6,4	5		
Listeria spp.	< 0,1				
Rhodococcus spp.	< 0,1				
Mycobacterium spp.	< 0,1				
Oerskovia spp.	< 0,1				
Erysipelothrix	< 0,1				
Gramnegative Stäbchen					
Pseudomonas aeruginosa	7,8	16	8,8	14–19	11,2
Escherichia coli	4,3	8,8	8,8	5–12	4,7
Klebsiella spp.		2,2	7,5	9–12	2,9
Proteus spp., Indol-positiv	0,7				
Proteus spp., Indol-negativ		0,8	5		
Enterobacter spp.	4,3	2,4	1,3		
Serratia spp.	1,4	3			0,6
Acinetobacter spp.	3,5	4,8			
Morganella		0,5			
Citrobacter spp.		0,3			
Providencia		0,6			
Salmonella spp.		0,6			
Shigella spp.		0,6			
Yersinia spp.		0,6			
Stenotrophomonas maltophilia		0,2			

UC = Unfallchirurgie, BG Unfallklinik Halle [7]; INT = Intensivstation BG Unfallklinik Halle [7]; RMV = Klinik für Wirbelsäulen- und Rückenmarksverletzte, BG Unfallklinik Halle [7]; LIT/INT = Intensivstation [4]; LIT/UC = Unfallchirurgie [6, 8]

- Funktionelle Fähigkeit der Gewebe zur Anreicherung oder zum Abhalten des Eindringens für ein spezielles Antibiotikum

Höhe und Verlauf des Blutspiegels (AUC = Area under curve) sind dabei von der Pharmakokinetik des einzelnen Antibiotikums abhängig.
Das Hauptproblem der systemischen Antibiotikatherapie liegt darin, dass im traumatisch geschädigten und chronisch entzündeten Gewebe die Mikrozirkulation erheblich eingeschränkt sein kann und

Tab. 13.2 Klinisch für Unfallchirurgie und Orthopädie relevante pathogene Bakterien (obligat anaerob)

Strategie		Dauer
Sporenbildner	Stäbchen, grampositiv	Clostridium perfringens, Clostridium tetani, Clostridium difficile
Nicht-Sporenbildner	Stäbchen, grampositiv	Actinomyces, Eubacterium, Lactobacillus, Propionibacterium, Bifidobacterium
	Kokken, grampositiv	Peptostreptokokken, Peptokokken
	Stäbchen, gramnegativ	Bacteroides, Porphyromonas, Prevotella, Fusobacterium, Bilophila
	Kokken, gramnegativ	Veillonella, Treponema
	Spirochäten	

Tab. 13.3 Klinisch für Unfallchirurgie und Orthopädie relevante pathogene Pilze

	UCH	INT	RMV
Candida albicans	0,7 %	7,2 %	
Candida spp. non albicans	< 0,1 %	5,6 %	0,6 %
UC = Unfallchirurgie, BG Unfallklinik Halle [7]; INT = Intensivstation, BG Unfallklinik Halle [7]; RMV = Klinik für Wirbelsäulen- und Rückenmarkverletzte, BG Unfallklinik Halle [7]			

deshalb die erforderlichen Wirkspiegel des Antibiotikums genau an der Stelle, wo sie eigentlich notwendig wären, nicht erreicht werden.

Einen weiteren Einfluss haben die absolute Höhe des Blutspiegels und die Zeitdauer, über welche dieser anhält, da zum Erreichen eines Diffusionsausgleiches zwischen Blut und Gewebe eine gewisse Zeit notwendig ist. Diffusionsvermögen eines bestimmten Antibiotikums und die Affinität des Gewebes für das Antibiotikum hängen wesentlich ab von der Eiweißbindung des Pharmakons und vom spezifischen Proteingehalt und der Proteinzusammensetzung des Gewebes. Eine niedrige Eiweißbindung erlaubt generell eine günstige, rasche Diffusion des Antibiotikums in die extravasalen Kompartimente.

Darüber hinaus verhalten sich verschiedene Gewebe in ihrer Affinität für verschiedene Antibiotika höchst unterschiedlich. Diese unterschiedliche Gewebeaffinität ist durch die Eiweißbindung des Antibiotikums alleine nicht zu erklären. Einschränkend sei jedoch darauf hingewiesen, dass der im Gewebe gemessene Antibiotikumsspiegel nicht unbedingt in einem linearen Zusammenhang zur antibiotischen Wirksamkeit des Medikamentes stehen muss. Hierzu muss zusätzlich der freie und der gebundene Anteil des Antibiotikums in die Wirkungsabschätzung mit einbezogen werden. Weitere Störfaktoren sind beim Patienten der gleichzeitige Einsatz anderer Medikamente, die Verdünnung des Blutes durch Infusionen und Transfusionen, Operationen und Narkosen und ihre Auswirkungen auf Hämodynamik und Mikrozirkulation.

13.2.2 Wahl des Antibiotikums

Tabelle 13.4 gibt einen Überblick der Pharmakokinetik und Wirkspektren einiger Antibiotika, die typischerweise in Unfallchirurgie und Orthopädie zum Einsatz kommen. Die jeweilige Auswahl eines bestimmten Antibiotikums im Einzelfall wird von verschiedenen Faktoren beeinflusst:

- Resistenzlage des nachgewiesenen Erregers
- Topographie der Infektion
- Begleiterkrankungen und Begleittherapie des Patienten

Tab. 13.4 Pharmakokinetik und Wirkspektren ausgewählter Antibiotika

Antibiotikum		Serum-spiegel	Dosis	Serumhalbwertszeit (h)			Eiweiß-bindung	Ausscheidung überwiegend	Metabo-lisierung	Erfasste Erreger
				Normale Nierenfunktion	Starke Niereninsuffizienz	Hämodialyse				
	Amoxicillin	108 mg/l (nach 1 h)	2 g i.v.	0,9–1,5	12–16	2–5	18%	Renal	30–40%	Staph. aureus (Betalaktamasebildner), Enterokokken, E. coli, Bacteroides fragilis, H. influenzae
	Clavulansäure	14 mg/l (nach 1 h)	0,2 g i.v.	0,7–1,4	2,6–4,3	1,2	25%	Renal	30–40%	
	Ampicillin*	40–45 (nach 1 h)	6 g i.v.	1	10–20	2,2–4,5	18%	Renal	10–20%	
	Sulbactam*	18–20 (nach 1 h)	3 g i.v.	1	21	2,3	0,38	Renal	Keine	
	Dicloxacillin	12–16 mg/l (nach 1 h)	0,5 g p.o.	0,5–0,75	2–3	1,5–2,7	93–97%	Renal	10–30%	Staphylokokken (außer MRSA), Streptokokken, Pneumokokken
	Flucloxacillin	15–16 mg/l (nach 1 h)	0,5 g i.v.	0,5–0,75	2–3	1,5–2,7	93–97%	Renal	4–10%	
	Oxacillin	2–5 mg/l (nach 1 h)	0,5 g i.v.	0,5–0,75	2–3	1,5–2,7	93–97%	Renal	50–60%	
Cephalosporine II	Cefuroxim	24–25 mg/l (nach 1 h)	1 g i.v.	1,2	15–22	3,5	30%	Renal	–	Staphylokokken, Streptokokken, Pneumokokken, E. coli, H. influenzae, Klebsiellen, Anaerobier (außer B. fragilis)
	Cefotiam	18,5 mg/l (nach 1 h)	1 g i.v.	1	6,8–8	1,5–2,6	40%	Renal	–	
Cephalosporine III	Ceftazidim	35–40 mg/l (nach 1 h)	1 g i.v.	1,7–2,1	16–25	2–5	10%	Renal	< 5%	Staphylokokken, Streptokokken, Pneumokokken, Enterobakterien, P. aeruginosa, H. influenzae

* Das Verhältnis Ampicillin/Sulbactam beträgt jeweils 2:1 in allen Dosierungen.

Tab. 13.4 Fortsetzung

Antibiotikum		Serumspiegel	Dosis	Serumhalbwertszeit (h)			Eiweißbindung	Ausscheidung überwiegend	Metabolisierung	Erfasste Erreger
				Normale Nierenfunktion	Starke Niereninsuffizienz	Hämodialyse				
Carbapeneme	Imipenem**	11–15 mg/l (nach 1 h)	0,5 g i.v.	0,9	2,9–4	1	15–25%	Renal	30%	Staphylokokken (nicht MRSA), Streptokokken, Pneumokokken, Enterobakterien, P. aeruginosa, Anaerobier (inkl. B. fragilis), H. influenzae
	Meronem	10–18 mg/l (nach 1 h)	0,5 g i.v.	1	6–10	1,8	2%	Renal	15–25%	
Aminoglykoside	Gentamicin	4–10 mg/l (nach 1 h) 16–24 mg/l (nach 1 h)	1,7 mg/kg i.v. 5,1 mg/kg i.v.	1,5–2,5	48–72	5–10	0–10%	Renal	–	Staph. aureus (hoch dosiert nach Resistenzlage)
	Tobramycin	1–2 mg/l (nach 8 h) <1 mg/l (nach 24 h)	1,7 mg/kg i.v. 5,1 mg/kg i.v.	1,5–2,5	48–72	5–10	0–10%	Renal	–	
Fluochinolone	Ciprofloxacin	1–2 mg/l (nach 1 h)	200 mg i.v.	3–4	5–10	5	20–40%	Renal 50–70% Intestinal 15%	10–15%	Staphylokokken (nicht MRSA), Streptokokken, Pneumokokken, Enterobakterien, P. aeruginosa, Anaerobier (inkl. B. fragilis), H. influenzae
	Ofloxacin	2–3 mg/l (nach 1 h)	0,2 g i.v./p.o.	5–6	30–50	40	24–38%	Renal	5–10%	
	Levofloxacin	2,5–3 mg/l (nach 1 h)	0,25 g i.v./p.o.	5–6	30–50	40	24–38%	Renal	5–10%	
	Vancomycin	20–50 mg/l (nach 2 h)	1 g i.v.	4–8	160–240	CAPD = 30–95	Nicht erwähnt	Renal	5%	MRSA
	Linezolid	12,9 mg/l (nach 1 h)	600 mg i.v.	6,4	7,1	7	31%	90% renal 10% fäkal	50%	

** Kombination mit Cilastin, um eine Inaktivierung durch die renale Dipeptidase zu verhindern.

Resistenzlage des nachgewiesenen Erregers

Von zentraler Wichtigkeit ist zunächst die Bestimmung der Resistenzlage eines Erregers bei Vorliegen der Infektion. Resistenz ist die eingeschränkte oder fehlende Sensitivität von Bakterien gegenüber Arzneistoffen, die deren Wachstum verringern bzw. zu ihrem Absterben führen sollen. Generell ist anzuraten, dass der Einsatz von Antibiotika in einer unfallchirurgischen/orthopädischen Abteilung oder Klinik immer maximal testgerecht und falladaptiert durchgeführt werden sollte. Jede einseitige Antibiotikaanwendung, jede ausschließliche Anwendung nur einer bestimmten chemischen Gruppe führt zu einem ganz erheblichen Resistenzdruck und damit zur großen Gefahr der Züchtung hochresistenter Antibiotikastämme im definierten Mikrobenbiotop einer Station.

Topographie der Infektion

Ein weiterer ganz wesentlicher Aspekt ist die Topographie der vorliegenden Infektion. Je nachdem, ob es sich um eine Gelenkinfektion oder um eine akute oder chronische Osteitis im Abschnitt langer Röhrenknochen ohne Gelenkbeteiligung handelt, müssen die unterschiedlichen Sättigungsspiegel der einzelnen Antibiotika für die verschiedenen Gewebe, Knorpel, Synovia, Knochen, Faszien und Muskulatur berücksichtigt werden. In Unfallchirurgie und Orthopädie muss die Wahl des Antibiotikums von der Höhe der im Knochen und den umliegenden Geweben zu erwartenden Wirkstoffpegeln bestimmt sein. So finden sich bei Penicillinen z.B. sehr hohe Spiegel im Knorpel, bei gleichzeitig niedrigen Spiegeln in der Skelettmuskulatur. Genau umgekehrt verhält es sich dagegen beim Lincomycin: Sehr hohe Spiegel in der Skelettmuskulatur stehen sehr niedrigen Spiegeln im Knorpel gegenüber.

Begleiterkrankungen

Die Begleiterkrankungen eines Patienten (eingeschränkte Nieren- oder Leberfunktion, Niereninsuffizienz) müssen dabei ebenso Berücksichtigung finden, wie durch diese bedingte Begleitmedikationen im Einzelfall.

13.2.3 Dauer der Antibiotikatherapie

Nach der Dauer des Antibiotikaeinsatzes werden unterschiedliche Formen der Antibiotikatherapie unterschieden (☞Tab. 13.5).

Tab. 13.5 Dauer der Antibiotikatherapie

Strategie	Dauer	Indikationen
Normale Therapiedauer	Entfieberung plus 2–3 Tage, etwa 5–7 (–10) Tage	–
Therapie mit verlängerter Nachbehandlung	3–6 Wochen	Septische Erkrankungen mit bekannter Rezidivneigung (z.B. Staphylokokkensepsis) große Abszesse, Sequester, Granulome, infizierte Fremdkörper
Langzeittherapie	> 6 Wochen bis Jahre	z.B. chronische Osteitis, chronische Osteomyelitis
Dauersuppressivbehandlung	Mehrere Jahre bis lebenslang	Infektionen mit Rezidivneigung (z.B. Infektionen von Implantaten)
Eliminationstherapie, Suppressionstherapie	1 Woche bis 6 Monate	–

Sequenz- oder Switch-Therapie

Insbesondere bei einer lang andauernden Antibiotikumtherapie ermöglicht das Umstellen von einem intravenösen auf ein orales Antibiotikum – die so genannte Sequenz- oder Switch-Therapie – bei klinisch stabilen Patienten eine Verkürzung der Hospitalisation und Fortsetzung der antibiotischen Therapie unter ambulanten Bedingungen [1]. Idealerweise sollte dabei für die intravenöse und orale Gabe das gleiche Antibiotikum verwendet werden. Steht jedoch keine orale Form des intravenösen Antibiotikums zur Verfügung, kann ein orales Antibiotikum mit einem ähnlichen Wirkstoffspektrum und einer guten gastrointestinalen Resorption eingesetzt werden. In einer Übersichtsarbeit zu diesem Thema fasste Wetzstein [10] die Ergebnisse mehrerer Studien zusammen, und zeigte, dass die orale Antibiose ebenso effektiv sein kann wie die intravenöse Applikation.
Für die Sequenztherapie beschreibt Wetzstein [10] vier verschiedene Vorgehensweisen (☞ Tab. 13.6). Bei der ersten Methode kommt für die intravenöse und orale Antibiotikatherapie die gleiche Substanz zur Anwendung. Voraussetzung ist, dass die orale Form eine ausgezeichnete Bioverfügbarkeit besitzt und zu vergleichbaren Konzentrationen führt wie die intravenöse Form. Davon unterscheidet sich die zweite Methode, bei der zwar für intravenöse und orale Therapie das gleiche Antibiotikum eingesetzt wird, wobei jedoch die orale Form eine geringere Bioverfügbarkeit aufweist. Bei der dritten Methode steht keine orale Form analog zum intravenös verabreichten Antibiotikum zur Verfügung. Deshalb muss hier ein orales Antibiotikum einer anderen Substanzklasse verwendet werden, welches auf ein ähnliches Erregerspektrum wirkt und gut resorbiert wird. Bei der vierten Möglichkeit muss auf ein orales Antibiotikum mit relativ begrenzter Resorption umgestellt werden.

13.3 Lokale Antibiotikatherapie

Eine lokale Antibiokatherapie steht niemals in Konkurrenz zur systemischen Antibiose. Sie kann diese folglich auch nicht ersetzen. Der Vorteil der Anwendungen lokaler Antibiotikaträger liegt in der direkten Applikation des Wirkstoffträgers am Fokus der Infektion. Durch den Einsatz lokaler Wirkstoffträger sollen folgende Ziele erreicht werden:

- Höhere erreichbare Wirkstoffkonzentrationen im Infektionssitus unter Umgehung des systemischen Kreislaufs
- Keine Nebenwirkungen der systemischen Therapie

Beide Applikationswege eines Antibiotikums, der systemische wie der lokale, können sich im Einzelfall sinnvoll ergänzen. Dabei müssen an die lokale Antibiose folgende Anforderungen gestellt werden:

- Biokompatibilität und Biodegradierbarkeit der Trägermatrix
- Hohe antibakterielle Wirksamkeit
- Hohe lokale Antibiotikumkonzentration bei gleichzeitig niedrigem Serumspiegel
- Initial hoher Antibiotikumspiegel
- Protrahierte, kontinuierliche Freisetzungskinetik für eine definierte Zeitspanne

Die Gefahr der Resistenzbildung von Bakterien unter lokaler Antibiose ist relativ gering, da durch die lokale Freisetzung des Antibiotikums lokale Konzentrationen über das 8- bis 25fache der MHK (abhängig vom Keim) erreicht werden, was eine schnelle und effiziente Keimabtötung ermöglicht.

Tab. 13.6 Die vier Möglichkeiten der Sequenztherapie [nach 3]

Art der Umstellung	Beispiele für die Umstellung i.v.		p.o.	Resorptionsrate (%)	Bemerkungen
Gleiches AB/ gleiche AUC	Linezolid	→	Linezolid	100	Umstellung auf das gleiche Antibiotikum mit äquivalenter Plasmakonzentration
	Levofloxacin	→	Levofloxacin	> 95	
	Ciprofloxacin	→	Ciprofloxacin	70–85	
	Fluconazol	→	Fluconazol	> 90	
	Metronidazol	→	Metronidazol	> 95	
	Clindamycin	→	Clindamycin	75–90	
	SMZ / TMP	→	SMZ / TMP	> 95	
Gleiche AB/ niedrige AUC	Ampicillin	→	Ampicillin	40	Diese Antibiotika sind durch das „Zeit über MHK-Prinzip"* gekennzeichnet, Konversion und Wirksamkeit hängen davon ab
	Cefuroxim	→	Cefuroxim	40–50	
	Erythromycin	→	Erythromycin	50–80	
	Azithromycin	→	Azithromycin	40	
Verschiedene AB/ gute Bioverfügbarkeit	Ceftazidim	→	Ciprofloxacin		Die Umstellung auf ein Antibiotikum einer anderen Klasse kann einfach vollzogen werden, vorausgesetzt, es deckt das gleiche Erregerspektrum ab
	Cefazolin	→	Cefalexin oder SMZ/TMP		
	Cefotaxim oder Ceftriaxon	→	Ciprofloxacin ± Clindamycin oder Cefalexin		
	Ampicillin/ Sulbactam	→	Levofloxacin + Metronidazol oder Amoxicillin/ Clavulansäure		
	Imipenem/ Cilastatin		Ciprofloxacin + Metronidazol		
Verschiedene AB/ Bioverfügbarkeit < 50	Ceftriaxon	→	Cefixim	< 50	Erfolgreich in der Sequenztherapie; hängt von der Art der Infektion und der jeweiligen MHK ab

* Entsprechend klinischen Studien werden bessere Resultate erzielt, wenn die Wirkstoffkonzentration über einen Zeitraum von mehr als 80 % des Dosierungsintervalls oberhalb der MHK liegt.
AUC = Area Under Curve; AB = Antibiotikum; SMZ/TMP = Sulfamethoxazol/Trimethoprim.

Diese Antibiotikaträger sollten beim lokalen Infekt niemals als ausschließliche chirurgische Maßnahme implantiert werden. Sie stellen immer nur eine *adjuvante Maßnahme* dar. Keinesfalls dürfen sie die Konsequenz und Radikalität des chirurgischen Débridements ersetzen. Neben der Lokalbehandlung von ausgeräumten Infektionsherden kommen sie zum prophylaktischen Einsatz bei Spongiosaplastiken, bei Endoprothesen sowie zur Versiegelung von Defekthöhlen.

13.3.1 Resorbierbare Antibiotikaträger

Es stehen verschiedene schwammförmige, antibiotikahaltige Kollagen-Typ-I-Implantate zur Verfügung.
Da das Trägermaterial, bovinen oder equinen Ursprungs, völlig resorbiert wird, müssen diese Implantate nicht entfernt werden. Allerdings kann unter Umständen eine vermehrte Sekretion während des Resorptionsprozesses auftreten, deshalb soll-

te der Situs zusätzlich mit einer Überlaufdrainage versehen werden.
Im Gegensatz zu den nicht-resorbierbaren Antibiotikaträgern, können enzymatische Abbauprozesse die protrahierte Freisetzungskinetik bei den resorbierbaren Trägern durchaus beeinflussen. Die einzubringende Höchstmenge liegt bei 150–250 cm^3, je nach Präparat. Nach sieben Tagen sind die Vliese in der Regel noch nachweisbar, nach 14 Tagen haben sie sich fast vollständig aufgelöst. Nach drei Wochen sind die Kollagenvliese vollständig resorbiert. Histologisch finden sich am Implantationsort vermehrt Granulozyten und Makrophagen. Nach der ersten Woche bildet sich im Implantationsgebiet zunächst eine Bindegewebskapsel, die sich aber bis zum Ablauf der vierten Woche wieder zurückbildet [5].
Die meisten Kollagenvliese sind mit Gentamicin dotiert. Gentamicin wirkt bakterizid auf die meisten gramnegativen und grampositiven Erreger. Das Kollagen besitzt eine zusätzliche ausgeprägte hämostypische Wirkung. Prinzipiell kann das auf diesem Weg eingebrachte Gentamicin systemisch resorbiert werden, allerdings bleibt der Gentamicin-Serumspiegel bei Beachtung der o.g. Mengengrenze weit unterhalb jenes Talspiegels, der bei der systemischen Aminoglykosidtherapie als nebenwirkungsarm betrachtet wird. Eine Aufstellung verschiedener antibiotikahaltiger Kollagenimplantate ist in Tabelle 13.7 wiedergegeben.
Beim Septocoll® bzw. Septocoll® E bringt die Kombination von zwei verschiedenen Gentamicinsalzen eine zusätzliche 2-Phasen-Wirkung:

- Gentamicinsulfat ist leicht wasserlöslich und ermöglicht eine rasche Freisetzung
- Gentamicin-Crobefat ist schwer wasserlöslich und bedingt eine protrahierte Freisetzung

Damit werden 90% des Gentamicins aus dem Sulfat-Anteil innerhalb der ersten 48 Stunden freigesetzt. Die Kombination der beiden Gentamicinsalze führt zu einer Freisetzungskinetik, die durch einen hohen initialen Peak und ein verzögertes Plateau charakterisiert ist (☞ Abb. 13.1) [3].

13.3.2 Nicht resorbierbare Antibiotikaträger

Die häufigsten zur Anwendung kommenden nicht-resorbierbaren Antibiotikaträger sind die so genannten „Kugelketten" aus einer PMMA-Matrix (z.B. Septopal®)

Tab. 13.7 Antibiotikahaltige Kollagenimplantate

Handelsname (Beispiel)	Antibiotikum	Kollagen	Verfügbare Geometrie
Sulmycin® Implant	Gentamicinsulfat 4 $mg/cm^3 \cong$ 2,6 mg/cm^3 Gentamicin	Rinderhautkollagen 5,6 mg/cm^3	10 cm × 10 cm × 0,5 cm 5 cm × 5 cm × 0,5 cm
Septocoll®	Gentamicinsulfat 2,9 mg/cm^3	Rinderhautkollagen	5 × 4 cm
Septocoll® E	Gentamicincrobefat 8,7 mg/cm^3	Pferdesehnenkollagen 23 mg/cm^3	5 × 8 cm 10 × 8 cm
Gentacoll resorb®	Gentamicinsulfat 4,0 mg/cm^3 = Gentamicin 2,8 mg/cm^3	Rindersehnen-kollagen 5,6 mg/cm^3	2,5 cm × 2,5 cm × 0,5 cm 5 cm × 5 cm × 0,5 cm 10 cm × 10 cm × 0,5 cm

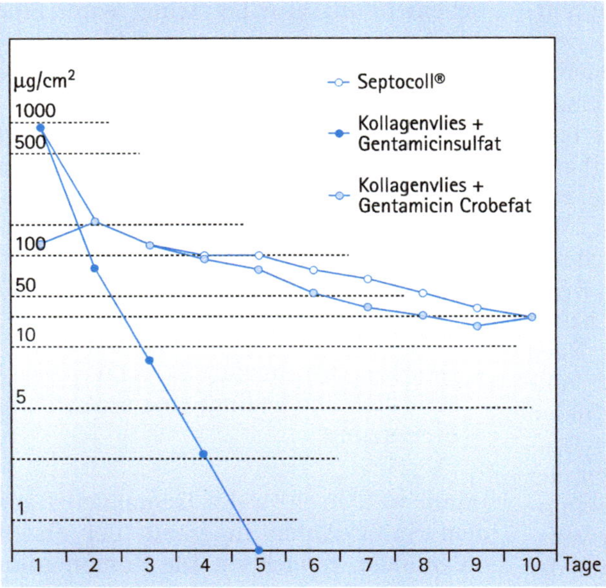

Abb. 13.1: In-vitro-Freisetzung von Gentamicinsulfat, Gentamicincrobefat und der Kombination im Septocoll® (mit frdl. Genehmigung der Merck Biomaterial GmbH).

als Depot („drug carrier") für ein bestimmtes Antibiotikum [6, 9]. Diese Kugeln können einzeln oder aneinander gereiht als Kette auf einem Cr-Ni-Draht mit 10, 30 oder 60 Kugeln appliziert werden. Jede Kugel wiegt 0,2 g und enthält 7,5 mg Gentamicinsulfat (äquivalent zu 4,5 mg Gentamicin). Als Röntgenkontrastmittel sind jeder Kugel 20 mg Zirkoniumdioxid beigesetzt.

Diese Gentamicin-PMMA-Kugeln sind auch als Minikugeln (∅ 3 × 5 cm) verfügbar, wobei eine Kugel 1,7 mg Gentamicin enthält. Bei den Miniketten sind 10 oder 20 Kugeln aneinander gereiht. Aufgrund der größeren Oberfläche findet bezogen auf die eingebrachte Masse bei den Minikugeln eine siebenmal höhere Freisetzung des Gentamicins statt. In Abhängigkeit von den Materialeigenschaften der PMMA-Kugelketten findet die Freisetzung des Antibiotikums durch einen kontrollierten Diffusionsprozess statt (☞ Abb. 13.2).

Diese Kugelketten gibt es mittlerweile mit verschiedenen Antibiotika als Wirkstoff: Gentamicin, Vancomycin und Clindamycin.

Ideale Indikationen für den Einsatz von nicht-resorbierbaren Antibiotikaträgern sind:

- Zweizeitiger Wechsel von infizierten Gelenkendoprothesen
- Permanente Implantation zur Hohlraumversiegelung bei großen knöchernen Defekthöhlen

13.4 Lokale Chemotherapie (Taurolin)

Taurolin ist ein Derivat der Aminosäure Taurin. Es wird durch Kondensation von zwei Molekülen Taurin mit drei Molekülen Formaldehyd hergestellt. Dabei besteht ein weißer, kristalliner, wasserlöslicher Stoff. In vivo entfaltet es eine antimi-

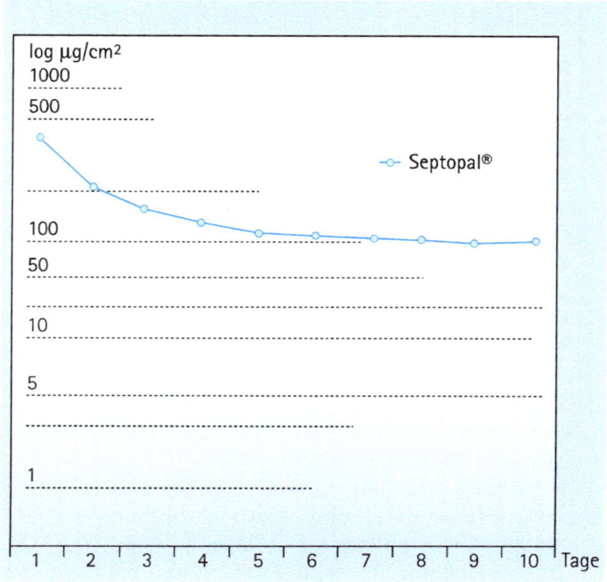

Abb. 13.2: Gentamicinfreisetzung aus einer PMMA-Kugel (∅ 7 mm) (mit frdl. Genehmigung der Merck Biomaterial GmbH).

krobielle Wirkung gegen Bakterien und Pilze und eine antitoxische Wirkung gegen Bakterienendotoxine. Es wirkt gegen Aerobier und Anerobier ebenso wie gegen Hefe- und Fadenpilze. Der simultane Wirkungsmechanismus gegen Keime und Toxine ist nicht restlos aufgeklärt, diskutiert werden eine Zellwand- bzw. Membranschädigung der Bakterien und eine Denaturierung der toxischen Proteine.

Für intraabdominale Infektionen und akute bakterielle Weichgewebsinfektionen konnte durch lokale Anwendung von Taurolin ein antimikrobieller Effekt nachgewiesen werden, in der Therapie der Infektionen am Skelettsystem hat es dagegen bislang keinen wesentlichen Beitrag zu leisten vermocht.

Literatur

1 Barlow GD, Nathwani D: Sequential antibiotic therapy. Curr. Opin. Infect. Dis. 13 (2000) 599–607

2 Braveny I, Maschmeyer G: Infektionskrankheiten – Diagnostik, Klinik, Therapie, Medco, München 2002

3 Burkhard K, Kloß HP, Grüßner U: Pharmakokinetik eines neuen Gentamicin-Kollagen-Vlieses In. Walenkamp GHIM (Hrsg.): Biomaterials in surgery, Thieme, Stuttgart–New York, 1998, 69–78

4 Edgeworth ID, Treacher DF, Eykyn SJ: A 25-year study of nosocomial bacteraemia in an adult intensive care unit. Crit Care Med 27 (1999) 1421–1428

5 Engelhardt GH, Gerhardt HJ, Nagelschmidt MW: Wirksamkeit und Biokompatibilität zweier Hämostyptika auf Kollagenbasis im Tierexperiment. Arzneim Forsch/drug research 39 (1989) 259–262

6 Grieben A: Clinical results of Septopal in bone and soft-tissue infections. A survery of clinical trials (1980). In: van Rens ThJG, Kayser FH, Local antibiotic treatment in osteomyelitis and soft-tissue infections, International Congress Series 556, S. 144, Excerpta Medica

7 Honymus G, Bretschneider M, Haase P, Langer-Rödiger S, Pöge A: Statistik über Erregervorkommen und Resistenzsituation. Berufsgenossenschaftliche Kliniken Bergmannstrost Halle, 2003

8 Kayser FH, Eberle H: Bacterial aspects of chronic posttraumatic osteomyelitis (1980). In: van Rens ThJG, Kayser FH, Local antibiotic treatment in osteomyelitis and soft-tissue infections, International congress Series 556, S. 1, Excerpta Medica

9 Klemm KW: Antibiotic Bead Chains. Clin Orthop 295 (1993) 63–76

10 Wetzstein GA: Intravenous to otsl/IV: PO antiinfective conversion therapy; Cancer Control 7 (2000) 170–176

Spezialfall multiresistente Keime

14

THOMAS MÜCKLEY, REGINA WERLE, GUNTHER O. HOFMANN

Inhaltsübersicht

14.1 Definitionen . . . 235
14.1.1 Mehrfachresistente Keime . . . 235
14.1.2 Infektionsschutzgesetz . . . 235
14.2 Häufigkeit und Verbreitung . . . 235
14.3 Bedeutung . . . 237
14.4 Resistenz . . . 237
14.4.1 Historische Entwicklung . . . 237
14.4.2 Resistenzmechanismus . . . 238
14.4.3 Antibiotikaresistenzen . . . 239
14.5 Identifikation von mehrfachresistenten Keimen . . . 239
14.5.1 Material . . . 239
14.5.2 Speziesdiagnostik und -identifizierung . . . 239
14.5.3 Resistenzbestimmung . . . 240
14.5.4 Typisierungsverfahren . . . 240
14.6 Hygienemaßnahmen bei MRSA . . . 242
14.6.1 Umgang mit MRSA-Patienten . . . 242
14.6.2 MRSA-kolonisiertes Personal . . . 244
14.7 Therapie . . . 244
14.7.1 Wundmanagement . . . 244
14.7.2 Lokale Antibiotikatherapie . . . 245
14.7.3 Systemische Antibiotikatherapie . . . 245
14.8 Prävention . . . 246
14.8.1 Rechtliche Grundlagen . . . 247
14.8.2 Hygienemaßnahmen . . . 247
14.8.3 Screening . . . 247
14.8.4 Surveillance . . . 247
Literatur . . . 248

14.1 Definitionen

14.1.1 Mehrfachresistente Keime

Die Abkürzung MRE steht ganz allgemein für multiresistente Erreger. Man versteht darunter Krankheitserreger, die aufgrund ihrer Resistenzen nur noch sehr eingeschränkt oder überhaupt nicht mehr antibiotisch behandelt werden können. Betroffen davon sind keinesfalls nur die Staphylokokken sondern zunehmend auch andere Erreger (z.B. Enterokokken, Pseudomonaden).

- MRSA = Methicillin-resistenter Staphylococcus aureus
- ORSA = Oxacillin-resistenter Staphylococcus aureus
- MRSE = Methicillin-resistenter Staphylococcus epidermidis
- ORSE = Oxacillin-resistenter Staphylococcus epidermidis

MRSA und ORSA bzw. MRSE und ORSE werden im klinischen Alltag synonym verwendet.
MRSA-Stämme zeichnen sich dadurch aus, dass sie gegenüber allen Betalaktamantibiotika (Penicilline, Cephalosporine, Carbapeneme) eine Kreuzresistenz aufweisen. Außerdem besitzen viele Stämme eine zusätzliche Unempfindlichkeit gegenüber anderen Antibiotika-Substanzklassen und werden deshalb als multiresistente Erreger bezeichnet [40]. Gleichzeitig weisen sie Mehrfachresistenzen gegen Chinolone, Aminoglykoside, Makrolide und Lincosamide auf.

Die MRSA-Kolonisation ist von der MRSA-Infektion zu trennen, welche sich aus einer vorbestehenden MRSA-Besiedelung entwickeln kann.

14.1.2 Infektionsschutzgesetz

Der Begriff der „Mehrfach"- oder „Multi-Resistenz" von Keimen ist zunächst juristisch definiert: Das Infektionsschutzgesetz (IfSG) [17] definiert jene Erreger mit Mehrfachresistenzen, die erfasst werden müssen (☞ Tab. 14.1).
Nach §23 Abs.1 des Infekionsschutzgesetz besteht seit dem 1.1.2001 für Krankenhäuser und Einrichtungen für ambulantes Operieren die Verpflichtung zur Erfassung und Bewertung von Erregern mit Resistenzen und Multiresistenzen sowie von bestimmten nosokomialen Infektionen [15]. Diese Daten ergänzen die teilweise schon in Krankenhäusern verfügbaren lokalen Keimhäufigkeits- und Resistenzstatistiken. In §4 (2) 2 des IfSG sind die Keime dazu benannt. Bei MRSA-Epidemien müssen die Stämme aufgehoben und typisiert werden [8]. Die Aufzeichnungen sind zehn Jahre aufzubewahren. Dem zuständigen Gesundheitsamt ist auf Verlangen Einsicht in die Aufzeichnungen zu gewähren. Bei vermehrtem Auftreten eines klonal identischen MRE-Stammes in räumlich und zeitlichem Zusammenhang ist das zuständige Gesundheitsamt zu informieren (§6 IfSG).
Unter den in Tabelle 14.1 genannten Keimen kommt in der Praxis die größte Bedeutung den Methicillin- bzw. Oxacillin-resistenten Staphylokokken zu.

14.2 Häufigkeit und Verbreitung

Staphylococcus aureus ist ein ubiquitär vorkommender Erreger, der bei 15–40% der Menschen zur normalen Haut- und Schleimhautflora gehört (☞ Abb. 14.1). Durch eine hohe Umweltresistenz (Persistenz) können diese Erreger über Monate in der unbelebten Umwelt überleben und nachfolgend über kontaminierte Hände

Tab. 14.1 Erfassungspflichtige Erreger und ihre Resistenzen nach § 23 (1) des Infektionsschutzgesetzes

Erregerspezies		Zu erfassen ist die Resistenz (auch Einzelresistenzen) gegen folgende Substanzen, sofern im Rahmen der klinisch mikrobiologischen Diagnostik getestet
1	Staphylococcus aureus	Vancomycin, **Oxacillin**, Gentamicin, Chinolon Gr. IV (z.B. Moxifloxacin), Teicoplanin, Quinuspristin/Dalfopristin
2	Streptococcus pneumoniae	Vancomycin, **Penicillin** (Oxacillin 1 µg), Cefotaxim, Erythromycin, Chinolon Gr. IV (z.B. Moxifloxacin)
3	Enterococcus faecalis	Vancomycin, Gentamicin („high level": Gentamicin 500 mg/l); Streptomycin 1000 mg/l; Teicoplanin
	Enterococcus faecium	Zusätzlich Quinupristin/Dalfopristin
4	Escherichia coli, Klebsiella spp.	Imipenem/Meropenem, Chinolon Gr II (z.B. Ciprofloxacin), Amikacin, Ceftazidim, Piperacillin/Tazobactam, Cefotaxim
5	Enterobacter cloacae, Citrobacter spp, Serratia marcescens	Imipenem/Meropenem, Chinolon Gr. II (z.B. Ciprofloxacin), Amikacin
6	Pseudomonas aeruginosa, Acinetobacter baumannii	Imipenem/Meropenem, Chinolon Gr. II (z.B. Ciprofloxain), Amikacin, Ceftazidim, Piperacillin/Tazobactam
7	Stenotrophomonas maltophilia	Chinolon Gr. II (z.B. Ciprofloxacin), Amikacin, Cefazidim, Piperacillin/Tazobactam
8	Candida spp.	Fluconazol

oder Gegenstände auf andere Personen übertragen werden. Etwa 30% aller stationären Patienten werden innerhalb der ersten 5–10 Tage eines Krankenhausaufenthaltes mit Staphylococcus aureus besiedelt.

Risikofaktoren

Es gibt zahlreiche prädisponierende Faktoren für eine Besiedlung mit Staph. aureus und anderen multiresistenten Keimen [4]:

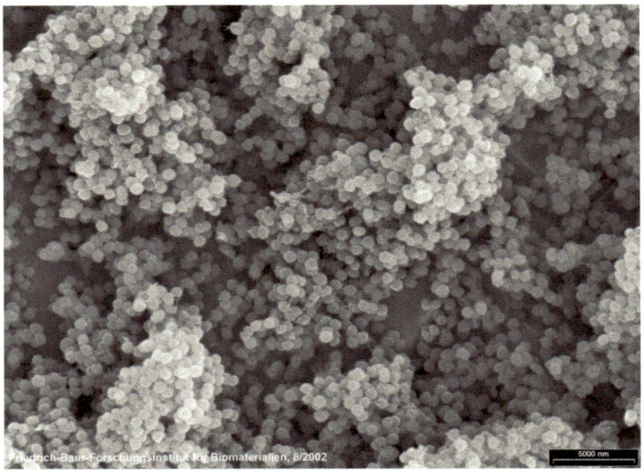

Abb. 14.1: Mikroskopisches Bild einer Staphylokokkenkolonie (MRSA) auf einer Implantatoberfläche.

- Diabetes mellitus
- HIV
- Niereninsuffizienz
- Psoriasis
- Vorhandensein von Fremdkörpern
- Verbrennungen
- Gelenkersatz und Stabilisierungsmaßnahmen in der Traumatologie
- Große Wunden
- Resistenzminderung durch chronische Erkrankungen

14.3 Bedeutung

Staphylococcus aureus gilt v.a. als Erreger von abszedierenden Infektionen im Bereich der Haut und Weichteile. Er spielt jedoch auch bei postoperativen Wundinfektionen, chronischen Koncheninfektionen, Gelenkinfektionen und Protheseninfektionen eine wesentliche Rolle (☞ Abb. 14.2).
Nosokomiale Infektionen mit Methicillin-resistenten Bakterien sind mit verlängerten Krankheitsverläufen und einer signifikant höheren Mortalität verbunden [9, 37]:

- Im Juni 2000 waren auf 139 deutschen Intensivstationen bei 23% der insgesamt durch Staph. aureus verursachten Sepsisfälle MRSA zu isolieren [8].

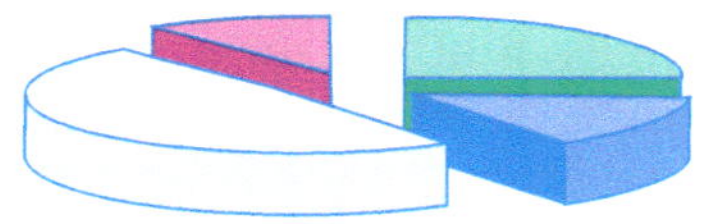

Abb. 14.2: Prozentuale Verteilung der MRSA-Infektionen bei definierten Erkrankungen in der septischen Extremitätenchirurgie (eigenes Patientengut).

- In der Gefäßchirurgie ist die MRSA-Infektion nach aorto-iliakalen Rekonstruktionen mit einer Mortalität von 56% assoziiert [31]. Die hohe Mortalitäts- und Amputationsrate nach Gefäßprotheseninfektionen mit MRSA wurde von anderen Arbeitsgruppen bestätigt [13, 32, 44].
- Ähnliche Beobachtungen liegen auch aus Unfallchirurgie und Orthopädie vor. Kilgus et al. erzielten deutlich schlechtere Ergebnisse in der Therapie von Hüftprothesen- und Knieprotheseninfektionen mit Methicillin-resistenten Staphylokokkenstämmen verglichen mit Methicillin-sensiblen [21].

In Europa gibt es bezüglich der MRSA-Rate ein deutliches Nord-Süd-Gefälle (☞ Abb. 14.3). In Norwegen, Schweden, Dänemark und den Niederlanden liegt die MRSA-Rate unter 1%, wohingegen sie in Portugal, Italien und Griechenland über 30% liegt [8, 34]. Deutschland nimmt mit MRSA-Raten um 15% einen Mittelplatz ein [8, 48]. Im Zeitraum von 1990 und 1998 hat sich in deutschen Krankenhäusern die Prävalenz von MRSA nahezu verzehnfacht (1990:1,7%; 1998: 15,2%) [48]. In Deutschland konnte zwischen 1975 und 1995 ein stetiger Anstieg des Anteils Oxacillin-resistenter Staphylokokken festgestellt werden [24]. Mittlerweile liegt ihr Anteil in der BRD im Jahr 2001 bei fast 18%. In Japan und den USA liegen die Resistenzquoten sogar zwischen 40% und 50% [2].

14.4 Resistenz

14.4.1 Historische Entwicklung

Ursprünglich waren die verschiedenen Staphylokokkenspezies gegenüber Antibiotika nahezu uneingeschränkt empfindlich. Im Laufe der 1950er-Jahre konnte

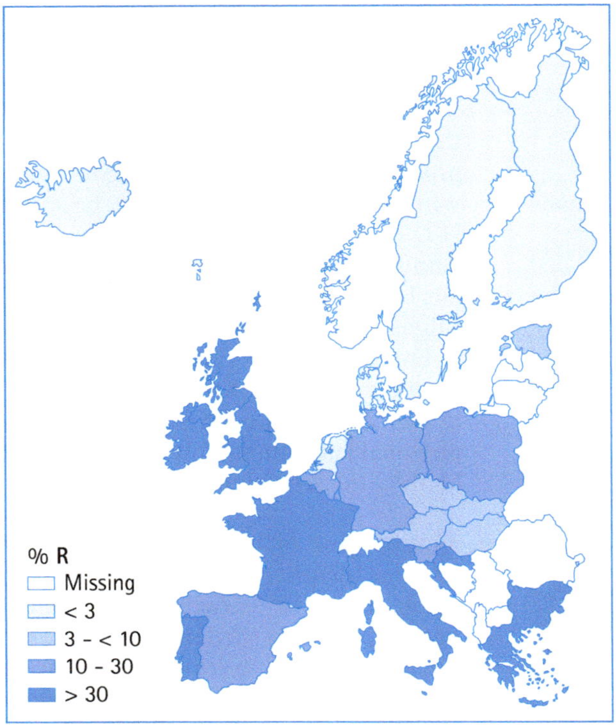

Abb. 14.3: Anteil von MRSA an *Staph. aureus* in Blutkulturen in Europa von 1999–2001 (EARSS – European Antimicrobial Resistance Surveillance Study – Annual Report 2001, RIVM National Institute for Public Health and the Environment, The Netherlands ISBN 90-6960-098-6).

Penicillin wegen des Auftretens Penicillinase bildender Staph.-aureus-Stämme nicht mehr umfassend eingesetzt werden. Anfang der 1960er-Jahre wurde Methicillin und später weitere Isoxazolylpenicilline (Oxacillin, Flucloxacillin) als so genannte penicillinasefeste Penicilline eingeführt. Aber bereits in den 1960er-Jahren wurden in England erste Methicillin-resistene Staphylococcus aureus (MRSA) nachgewiesen [41].

In den Jahren 1996 und 1997 wurde in Japan und den USA erstmals über MRSA-Stämme mit einer verminderten Empfindlichkeit gegenüber Glykopeptidantibiotika berichtet [33]. Besorgniserregend ist die vor kurzem erstmalige Isolierung eines Staph. aureus mit kompletter Resistenz gegen Vancomycin in den USA [11]. Anderen Quellen zufolge waren 1996 in den USA bereits 35% und in Japan bis zu 60% der Staph.-aureus-Stämme Methicillin-resistent [27].

14.4.2 Resistenzmechanismus

Der Methicillin/Oxacillin-Resistenz liegt der Einbau einer zusätzlichen DNA-Sequenz in das Chromosom zugrunde (mecA-Gen). Dadurch wird ein neues Penicillinbindeprotein (PBP 2a) kodiert mit geringer Affinität zu Methicillin/Oxacillin und allen Betalaktamantibiotika. Zum Ursprung von MRSA gibt es die vorherrschende Theorie, dass das mecA-Gen vor Jahrzehnten von relativ wenigen Staph.-aureus-Stämmen horizontal via Transposition erworben wurde [22]. In der Folgezeit ist es zur Ausbreitung der Stämme gekommen, wofür zum einen der Selektionsdruck von Breitspektrumantibiotika und zum anderen hygienische Mängel verantwortlich sind.

14.4.3 Antibiotikaresistenzen

Als Therapieoption für diese Keime bleiben nur die Glykopeptide evtl. in Kombination mit Fosfomycin oder Rifampicin und die Oxazolidinone.

Zur antibiotischen Behandlung von MRS/ORS-Infektionen stehen nur wenige Substanzgruppen zur Verfügung. Am häufigsten werden die Glykopeptide Vancomycin und Teicoplanin eingesetzt. Der Einsatz der Anbitiotika sollte testgerecht und sehr restriktiv erfolgen. Die Resistenzraten von Staph. aureus und Nicht-aureus-Stämmen sind in Tabelle 14.2 aufgeführt. Die dort aufgezeigten Durchschnittswerte wurden in multizentrischen Studien der Paul-Ehrlich-Gesellschaft ermittelt [24, 39].

Tab. 14.2 Resistenzeigenschaften von Staphylokokken

Substanz	Resistente Isolate (%)		
	Staph. aureus	Nicht-aureus-Staphylokokken	Oxacillin-resistente Staph. aureus
Penicillin	78,5	80,2	100
Oxacillin	15,2	54,0*	100
Cefotaxim	8,0	6,0	100
Cefazolin	8,0	5.0	100
Ciprofloxacin	14,7	43,2*	91,2
Erythromycin	18,3	54,8	80,2
Gentamycin	10,5	42,9*	70,3
Clindamycin	10,1	31,1	70,3
Imipenem	10,0	7,0	60,0
Doxycyclin	5,0	13,9*	26,6
Trimethoprim	4,2	43,2*	19,7
Cotrimoxazol	3,4	29,1	13,2
Fusidinsäure	2,6	23,3	11,0
Rifampicin	1,1	6,0	9,6
Quinu-/Dalfopristin	0,2	0,4	1,1
Mupirocin	3,1	7,0	0,5
Teicoplanin	0	2,0*	0
Vancomycin	0	0	0

* für S.-haemolyticus-Isolate erheblich höhere Resistenzraten nach [24, 39] und eigenen Untersuchungen

14.5 Identifikation von mehrfachresistenten Keimen

14.5.1 Material

Die mikrobiologische Diagnostik stellt eine wesentliche Säule bei der Behandlung von Patienten mit Knochen- und Knorpelinfektionen dar; ein Erregernachweis ist als Grundlage eines rationalen Therapiekonzeptes unbedingt erforderlich. Das Untersuchungsmaterial wird im Regelfall invasiv gewonnen – am besten geeignet sind Biopsien und Punktate [14] – und sollte innerhalb von zwei Stunden im Labor verarbeitet werden. Empfehlenswert ist die Verwendung von Flüssig- und Festnährmedien und die Bebrütung über 10 – 14 Tage.

14.5.2 Speziesdiagnostik und -identifizierung

Die Identifizierung der Bakterien im Labor erfolgt über charakteristische, phänotypische Merkmale des Bakterienstammes, wie Koloniemorphologie, Hämolyseverhalten auf Blutagar, Wachstum auf Selektivnährmedien, Nachweis der Katalase. Eine spezifische Methode stellt die biochemische Differenzierung des Mikroorganismus mittels so genannter „bunter Reihe“ dar.
Zur schnellen Abgrenzung von Staph. aureus gegen Koagulase-negative Staphylokokken (KNS) eignen sich Latex-Agglutinationstests. Sie basieren auf an Latexpartikel gebundene Antikörper gegen Koagulase, Protein A und spezifische Kapselpolysaccharide von Staph. aureus. Alternativ kann mittels Analyse spezifischer

DNA-Abschnitte durch molekularbiologische Methoden wie der PCR in Form der Staph.-aureus-Gensonde der Keim identifiziert werden.

14.5.3 Resistenzbestimmung

Bei Staphylokken wird die Resistenz gegen Betalaktamantibiotika durch zwei Mechanismen bewirkt [10]:

- Die meisten klinischen Staphylokokken bilden eine Penicillinase, die Penicilline und Aminopenicilline inaktiviert. Die penicillinasefesten Penicilline, wie Methicillin, Oxacillin, Aminopenicilline mit Betalaktamasehemmern, die Cephalosporine und Carbapeneme werden nicht beeinträchtigt.
- Ein zweiter Resistenzmechanismus ist die Methicillinresistenz, die durch das mecA-Gen festgelegt ist und zur Bildung eines veränderten Penicillinbindeproteins (PBP2a) führt, wodurch sämtliche Betalaktamantibiotika einschließlich der Carbapeneme unwirksam sind.

Die phänotypische Expression der Methicillinresistenz ist sehr variabel; man spricht von einer heterogenen Resistenz, was den eindeutigen Nachweis der Oxacillinresistenz erschwert.

Verfahren zur Bestimmung der Methicillinresistenz

Agardiffusion

Die übliche Resistenzbestimmung erfolgt mittels Agardiffusionstest zur Bestimmung des Hemmhofdurchmessers nach deutschen oder amerikanischen Normen (DIN bzw. NCCLS). Diese Methode nimmt mindestens zwölf Stunden in Anspruch und kann bei bestimmten Resistenzphänomenen, wie heteroresistenten MRSA-Stämmen, an ihre Grenzen geraten und spezielle zusätzliche Techniken, wie E-Tests, erforderlich machen.

Bestimmung der minimalen Hemmkonzentration (MHK)

Die MHK-Bestimmung mittels Bouillondilutionstest stellt die Standardmethode für die Bestimmung der Empfindlichkeit gegen Oxacillin dar, ist aber als Routineverfahren zu umständlich. Automatisierte Identifizierungs- und Resistenzstimmungssysteme wie Vitek2®, Phoenix® und MicroScan Walkaway® ersetzen zunehmend die klassischen manuellen Verfahren. Dabei wird das Bakterienwachstum in Anwesenheit von mindestens drei Konzentrationen eines Antibiotikums im Vergleich zur Wachstumskontrolle gemessen und die Rohdaten mithilfe eines spezifischen Algorithmus in die MHK umgerechnet.

Latextest

Eine neue attraktive Methode zur Detektion der Oxacillin-Resistenz ist der Nachweis des PBP2a mittels Latexagglutination mit einem für PBP2a spezifischen monoklonalen Antikörper.

Molekulargenetische Tests

Referenzmethode für den Nachweis der Oxacillin-Resistenz ist die molekulargenetische Analyse des mecA-Gens mittels PCR.

14.5.4 Typisierungsverfahren

Seit 1992 wird in Deutschland eine überregionale Ausbreitung bestimmter MRSA-Klone in den Krankenhäusern beobachtet; im Wesentlichen sind dies – benannt nach der Region ihres erstmaligen Auftretens – der Norddeutsche, der Süddeutsche, der Hannoversche, der Wiener, der Berliner, der Barnim und in den letzten Jahren mit

einer sehr schnellen Ausbreitungstendenz der Rhein-Hessen-Epidemiestamm [49].
Da MRSA-Stämme die Tendenz haben, Ausbruchsituationen zu verursachen, liefert die Erregertypisierung einen wesentlichen Beitrag, um epidemische von sporadisch auftretenden Stämmen zu differenzieren und Infektketten sowie Streuquellen aufzudecken [47]. Man unterscheidet phänotypische und genotypische Methoden:

- Die Phänotypisierung charakterisiert den Erreger nach seinem Erscheinungsbild wie dem Antibiotikaresistenzprofil.
- Genotypische Verfahren beruhen auf der Analyse genetischer Strukturen, welche unabhängig von äußeren Einflüssen sind, und können über DNS-Polymorphismen die Erreger differenzieren.

Es existieren verschiedene molekulargenetische Methoden: Plasmidanalyse, Restriktionsenzymanalyse von DNA, Restriktions-Fragment-Längenpolymorphismus (RFLP), AP-PCR (Arbitrarily Primed Polymerase Chain Reaction), PCR-DNA, sequenzbasierte Typisierung und PFGE (Pulsfeldgelelektrophorese), wobei Letztgenannte nach wie vor als Goldstandard gilt [43].

Pulsfeldgelelektrophorese

Die Pulsfeldgelelektrophorese basiert auf der vollständigen Isolierung der DNA nach Zellauflösung und Auftrennung in große Fragmente. Durch eine spezielle Konstruktion der elektrischen Kammer mit ständig wechselndem elektrischen Feld können diese Fragmente dargestellt werden [1]. Die PFGE hat eine sehr hohe Reproduzierbarkeit und ein hohes Diskriminierungspotenzial und kann klonal verwandte von nicht verwandten Isolaten unterscheiden, ist aber sehr kosten- und zeitintensiv.

Restriktions-Fragment-Längenpolymorphismus

Bei der RFLP- Methode wird die Bakterien-DNA nach Spaltung mit Restriktionsenzymen im elektrischen Feld in Fragmente aufgetrennt. Genotypisch verwandte Stämme zeigen gleiche Bandenmuster (☞ Abb. 14.4).

> Typisierungsergebnisse dürfen nicht allein beurteilt werden, sondern müssen immer im Zusammenhang mit klinischen und epidemiologischen Untersuchungen gesehen und analysiert werden, um eine effektive Infektionsüberwachung zu gewährleisten.

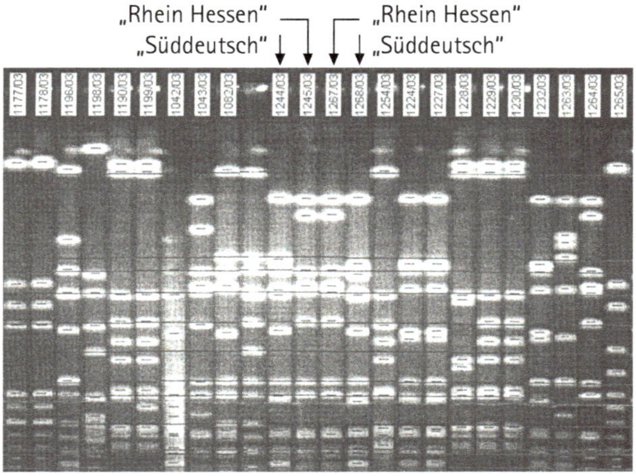

Abb. 14.4: Fragmentmusteranalyse von MRSA-Stämmen (mit freundlicher Genehmigung von Prof. W. Witte, Robert-Koch-Institut, Berlin).

14.6 Hygienemaßnahmen bei MRSA

Nach Angaben des Robert-Koch-Institutes ist die steigende Prävalenz von MRSA und die zunehmende Anzahl von betroffenen Krankenhäusern u. a. auf Fehler im Hygieneregime und nicht ausreichende Informationsübermittlung an die Nachfolgeeinrichtungen bei Verlegungen von MRSA-Patienten zurückzuführen [48]. Auch im klinischen Alltag zeigen sich mitunter Tendenzen, MRSA-positive Patienten rasch zu verlegen und empfohlene Hygienemaßnahmen zu umgehen [12]. Vorrangig ist sicherlich die Übertragung durch die Hände des medizinischen Personals.

> Um eine weitere Ausbreitung von MRSA in Deutschland zu verhindern, ist ein striktes Hygienemanagement erforderlich [8, 15, 48].

14.6.1 Umgang mit MRSA-Patienten

Es besteht Konsens darüber, dass dem Risiko einer Verbreitung von MRSA mit genau definierten Hygienemaßnahmen begegnet werden muss. Der Hauptübertragungsweg von MRSA erfolgt über Kontakt mit den Händen des Patienten sowie des Krankenhauspersonals. Die wichtigste und effizienteste Maßnahme, diesen Übertragungsweg zu unterbrechen, ist die konsequente und sachgerechte Händedesinfektion sowie das Tragen von Schutzhandschuhen.

Maßnahmen bei MRSA-Verdachtsfall

Das Auftreten eines MRSA-Verdachtsfalles sollte sogleich zu folgenden Maßnahmen führen:

- Wiederholung des Wundabstriches
- Nasenabstrich
- Rachenabstrich
- Perinealabstrich
- Inguinalabstrich

Bei den Mitpatienten im gleichen Zimmer sollten zeitgleich zumindest erfolgen:

- Nasenabstrich
- Rachenabstrich
- Ggf. Wundabstrich

Das Auftreten eines MRSA-Falles erfordert die unverzügliche Informationsweitergabe an den mit der Hygiene befassten Personenkreis (z. B. Hygienebeauftragter). Außerdem sollte eine Rückmeldung des Erkrankungsfalles an die vorbehandelnden/vorbetreuenden Personen und Institutionen erfolgen, damit auch dort die notwendigen Maßnahmen ergriffen werden können.

Maßnahmen bei MRSA-Nachweis

Betreuung und Besucher

Bei MRSA-Nachweis wird die Isolation des Patienten möglichst im Einzelzimmer mit eigener Nasszelle oder die Kohortenisolation mehrerer MRSA-Patienten (mit identischen MRE-Stämmen) empfohlen.
Für die weitere Betreuung des Patienten sollte die Anzahl der erforderlichen Personen minimal gehalten werden. Dies betrifft auch ärztliche Visiten und Verbandswechsel.
Bei Pflegemaßnahmen bzw. Kontakt mit dem Patienten sind besondere Schutzmaßnahmen, wie Kittelpflege, das Tragen von Schutzhandschuhen, einer Kopfhaube und eines Mundschutzes zur Vermeidung einer Keimakquisition und Übertragung empfehlenswert.
Prinzipiell sollten Besuche dieser Patienten auf ein vertretbares Minimum reduziert werden. Alle Besucher sind auf die notwendigen Hygienemaßnahmen hinzuweisen. Vor dem Betreten des Zimmers sind Kittel, Mund- und Nasenschutz,

Kopfhaube und Einmalhandschuhe anzulegen. Nach dem Verlassen des Zimmers gibt es klare Vorgaben für die Entsorgung der Schutzkleidung (AWMF-Leitlinie Nr. 029/019). Die anschließende Händedesinfektion ist obligat.
Der Patient darf das Isolierzimmer nicht verlassen (Ausnahme: eigener Balkon, eigene Terrasse).

Transport und Operation

Bei Patienten mit MRSA-Infektionen sollten Transportmaßnahmen im Krankenhaus (auf Transportliege, nicht im Bett, mit Mund-/Nasenschutz) nur bei strenger medizinischer Indikation durchgeführt werden. Transportmaßnahmen und operative Maßnahmen sind als MRSA-positiv anzukündigen und zu planen. Ob MRSA-Eingriffe in speziellen septischen Operationssälen und am Ende des regulären Operationsprogramms erfolgen müssen, wird zwar kontrovers diskutiert [5, 8], sollte unseres Erachtens aber so gehandhabt werden. Vom Robert-Koch-Institut werden Operationen an MRSA-positiven Patienten als „septisch" eingestuft. Vor der Operation sollten alle beweglichen und entbehrlichen Gegenstände aus dem Saal entfernt werden. Der Saal ist während des Eingriffes und bis zum Abschluss aller Desinfektionsmaßnahmen streng zu isolieren. Ein MRSA-Patient darf auch nicht in den Aufwachraum, die Narkose ist im Operationssaal auszuleiten und die Weiterüberwachung muss auf Station erfolgen.

MRSA-Eradikation

Die MRSA-Kolonisation ist von großer Bedeutung für die Weiterverbreitung von MRSA. Am häufigsten betroffene Bereiche sind der Nasopharynx und die Haut.

Nasopharynx

Eine Eradikation von MRSA aus der Nase ist durch lokale Anwendung von Antibiotika (z.B. Mupirocin-Nasensalbe, 3 × täglich über 5 Tage) möglich. Die Mund-Rachen-Antiseptik muss mit einem anerkannt wirksamen mikrobioziden Wirkstoff durchgeführt werden.

Haut

Eine Kolonisation der Haut ist wesentlich schwerer zu behandeln. Es liegen bisher keine Daten über effektive Methoden der Behandlung einer MRSA-Kolonisation der Haut vor [46]. Empfohlen wird ein antiseptisches tägliches Ganzkörperbad (Polihexamid, Octenidin, Chlorhexidinseife) unter Einbeziehung der Kopfhaare (je 15 Minuten über 3 – 7 Tage). Frühestens drei Tage nach Abschluss der Sanierungsmaßnahmen müssen Kontrollabstriche an drei aufeinander folgenden Tagen durchgeführt werden.

Probleme

Die Umsetzung der Hygienevorgaben erfordert Bettenkapazitäten (Isolierstation) und einen hohen Stellenschlüssel im Pflegebereich (Intensivstandard). Merkblätter und Dokumentationsbögen erleichtern es, die notwendigen Maßnahmen durchzuführen und liegen mittlerweile in den meisten betroffenen Krankenhäusern vor. Regelmäßige Information über diese Problematik ist zwingend.
Aufgrund der häufigen Thematisierung von MRSA in der nicht medizinischen Presse ist für die Zukunft aber mit deutlich aufgeklärteren, aber auch stärker verunsicherten Patienten bezüglich MRSA zu rechnen. Hieraus ergeben sich mögliche zukünftige Spannungsfelder. Bei erstmaligen MRSA-Nachweisen sowie bei MRSA-Übertragungen im Rahmen von stationären Aufenthalten könnte die Einhaltung und Effizienz der Präventions- und Hygienemaßnahmen von den Betroffenen angezweifelt werden. Auch wegen diesem Aspekt ist eine Standardisierung des Vor-

gehens bei MRSA-Nachweis und eine entsprechende Dokumentation empfehlenswert.
Bei endemischem Auftreten von MRE kann die vorübergehende Schließung der betroffenen Station oder Abteilung notwendig werden. MRE-Patienten sollten zum frühestmöglichen Zeitpunkt aus der stationären Behandlung entlassen werden, auch bei weiterbestehender MRE-Kolonisierung. Allerdings müssen Angehörige bzw. Mitarbeiter in einer weiterversorgenden Institution frühzeitig über die MRE-Kolonisierung informiert werden. Parallel dazu sollte grundsätzlich der behandelnde Hausarzt informiert werden.

14.6.2 MRSA-kolonisiertes Personal

Eine prophylaktische, routinemäßige mikrobiologische Untersuchung aller Mitarbeiter auf MRE ist in der Regel nicht notwendig. Krankenhauspersonal ist im Vergleich zur Normalbevölkerung zwar häufiger nasal mit MRSA kolonisiert [34], auch bei größeren MRSA-Ausbrüchen scheint die nasale MRSA-Besiedelung des Personals aber eine untergeordnete Rolle zu spielen [34].
Dennoch werden bei einem Verdacht auf MRSA-Übertragung und bei MRSA-Epidemien zur Unterbrechung möglicherweise vorhandener Infektketten Screening-Untersuchungen des Personals empfohlen [8, 34]. Untersucht werden sollten dann Nasen- und Rachenabstrich. Bei mehr als zwei zeitlichen Infektfällen mit MRE sind diese Untersuchungen bei allen Mitarbeitern des betroffenen Bereiches durchzuführen, wenn ein epidemiologischer Zusammenhang evident ist oder vermutet wird.
Die Dekolonisation von betroffenem Personal erfolgt wie bei Patienten (☞ Kap. 14.6.1). Es sollte eine Umsetzung an einen Arbeitsplatz ohne Patientenkontakt oder eine Beurlaubung über den Zeitraum der Dekolonisation erfolgen [8, 19].

> Kritiker des Personalscreenings warnen vor einer Stigmatisierung und Störung des routinemäßigen Arbeitsprozesses [19].

14.7 Therapie

Eine effektive Therapie der Wundinfektion, Protheseninfektion sowie chronischen Knochen- und Weichteilinfektion mit MRSA-Nachweis ist möglich. Sie erfordert ein konsequentes Hygienemanagement mit Isolation der Patienten und ein konsequentes chirurgisches Vorgehen. Die Therapie der MRSA-Infektionen bedarf in hohem Maße komplexer operativer Maßnahmen, wie Arthrodesen, Amputationen, Lappenplastiken, Segmentresektionen und Resektionsarthroplastiken [30].
Eine vollständige Eradikation ist unwahrscheinlich. Nach Phasen der Infektfreiheit oder Infektruhe ist jederzeit ein Infektrezidiv möglich. Die wesentlichen Faktoren, die ein Infektrezidiv hervorrufen, sind bisher nicht identifiziert. Bei Patienten mit Infektrezidiven nach MRSA-Infektionen lässt sich häufig erneut MRSA nachweisen [29]. Insofern ist bei Patienten mit Infektrezidiven und MRSA-Vorgeschichte ein entsprechendes Screening vor Aufnahme oder die primäre Isolation zu empfehlen.

14.7.1 Wundmanagement

Das chirurgische Wundmanagement bei MRSA-Infektionen stimmt grundsätzlich mit dem Vorgehen bei Infektionen mit sensiblen Keimen überein. Es sollten operative Revisionen in 3- bis 4-tägigen Abständen erfolgen. Bewährt hat sich die Vakuumversiegelung der Wunden. Sie erlaubt eine Beurteilung der Wunde, verhindert jedoch

den direkten Kontakt mit dem Wundsekret, wie er bei einer offenen Wundbehandlung auftreten könnte [50]. Gleichzeitig wird mit dem Vakuumverband das Risiko einer aerogenen Übertragung vermindert sowie die unspezifische Immunantwort durch die geschlossene Wundbehandlung verstärkt [16, 26]. Der Wundverschluss mit Polyurethanfolien vermindert zusätzlich das Bakterienwachstum von Staphylococcus aureus [28].
Bei blanden makroskopischen Verhältnissen und zwei bis drei mikrobiologischen Untersuchungsergebnissen ohne MRSA-Nachweis kann der Wundverschluss erfolgen. Liegt gleichzeitig keine Kolonisation von anderen Prädilektionsstellen mit MRSA vor, kann die Isolation aufgehoben werden.

14.7.2 Lokale Antibiotikatherapie

Ergänzend können topische Antibiotika angewendet werden. Im Rahmen des engmaschigen Revisionsprogramms empfiehlt sich der Einsatz von testgerechten, hoch dosierten kurz wirksamen Antibiotikaträgern auf Kollagenbasis. Grundsätzlich muss hierbei berücksichtigt werden, dass nahezu alle lokalen Antiseptika einen hemmenden Einfluss auf die Zellproliferation und somit auf die Wundheilung haben [42]. Limitierend wirkt, dass es noch kaum kommerziell verfügbare Medikamententräger gibt, die mit den entsprechenden Antibiotikum dotiert sind, gegen die keine Multiresistenzen vorliegen.

14.7.3 Systemische Antibiotikatherapie

Weit verbreitete, häufige, ineffektive Antibiotikatherapien bedingen einen weiteren Selektionsvorteil für multiresistente Keime.

MRSA ist aufgrund seiner Resistenz und insbesondere wegen seiner Virulenz von besonderer Bedeutung.

Bei Staphylokokkeninfektionen sollte eine gezielte Therapie grundsätzlich erst nach Bestimmung der Resistenzeigenschaften des Erregers eingesetzt werden. Der Einsatz der hoch wirksamen Therapeutika sollte sehr restriktiv erfolgen.
Klinisch manifeste MRSA-Infektionen erfordern eine systemische antibiotische Therapie [8, 40]. Hierzu stehen nur wenige Substanzgruppen zur Verfügung (☞ Kap. 14.4.3): die Glykopeptide Vancomycin und Teicoplanin sowie Quinupristin/Dalfopristin und Linezolid. Häufig sind andere Antibiotika, welche bei der Resistenztestung als empfindlich eingestuft wurden, therapeutisch unwirksam. Die erst seit kurzem auf dem Markt befindlichen Therapeutika Linezolid und Dalfo-/Quinupristin, die derzeit noch eine sehr gute Wirksamkeit gegenüber ORSA und ORSE aufweisen, müssen im Hinblick auf eine Resistenzentwicklung intensiv beobachtet werden.

Vancomycin und Teicoplanin

- **Vancomycin** verfügt über eine kürzere Halbwertszeit und eine geringere therapeutische Breite als Teicoplanin.
- **Teicoplanin** weist eine lange Halbwertszeit, eine niedrige Toxizität und hohe Gewebespiegel, insbesondere in Knochen und muskuloskelettalen Geweben auf.

Beide Substanzen können nur parenteral appliziert werden. Die Dauer der systemischen Antibiotikatherapie ist dabei zur Vermeidung weiterer Resistenzen so kurz wie möglich zu halten. Je nach Indikation sollte eine Therapie in Kombination mit Rifampicin, gelegentich auch Cotrimoxazol durchgeführt werden [39, 41].

Linezolid

Wirkmechanismus

Linezolid aus der Gruppe der Oxazolidinone, greift am Bakterium in ein sehr frühes Stadium der Proteinbiosynthese ein, was hoffen lässt, dass dieses Antibiotikum lange noch seine Wirksamkeit behalten wird. Die Oxazolidinone sind eine ganz neue Antibiotikaklasse, was aufgrund des speziellen Wirkmechanismus Kreuzresistenzen zu anderen Antibiotikagruppen als unwahrscheinlich erscheinen lässt.

Dosierung

Im Gegensatz zu den Glykopeptiden kann Linezolid oral verabreicht werden, was eine gerade für diese Patientengruppe extrem wichtige Verkürzung der stationären Behandlung ermöglicht. Die Dosierung des Linezolids muss allerdings sehr individuell (AUC-Werte bestimmen!) erfolgen, da u. a. geschlechtsspezifisch sehr unterschiedliche Spiegel bei gleicher Dosierung gefunden werden.

Pharmakokinetik und Nebenwirkungen

Linezolid zeigt ein leicht kumulatives Verhalten bei Mehrfachdosierung. Die Konzentrationen im Plasma sind bei Frauen höher als bei Männern. In Phagozyten und anderen Zellen findet eine intrazelluläre Anreicherung statt, wobei zu berücksichtigen ist, dass die intrazellulär lokalisierte Substanz nur eine reduzierte antibakterielle Aktivität aufweist. Zu beachten ist auch, dass die Applikation von Linezolid zum Auftreten einer Laktatazidose im Serum führen kann. Es wird deshalb empfohlen, die Laktatspiegel zu kontrollieren, wenn während einer Therapie mit Linezolid Übelkeit auftritt oder das Bikarbonat im Plasma erniedrigt ist.

Neue Substanzen

Von vielen Seiten wird für die Behandlung von multiresistenten Erregern die Entwicklung von neuen Antibiotika gewünscht. Diese könnten von großem Nutzen in der Therapie entsprechender Infektionen sein.

Es muss jedoch berücksichtigt werden, dass es sich bei den Staphylokokken um äußerst anpassungsfähige Organismen handelt und eine rasche Resistenzentwicklung zu erwarten ist. Beispielsweise können durch einen horizontalen Gentransfer für die Resistenz gegen Glykopeptide – insbesondere von Vancomycin-resistenten Enterokokken – auf Staphylokokken hoch resistente Staphylokokkenstämme entstehen.

Die Einführung von Linezolid im Jahr 2000 in den USA und 2001 in Deutschland wurde auch mit entsprechenden hoffnungsvollen Publikationen über die Wirksamkeit des neuen Antibiotikums flankiert [36]. Bereits 2001 wurde dann bereits der erste Fall von Linezolidresistenz beschrieben [45]. Es muss davon ausgegangen werden, dass angesichts der rapide ansteigenden Resistenzentwicklung der Mikroorganismen den chirurgischen Verfahren sowie den Hygienemaßnahmen auch weiterhin eine zentrale Rolle in der Behandlung der MRSA-Infektionen zukommt [3].

Hoffnungsvolle Ansätze gibt es in der Immuntherapie der MRSA-Infektionen. Gegen die Exotoxine, Exoenzyme, Zellwandkomponenten (Peptidoglykan, Teichonsäuren) und Kapselbestandteile des Staph. aureus gibt es eine komplexe humorale Antwort. Erste klinische Studien zeigen, dass man sich diese Immunantwort therapeutisch durch spezifische Antikörper zunutze machen kann [6].

14.8 Prävention

Da 35,2 % der deutschen MRSA-Isolate aus chirurgischen Kliniken stammen, ist das MRSA-Problem auch ein chirurgisches Problem und darf nicht alleine anderen Fachbereichen (Hygiene, Mikrobiologie) überantwortet werden.

14.8.1 Rechtliche Grundlagen

Eine besondere Bedeutung hat die Prävention von MRSA-Übertragungen. Nachdem es zum Umgang mit MRE-infizierten Patienten mittlerweile Richtlinien und Empfehlungen, z.B. vom Robert-Koch-Institut oder von der Arbeitsgemeinschaft der Wissenschaftlichen Medizinischen Fachgesellschaften gibt, müssen Kliniken und andere Versorgungseinrichtungen (z.B. Pflege- und Altenheime) befürchten, im Fall einer MRSA-Übertragung in die Haftung auf Schadensersatz und Schmerzensgeld genommen zu werden. Als haftungsbegründend wird nach höchstrichterlicher Bewertung ein Abweichen von Richtlinien und Empfehlungen oberster Bundesbehörden gewertet. Auch bei Entlassung oder Verlegung von noch nicht vollständig MRE-eradizierten Patienten besteht für die zuletzt behandelnden Ärzte eine Aufklärungspflicht gegenüber dem Patienten, den nächsten Angehörigen, dem Hausarzt bzw. den weiterbehandelnden Institutionen.

14.8.2 Hygienemaßnahmen

Der wichtigste Übertragungsweg von MRSA ist der direkte Kontakt mit den Händen [8]. Verbesserte Händedesinfektionsmaßnahmen in einem Klinikum können die MRSA-Häufigkeit reduzieren [35]. Wichtig ist jedoch auch die Kontaktisolierung von MRSA-infizierten oder -besiedelten Patienten. Staphylokokken besiedeln besonders häufig immunsupprimierte Patienten sowie Intensivpatienten. Ungefähr 70% aller MRSA-Isolate stammen von Intensivpatienten [8]. Daher sind Hygienemaßnahmen und präventive Isolationsmaßnahmen bei MRSA-Verdachtsfällen besonders strikt auf Intensivstationen einzuhalten (☞ Kap. 14.6).

14.8.3 Screening

Auf unseren Intensivstationen werden mittlerweile alle aus anderen Krankenhäusern verlegten Patienten zunächst isoliert und bezüglich MRSA gescreent. Sind die mikrobiologischen Untersuchungen der Prädilektionsstellen unauffällig, wird die Isolation aufgehoben. Wir empfehlen außerdem das Screening ehemals MRSA-positiver Patienten. Insbesondere Patienten mit Osteitisrezidiven und MRSA-Nachweis in der Vorgeschichte sind mit hoher Wahrscheinlichkeit erneut MRSA-positiv.

14.8.4 Surveillance

Es empfiehlt sich daher das Führen einer Datei der MRSA-positiven Patienten, um bei Neuaufnahmen oder Wiedervorstellungen entsprechende Maßnahmen ergreifen zu können. Nur mit aktiv durchgeführten Surveillance-Maßnahmen kann die Prävalenz von MRSA gesenkt werden. Dies konnte überzeugend in Dänemark demonstriert werden, wo die Rate an nosokomialen MRSA-Infektionen von 34% auf weniger als 1% gesenkt und nunmehr über mehr als zwei Jahrzehnte beibehalten werden konnte [9].

Es bleibt anzumerken, dass die anfallenden Kosten für die Prävention niedriger sind als die der Therapie [7]. Entsprechend Einschätzungen aus Deutschland liegen die finanziellen Mehraufwendungen für die Behandlung von Patienten mit MRSA-Infektionen bei 536,49 € pro Behandlungstag über dem üblichen Tagespflegesatz [25]. Es ist zu befürchten, dass die anfallenden Kosten der MRSA-Behandlung mit Einführung der DRGs nur unzureichend abgebildet werden.

Literatur

1 Ammon A, Gastmeier P, Weist K, Kramer MH, Petersen LR: Empfehlungen zur Untersuchung von Ausbrüchen nosokomialer Infektionen. Robert-Koch-Institut, 21: 2001

2 Anonymus: Empfehlungen zur Prävention und Kontrolle von Methicillin-resistenten Staphylococcus-aureus-Stämmen (MRSA) in Krankenhäusern und anderen medizinischen Einrichtungen. Bundesgesundheitsbl Gesundheitsforsch Gesundheitsschutz 1999; 42: 954–958

3 Arens S: Osteitis – immer noch ein Problem? Trauma Berufskrankh, 4: 2002; 295

4 Bowler ICJ: Is control of methicillin-resistant Staphylococcus aureus justified? Q J Med, 90: 1997; 243

5 Bühren V: Hygienemaßnahmen in der Chirurgie. Chirurg, 73: 2002; 954

6 Burnie JP, Matthews RC Carter T, Beaulieu E, Donohoe M, Chapman C, Williamson P, Hodgetts SJ: Identification of an Immunodominant ABC Transporter in Methicillin-Resistant Staphylococcus aureus Infections. Infection and Immunity, 68: 2000; 3200–3209

7 Chaix C, Durand-Zaleski I, Alberti C, Brun-Buisson C: Control of endemic Methicillin-resistant Staphylococcus aureus: a cost benefit analysis in an intensive care unit. JAMA 282: 1999; 1745

8 Daschner F, Schumpelick V: MRSA als Herausforderung an die klinische Organisation. Chirurg 73: 2002; 924

9 Farr BM, Salgado CD, Karchmer TB, Sherertz RJ: Can antibiotic-resistant nosocomial infections be controlled? Lancet Infect Dis 1: 2001; 38

10 Geiss HK, Mack D, Seifert H: Konsensuspapier zur Identifizierung von speziellen Resistenzmechanismen und zur Interpretation von Ergebnissen der Antibiotikaempfindlichkeitstestung bei grampositiven und gramnegativen Erregern. Hyg Mikrobiol 7: 2003; 193–211

11 Gottlieb S: CDC reports first case of vancomycin resistant Staphylococcus aureus. Br Med J 326: 2003; 783

12 Haley RW: Methicillin-resistant Staphylococcus aureus: do we just have to live with it? Ann Intern Med 114: 1991; 162

13 Hayes PD, Nasim A, London NJ, Sayers RD, et al.: In situ replacement of infected aortic grafts with rifampicin-bonded prostheses: the Leicester experience (1992 to 1998). J Vasc Surg 30: 1999; 92

14 Hermann M: MIQ Expertengremium Mikrobiologische-Infektiologische Qualitätsstandards: Infektionen des Knochens. 11. klinisch-mikrobiologisch-infektiologisches Symposium Berlin, Dezember 2003

15 Hornberg C, Koller A, Bühring W, Bösenberg H, Wetz HH: Methicillin-resistenter Staphylococcus aureus (MRSA). Aktuelle Situation und Bedeutung der Infektionsprävention in der Technischen Orthopädie. Orthopäde 30: 2001; 231

16 Hutchinson JJ, Lawrence JC: Wound infection under occlusive dressings. J Hosp Infect 17: 1991; 83

17 Infektionsschutzgesetz – IfSG. Gesetz zur Verhütung und Bekämpfung von Infektionskrankheiten beim Menschen. Bundesgesetzblatt 33: 2000; 1045–1071

18 Jevons MP: Celbenin-resistant staphylococci. Br Med J 1: 1961; 124

19 Kaminski A, Rohr U, Schlösser S, Muhr G: MRSA-kolonisiertes medizinisches Personal: Opfer oder Täter? Trauma Berufskrankh 4: 2002; 350

20 Keane CT: Methicillin-resistant Staphylococcus aureus (MRSA). Jr Med J 86: 1993; 164

21 Kilgus DJ, Howe DJ, Strang A: Results of periprosthetic hip and knee infections caused by resistant bacteria. Clin Orthop 404: 2002; 116

22 Kreiswirth B, Kornblum J, Arbeit RD, Eisner W, Maslow JN, Mcgeer A,Loe DE, Novick RP: Evidence for a clonal origin of methicillin resistence in Staphylococcus aureus. Science 259 : 1993; 227–230

23 Kresken M, Hafner D, Witte W, Reinert RR: Resistenzentwicklung bei Staphylokokken und anderen grampositiven Erregern gegenüber Chemotherapeutika im mitteleuropäischen Raum. Chemother J 8: 1999; 8: 136–45

24 Kresken M, Hafner D, Witte W, Reinert RR: Resistenzentwicklung bei Staphylokokken

und anderen grampositiven Erregern gegenüber Chemotherapeutika im mitteleuropäischen Raum. Chemotherapie J 9: 2000; S5–S14
25 Kreutzer J, Nußbaum B, Bernd L, Simank HG: Reale Kosten der MRSA-Osteitis – eine retrospektive Studie im Zeitraum von 1996–2001. Trauma Berufskrankh 4: 2002; 344
26 Lawrence JC: Reducing the spread of bacteria. J Wound Care 2: 1993; 48
27 Li Z, Willke RJ, Pinto LA, Rittenhouse BE, et al.: Comparison of length of hospital stay for patients with known or suspected Methicillin-resistant Staphylococcus species infections treated with Linezolid or Vancomycin: a randomized, multicenter trial. Pharmacotherapy 21: 2001; 263
28 Mertz PM, Ovington LG: Wound healing microbiology. Dermatol Clin 11: 1993; 739
29 Mückley T, Kirschner M, Hofmann GO, Bühren V: Management der MRSA-Wundinfektion. Hefte Unfallchir 283: 2001; 417
30 Mückley T, Hierholzer C, Diefenbeck M, Hofmann GO, Bühren V: Die MRSA-Infektion in der septischen Extremitätenchirurgie. Chirurg 2004; 75: 269
31 Murphy GJ, Pararajasingam R, Nasim A, Dennis MJ, Sayers RD: Methicillin-resistant Staphylococcus aureus infection in vascular surgical patients. Ann R Coll Surg Engl 83: 2001; 158
32 Nasim A, Thompson MM, Naylor AR, Bell PR, London NJ: The impact of MRSA on vascular surgery. Eur J Vasc Endovasc Surg 22: 2001; 211
33 Nichols RL: Postoperative infections in the age of drug-resistant gram-positive bacteria. Am J Med 104: 1998; 11
34 Peltroche-Llacsahuanga H, Haase G, Lutticken R: Methicillin-resistente Staphylococcus aureus (MRSA) – Klinische Implikationen. Chirurg 69: 1998; 801
35 Pittet D, Hugonnet S, Harbarth S, Mourouga P, et al.: Effectiveness of a hospital-wide programme to improve compliance with hand hygiene. Infection control programme. Lancet 356: 2000; 1307
36 Prokop A, Isenberg J, Seifert H, Wenchel HM, Rehm KE: Linezolid – ein neues Antibiotikum zur Behandlung von MRSA-Infektionen in der Unfallchirurgie? 2 Fallberichte. Unfallchirurg 105: 2002; 287
37 Romero-Vivas J, Rubio M, Fernandez C, Picazo JJ: Mortality associated with nosocomial bacteremia due to Methicillin-resistant Staphylococcus aureus. Clin Infect Dis 21: 1995; 1417
38 Schmitz FJ, Flint AC, Verkoef J: Multi- und Kreuzresistenz von bakteriellen Krankheitserregern in Europa. Mikrobiol 11: 2001; 89–93
39 Schmitz FJ, Jones ME: Antibiotics for treatment of infections caused by MRSA and elimination of MRSA carriage. What are the choices? Int J Antimicrob Ag 9: 1997; 1–19
40 Stark M, Heeg P: Klinische Aspekte von Infektionen durch Methicillin-resistente Staphylococcus aureus. Akt Traumatol 32: 2002; 258
41 Stille W, Simon C: Staphylokokken-Infektionen. In: Stille W, Simon C (Hrsg.): Antibiotika-Therapie in Klinik und Praxis. Schattauer-Verlag, Stuttgart, 2000: 377–380
42 Teepe R, Koebrugge E, Löwik C, Petit P, et al.: Cytotoxic effects of topical antimicrobial and antiseptic agents on human keratinocytes in vitro. J Trauma 35: 1993; 8
43 Tenover FC, Arbeit RD; Goering RV: How to Select an Interpret Molecular Strain Typing Methods for Epidemiological Studies of Bacterial Infections: A Review for Healthcare Epidemiologists. Infection Control and Hospital Epidemiology 18: 1997; 426
44 Torsello G, Sandmann W: Use of antibiotic-bonded grafts in vascular graft infection. Eur J Vasc Endovasc Surg 14 (Suppl A): 1997; 84
45 Tsiodras S, Gold HS, Sakoulas G, Eliopoulos GM, et al.: Linezolid resistance in a clinical isolate of Staphylococcus aureus. Lancet 358: 2001; 207
46 Wendt C, Martiny H: Die Sanierung von MRSA-Patienten – Stand des Wissens. Hyg Med 25: 2000; 355
47 Wichelhaus TA, Schäfer V, Brade V: Typisierungsverfahren in der Infektionsepide-

miologie. Chemotherapie Journal 9: 2000; 93–98
48 Witte W, Braulke C, Heuck D: MRSA-Situation in Deutschland. Hyg Med 25: 2000; 347
49 Witte W: Epidemiologisches Bulletin, Robert-Koch-Institut 35/2003
50 Young T: Methicillin-resistant Staphylococcus aureus. J Wound Care 5: 1996; 475

Begutachtung der Osteitis

15

RUPRECHT BEICKERT

Inhaltsübersicht

15.1 Einleitung 253
15.1.1 Inzidenz 253
15.1.2 Prognose 253
15.1.3 Rechtliche Grundlagen 253
15.2 Kausalität 254
15.2.1 Weichteilquetschung 254
15.2.2 Zeitlicher Zusammenhang 254
15.3 Krankheitsbild und Folgeschäden 256
15.3.1 Fistelung 256
15.3.2 Exazerbation 256
15.3.3 Psychosoziale Folgen 256
15.3.4 Komplikationen 256
15.4 Gutachterliche Untersuchung 257
15.4.1 Örtlicher Befund 257
15.5 Spezialuntersuchungen 260
15.5.1 Bildegebende Diagnostik 260
15.5.2 Labordiagnostik 260
15.6 Zusatzbegutachtungen 261
15.7 Wertung 261
15.7.1 Gesetzliche Unfallversicherung 261
15.7.2 Soziales Entschädigungsrecht 262
15.7.3 Private Unfallversicherung 264
15.8 Schlussfolgerung 265
15.9 Anhang: Einschätzungsempfehlungen 265
Literatur 267

Die Osteitis ist eine Entzündung des Knochens durch pathogene, infektiöse Organismen. In der unfallchirurgisch orthopädischen Begutachtung geht es fast ausschließlich um die chronische exogene Osteitis als Folge einer Verletzung. Die hämatogene Osteitis im Zusammenhang mit einer Verletzung ist in Europa eine außerordentliche Seltenheit.

15.1 Einleitung

15.1.1 Inzidenz

Die Inzidenz der chronischen Osteitis gilt als eines „der besten gehüteten Geheimnisse“ der Chirurgie [8]. Das hat viele verschiedene Gründe, die von Definitionsproblemen über methodische Schwierigkeiten der Erfassung, fehlende prospektive Studien, schwerwiegende Mängel bei retrospektiven Analysen bis zu Verdrängungsmechanismen der Behandler reichen. Als Standardaussage gilt, dass 2% aller unfallchirurgisch orthopädischen Eingriffe mit einer Infektkomplikation belastet sind (wobei dies nicht mit dem Entstehen einer chronischen Osteitis gleichgesetzt werden darf) und dass bei offenen Frakturen und geschlossenen Frakturen mit höhergradigem Weichteilschaden in 6–40% der Fälle mit dem Auftreten einer Osteitis gerechnet werden muss [4, 7].

15.1.2 Prognose

Die für die Prognose – und damit auch für die Begutachtung – wesentliche Aussage ist, dass die chronische exogene Osteitis niemals heilt, dass sie entweder „ruht“ oder „exazerbiert“ [7, 9, 12]. Diese Feststellung könnte in den nächsten Jahren revidiert werden, weil es mehr und mehr gelingen dürfte, die Infektion durch kompromisslose Radikalität chirurgisch zu entfernen. Dabei entstehen jedoch neue Probleme der Defektüberbrückung von Knochen und Weichteilen, die den Funktionsgewinn für den Patienten infrage stellen können, wenn z. B. nach lange dauernder Osteoneogenese über Distraktion die Beweglichkeit im Knie- und Sprunggelenk schlechter ausfällt, als dies vor Beginn des Sanierungsversuches war.

15.1.3 Rechtliche Grundlagen

Begutachtung ist in den meisten Rechtsbereichen eine Momentaufnahme, eine Beschreibung des Istzustandes. Nur im Haftpflichtrecht wird die Frage nach der Zukunftsprognose gestellt, weil hier die Möglichkeit besteht, den materiellen und den immateriellen Schaden abzufinden. In der privaten Unfallversicherung ist festgelegt, dass der Schaden spätestens zum Ende des dritten Jahres nach dem Unfall entschädigt werden muss, wobei auch hier nur der Istzustand in die Einschätzung eingeht, nicht jedoch das Zukunftsrisiko, das z. B. in einem Gliedmaßenverlust bestehen kann. Im Rechtsbereich der Gesetzlichen Unfallversicherung und im Sozialen Entschädigungsrecht ist die Möglichkeit der Verschlimmerung und der Besserung eingebaut, sodass die Höhe der MdE/GdB den aktuellen Befunden angepasst werden kann.

Das Vorhandensein einer chronischen Osteitis wird nur im Sozialen Entschädigungsrecht (Bundesversorgungsgesetz und zahlreiche andere) gewürdigt. In der gesetzlichen Unfallversicherung ist kein Osteitis-„zuschlag“ vorgesehen. Diese Auffassung beruht auf der Feststellung der Sozialgerichtsbarkeit, Rentenbegutachtung sei im Kern Funktionsbegutachtung. Maßgeblich für die Höhe der MdE ist die Beeinträchtigung des körperlichen und geistigen Leistungsvermögens, wobei es nur auf die gegenwärtige körperliche Ein-

buße ankomme. Zukünftige, ggf. aufgrund gesicherter Erfahrungen absehbare Schäden können nicht berücksichtigt werden (BSG, SozR 2200 §581 Nr.6) [13].
Dass diese Feststellung nicht mit der notwendigen Konsequenz berücksichtigt wird, zeigt der gutachterliche Umgang mit der Endoprothetik. Hier wird bei der Einschätzung der MdE sehr wohl das Vorhandensein einer Endoprothese berücksichtigt, auch wenn keine Funktionseinschränkungen bestehen. Dieselbe Inkonsequenz ist bei der Einschätzung der gestörten Knochenbruchheilung nachzulesen: Kahnbeinpseudarthrosen und straffe, hypertrophe Unterarmpseudarthrosen können bekanntermaßen ohne Beschwerden und funktionelle Beeinträchtigungen sein, dennoch wird das nur radiologisch erkennbare Vorhandensein der Pseudarthrose mit einer MdE gewürdigt [13] .

15.2 Kausalität

Fragen des Zusammenhangs entstehen in der Begutachtung der Osteitis immer, wenn primär keine Knochenbruchverletzung vorgelegen hat und wenn der zeitliche Zusammenhang zwischen Verletzung und Auftreten der Entzündungserscheinungen nicht stimmig ist.

15.2.1 Weichteilquetschung

Eine Weichteilquetschung kann zu einer exogenen Osteitis führen. Gefordert wird eine erhebliche Einwirkung, also die Quetschung von Weichteilstrukturen mit nachfolgender Hämatombildung oder Nekrotisierung von Haut- und Unterhautfettgewebe. Durch die Weichteilverletzung muss die örtliche Widerstandkraft herabgesetzt sein, sodass potenziell virulente Keime die Möglichkeit der Absiedlung und Vermehrung vorfinden.
Dies gilt auch bei Herabsetzung der allgemeinen Widerstandskraft beim Polytraumatisierten, beim Multimorbiden und beim Vorhandensein von Erkrankungen, welche die lokale Durchblutung und Abwehr beeinflussen, wie Diabetes mellitus und Arteriosklerose. So kann beim Diabetiker eine Quetschung des Fußes zur Infektion der Weichteile mit nachfolgender Osteitis und späterem Gliedmaßenverlust führen. Die Verletzung bleibt, sofern eine *erhebliche* Gewalteinwirkung erkennbar war, eine der beiden wesentlichen Teilursachen für den Gliedmaßenverlust [3, 8, 13].

15.2.2 Zeitlicher Zusammenhang

Bei einer offenen Fraktur ist der zeitliche Zusammenhang gewahrt, auch wenn die ersten Entzündungserscheinungen nach einer operativen Behandlung (Stabilisierung) erst nach Monaten auftreten. Dieser so genannte Spätinfekt ist zu erwarten nach einer Kontamination bei guter allgemeiner und lokaler Abwehrlage, stabiler Osteosynthese und mehrtägiger oder gar mehrwöchiger Antibiotikatherapie.
Kausalitätsfragen sind bei der Begutachtung der Osteitis selten. Sie stellen sich nur, wenn eine primäre Knochenbruchverletzung nicht bestand und anlagebedingte Abwehrschwächen und Durchblutungsstörungen vorliegen.

Grundlagen der Kausalitätsbegutachtung

Bei der Klärung von Kausalitätsfragen der Osteitis gelten dieselben Regeln wie bei der Zusammenhangsbegutachtung anderer Körperschäden.
Kausal ist „der Umstand, der nicht hinweg gedacht werden kann, ohne dass damit der Erfolg entfiele“ [13].
Im Haftpflichtrecht und bei der Privaten Unfallversicherung muss die Ursache „adäquat“ gewesen sein. Adäquat ist ein

Ereignis, wenn es *generell, dem Grundsatz nach* geeignet ist, eine Störung hervorzurufen. Bildlich gesprochen: der Tropfen, der ein bereits volles Glas zum Überlaufen bringt, ist die Ursache des Überlaufens.

Wesentlichkeit

Im Sozialrecht (gesetzliche Unfallversicherung, Entschädigungsrecht) gilt dagegen der Rechtsgrundsatz der „Wesentlichkeit". *„Nur die Bedingungen sind rechtlich wesentlich, die unter Abwägung ihres verschiedenen Wertes zu dem Schaden in eine besonders enge Beziehung treten und so zu seinem Entstehen wesentlich beigetragen haben"* (RVA 1912). Bildlich gesprochen – um das o.g. Beispiel aufzugreifen – nicht der Tropfen, sondern das bereits volle Glas ist die wesentliche Ursache für das Überlaufen.
Eine von zwei miteinander wirkenden Ursachen ist dann rechtlich unwesentlich, wenn sie von der anderen Ursache völlig in den Hintergrund gedrängt wird. Zwei im naturwissenschaftlichen Sinn gleichwertige Ursachen sind beide wesentlich. Als Orientierungshilfe kann folgende Faustregel gelten [13]:

- Rechtlich nicht wesentlich ist eine Bedingung, die neben anderen Bedingungen an dem Gesundheitsschaden nur mit 10% beteiligt ist.
- Rechtlich wesentlich ist die Bedingung, die mindestens den Wert von einem Drittel aller sonst zu berücksichtigenden Umstände erreicht hat.

Demnach kann eine innere Veranlagung deutlich im Vordergrund (66%) stehen, ohne den deutlich geringerwertigen Umstand völlig in den Hintergrund zu drängen. Die Mathematisierung der Abwägung mag zwar rechtlich überzeugend sein, naturwissenschaftlich ist sie aber gerade in dem Grenzbereich von 10–33% problematisch.

Posttraumatische Osteitis

Die in der Gutachtenliteratur immer noch vertretene Auffassung, ein ursächlicher Zusammengang zwischen Unfall und Osteitis sei abzulehnen, wenn die klinischen Symptome einer posttraumatischen Osteitis (Dolor, Calor, Rubor, Functio laesa) erst nach Ablauf eines Monats nach dem Unfallereignis auftreten [13], ist nicht haltbar, die Forderung nach „Brückensymptomen" (Hämatom, Schürfung etc.) nicht gerechtfertigt. Nur wenn erkennbar keine Knochenbruchverletzung bestand, eine primär bestehende erhebliche Weichteilquetschung/Weichteilwunde zeitgerecht abheilte und nach einem Intervall von mehr als einem Monat die ersten klinischen Anzeichen einer Osteomyelitis auftreten, sind Zweifel am kausalen Zusammenhang gerechtfertigt, auch wenn der Erstmanifestationsort der eitrigen Knochenentzündung mit dem Ort der Gewalteinwirkung übereinstimmt.
Lag eine frische Knochenbruchverletzung (z.B. am Metatarsus) vor, die mit einem erheblichen Weichteilschaden verbunden war und wurde nicht operativ behandelt, ist eine später auftretende Osteitis posttraumatisch, wenn typische exogene Eitererreger vorliegen, die sich üblicherweise nicht über den Blutweg (hämatogen) ausbreiten, auch wenn sich die ersten Anzeichen einer Infektion erst nach Wochen einstellen.
Die traumatische Aktivierung einer „ruhenden" chronischen Osteitis ohne neue Knochenbruchverletzung (Refraktur) ist dann wesentlich, wenn die neue Gewalteinwirkung *erheblich* war. Es muss also eine eindrucksvolle Weichteilquetschung, eine offene Wunde und/oder ein Hämatom vorgelegen haben, damit ein Osteitisschub mit akuten Entzündungserscheinungen als Folge des neuerlichen Unfalls angesehen werden kann. Die Erheblichkeit der aktuellen Gewalteinwirkung ist das

entscheidende Kriterium dafür, dass die Verschlimmerung der Vorerkrankung unfallbedingt eingetreten ist und nicht Ausdruck eines Spontanrezidivs, das ohnehin in absehbarer Zeit aufgetreten wäre.

15.3 Krankheitsbild und Folgeschäden

15.3.1 Fistelung

Um nicht noch einmal auf vorausgehende Beiträge zurückgreifen zu müssen, sei an dieser Stelle kurz vermerkt, dass das klinische Erscheinungsbild der chronischen Osteitis nicht immer die Fisteleiterung sein muss.

Die Fistelung ist oft schon das Ende eines Selbstheilungsvorganges oder zumindest des Versuches desselben, wobei die eitrige Infektion die Oberfläche erreicht hat und sich der vorher allmählich im eigentlichen Osteitisherd angesammelte Eiter entleeren kann. Dadurch ist die Gefahr einer allgemeinen Ausbreitung über den Lymph- oder Blutweg vorerst gebannt.

Bei guter Abwehrlage, erregergerechter Antibiotikatherapie und adjuvanten Behandlungsformen, wie der hyperbaren Sauerstofftherapie, gibt es auch chronische Verlaufsformen ohne Fisteln, die sich in vorübergehenden akuten Entzündungserscheinungen wie Schmerz, Rötung und Schwellung äußern, um dann allmählich wieder abzuklingen.

15.3.2 Exazerbation

Neben der spontanen oder durch Sekundärtrauma (s. o.) verursachten Exazerbation der scheinbar ruhenden Osteitis kann sich ein akuter Schub auch durch Änderungen der Abwehrlage (Allgemeininfektionen, konsumierende Erkrankungen, chronische Infektionen anderer Ursache etc.), durch Hinzutreten eines Diabetes mellitus oder einer arteriellen Verschlusskrankheit einstellen. Lange Röhrenknochen können im Sinne eine „Sprödbruches“ erneut brechen, da die Biegesteifigkeit des Knochens bei Verlust der Röhrenstruktur herabgesetzt ist, ohne dass es sich dabei um pathologische Frakturen handeln muss. Daneben kommen Refrakturen aus alleiniger innerer Ursache vor, wenn der Knochen durch ein Fortschreiten ausgedehnter Osteolysen hochgradig zerstört ist.

15.3.3 Psychosoziale Folgen

Mehr und mehr spielen auch Folgeschäden im sozialen und psychischen Bereich eine ernst zu nehmende Rolle, da langjährige Behandlungen mit mehrmonatigen Krankenhausaufenthalten zu Störungen des Ehe- und Familienlebens, zu sozialen Spannungen im Umfeld des Patienten, zu Persönlichkeitsstörungen, Alkoholkrankheit und Depressionen führen können. Diese im Umfeld der Krankheit entstehenden Veränderungen richtig zu beurteilen und dann auch gutachterlich zu bewerten, kann außerordentlich schwierig sein.

15.3.4 Komplikationen

Ausgedehnte Knochenresektionen zur Infektsanierung ziehen eine oft monatelange Phase der Wiederherstellung nach sich. In dieser Zeit der Osteoneogenese können sich vielfältige Komplikationen einstellen wie:

- Pin-track-Infektionen bei Anwendung äußerer Spanner
- Unzureichende Neuknochenbildung
- Erneuter Verlust des Neuknochens durch Wiederaufflammen der Infektion
- Andockprobleme beim Segmenttransport

- Ausgedehnte Skelettentkalkung der nicht oder minderbelasteten unteren Extremität mit Lymph- und Blutzirkulationsstörungen
- Chronischer Verschwellung des distalen Unterschenkels und Fußes
- Folgeerscheinungen des freien Muskel-Haut-Lappentransfers, der einem Versuch der chirurgischen Sanierung oft vorausgehen muss

Pathogenetisch kann eine langjährige chronische Infektion zur **Amyloidose** führen (Diagnosestellung durch endoskopische Darmbiopsie), langjährige Fisteleiterung zu einem so genannten **Fistelkarzinom** (☞ Kap. 5.6.2). Die Klärung der Kausalität bereitet in diesen Fällen keine Schwierigkeiten.
In wie vielen Fällen eine chronische Osteitis des Unterschenkels und Fußes in einer **Amputation** endet, ist nicht bekannt. Die Unterschenkelamputation ist in den meisten Fällen jedoch keine Kapitulation sondern der Neubeginn der Rehabilitation unter anderen Vorzeichen. Die chronische Osteitis ist zwar radikal beseitigt und die Gehfähigkeit bei sachgerechter Exoprothetik deutlich gebessert, es treten jetzt aber alle Probleme in den Vordergrund, die mit einem Gliedmaßenverlust zusammenhängen können.

15.4 Gutachterliche Untersuchung

Eine Begutachtung hat unabhängig davon, auf welcher Rechtsgrundlage sie erfolgt, immer mehrere Aspekte:

- Sie muss den bisherigen Verlauf darstellen
- Sie muss den Istzustand beschreiben
- Sie muss eine Wertung vornehmen
- Sie muss die mögliche zukünftige Entwicklung skizzieren

Die gutachterliche Untersuchung gliedert sich in die Beschreibung des Allgemeinzustandes, einschließlich Körpergröße und -gewicht, und des örtlichen Befundes, wobei man sich in der Gesetzlichen Unfallversicherung und bei der Privaten Unfallversicherung auf den verletzten Körperteil und dessen Vergleich zur gesunden Seite beschränken kann, eine Ganzkörperuntersuchung ist nicht notwendig.

15.4.1 Örtlicher Befund

Der örtliche Befund umfasst alle sichtbaren äußeren Veränderungen und alles, was sich tastend und berührend beschreiben lässt. In einem Gutachten sollte immer möglichst auf objektive Tatsachen abgestellt werden, was mit der vom Gutachter abgegebenen Beschreibung geschieht, wobei die Klagen des Verletzten Leitschnur dafür sind, bestimmten Bereichen der Gliedmaßen besondere Aufmerksamkeit zu schenken.
Es hat sich als außerordentlich hilfreich erwiesen, die gutachterliche Untersuchung schematisch durchzuführen und die einzelnen Schritte des Betrachtens und Betastens mit immer den gleichen Textbausteinen zu beschreiben. Nur so ist gewährleistet, dass man die Untersuchung immer vollständig und reproduzierfähig durchführt und keine Einzelheit vergisst.

Obere Gliedmaßen

An den oberen Gliedmaßen beginnt man mit der Beschreibung der Haltung in Stehen und Sitzen, man beobachtet in welcher Weise ein verletzter Arm oder eine verletzte Hand beim Entkleiden mit verwendet wird.

HWS und BWS

Die Betrachtung und Betastung beginnt am Nacken und am hinteren Schultergürtel, man beschreibt:

- Zustand der Krümmung von HWS und BWS
- Zustand der Nacken- und Schulterblattmuskulatur
- Bestimmte Druckpunkte am Hinterhaupt und am Levatoransatz am Schulterblatt gelten als Triggerpunkte für die Beurteilung der Schultersteife

Schultergelenk und Schultergürtel

An der Schulter selbst wird der Zustand des Deltoideus, des Bizeps und des Trizeps beschrieben, abgetastet werden das Korakoid, das Akromioklavikulargelenk und der Sulkus der Bizepssehne.
Für die Schulter gibt es mittlerweile eine Fülle von spezifischen Untersuchungstests, die sich auf spezielle Schulterbinnenstrukturen beziehen. Man kann sich auf einige wenige dieser Tests beschränken:

- Impingementtest nach NEER und JOBE
- Belly-press-Test
- Krafttests der Außen- und Innenrotation

Die Beweglichkeit des Schultergürtels in alle Richtungen muss nach Vorgabe des so genannten Messbogens aktiv und passiv geprüft, beschrieben und vermessen werden. Bei der Schultersteife ist zu vermerken, ab wie viel Grad es bei der passiven Abduktion zu einer Mitrotation den Schulterblatts kommt und in welchem Ausmaß eine passive Außenrotation bei anliegendem Oberarm möglich ist.

Ellenbogengelenk

Am Ellenbogengelenk sind neben den Angaben zu den Bewegungsmöglichkeiten festzuhalten, ob Druckschmerzpunkte am medialen oder lateralen Epicondylus humeri, am Radiusköpfchen und im Bereich der Supinatormuskulatur festzustellen sind.

Handgelenk

Am Handgelenk sind zu beschreiben:

- Äußerlich sichtbare Fehlstellungen
- Weichteilzustand
- Druckpunkte über den Processus styloidei ulnae et radii
- Ausmaß der Unterarmumwendmöglichkeiten
- Schmerzen, die beim Unterarmwenden im ellenseitigen Handgelenk oder am Radiusköpfchen provoziert werden können

Hand

Die immer vollständige Untersuchung der Handfunktionen als eigentlichem Endorgan der oberen Gliedmaßen muss sich auf alle Greifqualitäten erstrecken:

- Beweglichkeit des Daumens und der Langfinger
- Protokollierung von Faustschluss und Finger- sowie Daumenstreckung
- Erfassung alle Störungen, die sich aus Teilversteifungen einzelner Fingergelenke ergeben
- Die Prüfung der Sensibilität von N. medianus, N. ulnaris und N. radialis an der Hand ist selbstverständlich

Schlussendlich muss beschrieben werden, wie die Hand zum Gebrauch eingesetzt werden kann z. B. durch Halteversuche, Krafttests, komplexe Armgriffe, wie Überkopfgriff, Nackengriff und Schürzenbindegriff.

> Diese Untersuchungen und Beschreibungen haben nur ein einziges Ziel: Funktionsstörungen qualitativ und quantitativ zu erfassen, wozu unabdingbar der Messbogen für obere Gliedmaßen komplett ausgefüllt werden muss. Im Zeitalter der digitalen Fotografie erweist es sich als außerordentlich vorteilhaft, die wesentlichen Funktionsstörungen zu fotografieren und die Bilder als Ausdruck dem Gutachten beizulegen.

Untere Gliedmaßen

Inspektion der gesamten Extremität

An den unteren Gliedmaßen beginnt die Untersuchung damit, zu beobachten, wie sich der Verletzte vom Stuhl erhebt, auf dem er sitzend gewartet hat, wie er das Untersuchungszimmer betritt, welche Hilfsmittel er bei sich führt, wie er sich zum anfänglichen Gespräch hinsetzt und dann zum Entkleiden wieder erhebt. Diese Beobachtungen sind manchmal wichtiger als die Umfangmaße der Unterschenkel, weil sie etwas über komplexe Koordinationen aussagen.

Am teilentkleideten Verletzten beginnt die Untersuchung im Stehen: Stellung des Beckens, der Beinachsen von vorn und hinten betrachtet, der Rückfußachsen, der Fußgewölbe, der Zehen. Nach einer Beschreibung der Muskulatur an Ober- und Unterschenkel kann man sich im Detail den äußerlich sichtbaren Veränderungen an Oberschenkel, Knie, Unterschenkel oder Fuß des betroffenen Beines widmen mit Beschreibung der Narben, der evtl. vorgenommenen Lappenplastiken, dem Zustand der Haut, dem Vorhandensein oder Fehlen von Entzündungserscheinungen.

Bei Fisteln: Beschreibung von Menge und Farbe evtl. des Geruchs des Sekrets im Verband, Entnahme einer Probe zur bakteriologischen Untersuchung (mit allen Einschränkungen in der Aussage ☞ Kap. 5.4.5). Danach sogleich (oder nach Bilddokumentation) Wiederanlage eines sterilen Verbandes. Die weitere Untersuchung erfolgt im Liegen.

Nach Abschluss der Vermessungen für den Messbogen untere Gliedmaßen soll sich der Verletzte wieder hinstellen. Man beobachtet, wie er sich hinstellt, wie er das verletzte Bein spontan belastet, ob er schief steht, ob die Ferse den Boden berührt. Die Sicherheit des Einbeinstandes, das Gehen weniger Schritte, das In-die-Hocke gehen, das Aufrichten aus der Hocke wird notiert. Der venöse Rückfluss kann durch Krampfadern gestört sein, generell kann eine Dunklerfärbung des betroffenen Unterschenkels und Fußes vorliegen.

Abschließend werden alle Hilfsmittel auf Gebrauchsspuren und Verschleiß überprüft und schließlich beobachtet, wie sich der Verletzte wieder anzieht.

Becken

Am Becken interessieren neben äußerlich sichtbaren Narben reproduzierbare Kompressionsschmerzen im sagittaler und frontaler Richtung.

Hüftgelenk

Die Untersuchung der Hüftgelenke erfolgt immer in Rücken- und Seitenlage, wobei auch der Kraftaufwand zur Hebung des gestreckten Beines zur Hüftbeugung und zur Abduktion geprüft und beschrieben wird.

Kniegelenk

Die Untersuchung der Kniegelenke ist standardisiert: Sie beinhaltet:

- Aussagen zu Erguss, Gelenkkapsel, Kniescheibenverschieblichkeit, Zohlenzeichen, Gelenkreiben
- Bandhalt der Kollateralbänder in Streckstellung und in 30°-Beugestellung
- Lachmanntest, Schubladenzeichen, Meniskuszeichen
- Druckschmerzpunkte
- Narbenverhältnisse

Unterschenkel

Am Unterschenkel sind von Interesse:

- Zustand des Weichteilmantels um die Tibia
- Gewebewassereinlagerungen
- Unterhautverhärtungen
- Verschieblichkeit der Haut
- Gefühlsempfinden (fehlend, normal, hyperpathisch)

- Narbenneurome sind häufiger als man denkt, vor allem im Verlauf des N. suralis am Fußaußenrand und am N. peroneus superficialis zum Fußrücken

Oberes Sprunggelenk

Am oberen Sprunggelenk sind zu beschreiben:

- Beweglichkeit
- Zustand der Gelenkkapsel an der Vorder- und Rückseite
- Achillessehnengruben: Entweder schlank oder mit Gewebe ausgefüllt
- Die ertastete Breite der Ferse
- Die Beweglichkeit des Subtalargelenkes (kann man nur passiv prüfen)

Fuß

- Lokale Druckpunkte am Achillessehnenansatz, am lateralen Subtalargelenk, im Sinus tarsi, über dem Talonavikulargelenk und über den Kalkaneokuboidgelenk
- Die arterielle Durchblutung des Fußes wird an der A. dorsalis pedis und an der A. tibialis posterior hinter dem Innenknöchel überprüft
- Die Sensibilität am Fuß- und Zehenrücken, am Fußaußenrand und an der Fußsohle
- Nach Kompartmentsyndromen des Unterschenkels oder Fußes entstehen Krallenzehen, die sich bei passiver Zehensenkung vollends ausgleichen lassen, Hammerzehen als Ausdruck einer Spreitzfußdeformität dagegen nicht

15.5 Spezialuntersuchungen

Alle Spezialuntersuchungen sind mit dem Verletzten zu besprechen und zu koordinieren.

15.5.1 Bildgebende Diagnostik

Aktuelle Röntgenaufnahmen des verletzten Gliedmaßenabschnitts sind unerlässlich zur Beurteilung der Stabilität des Knochens, des Vorhandenseins von Osteolysen oder Sequestern und des Kalksalzgehaltes. Die angrenzenden Gelenke sollten nur mit abgebildet werden, wenn die Osteitis gelenknah abläuft, ansonsten ist es besser, die angrenzenden Gelenke durch gesonderte Röntgenaufnahmen abzubilden, weil die Aussagen über den Zustand der Gelenke bei Standardeinstellungen sicherer werden.
Zum Zweck der Begutachtung sind weitergehende Röntgenuntersuchungen, Fisteldarstellungen, Schichtaufnahmen, CT-Untersuchungen und NMR-Untersuchungen entbehrlich, es sei denn, es ergibt sich konkret eine diagnostisches Defizit und die Notwendigkeit der Wiederaufnahme der Behandlung. Das Gleiche gilt für die Skelettszintigraphie und die Positronen-Emissions-Tomographie. Derartige Untersuchungstechniken sind dann angebracht, wenn Fragen zur Kausalität beantwortet werden müssen oder wenn nicht sicher ist, ob überhaupt eine chronische Osteitis vorliegt.

15.5.2 Labordiagnostik

Im C-reaktiven Protein haben wir einen Laborparameter, der sehr sensibel aber unspezifisch eine akute und eine chronische Entzündung anzeigt. Der einmalige Befund anlässlich einer gutachterlichen Untersuchung ist meist ohne Wert, der Vergleich mit früheren Befunden gibt jedoch Aufschluss über den Grad der Aktivität, wenn andere Ursachen für eine Normabweichung ausscheiden.
Wir halten die Bestimmung von CRP und BSG für sinnvoll, weil mögliche Normalwerte anzeigen, dass sich die Osteitis wahrscheinlich im Stadium der „ruhenden“

Kompensation befindet, eine Aussage die für den Betroffenen eine positive Information bedeutet und die Prognose günstig erscheinen lässt.

15.6 Zusatzbegutachtungen

Zusatzbegutachtungen sind in Absprache mit dem Versicherungsträger erforderlich, sofern neurologische Störungen oder Durchblutungsstörungen vorliegen, welche für die Höhe der MdE relevant sind.
Die globale Funktionsstörung geht zwar schon aus der sorgfältigen klinischen Beschreibung hervor, dennoch kann das Vorliegen einer chronischen venösen Insuffizienz am verletzten Bein oder ein Sensibilitätsdefizit an der Fußsohle nach einem Kompartmentsyndrom die Belastungsfähigkeit der unteren Gliedmaße zusätzlich nachhaltig beeinflussen.
Am Arm können vor allem Nervenausfallserscheinungen an der Hand zu weiter reichenden Funktionseinbußen führen, als dies allein z.B. durch eine Osteitis des Humerus zu erwarten wäre, sodass im Haftpflichtrecht und in der Gesetzlichen Unfallversicherung eine gutachterliche Feststellung zum Umfang und zur Prognose des Schadens in derartigen Fällen notwendig ist.

15.7 Wertung

15.7.1 Gesetzliche Unfallversicherung

Minderung der Erwerbsfähigkeit

Anspruch auf eine Unfallrente besteht, wenn eine Minderung der Erwerbsfähigkeit von mindestens 20% über die 26. Woche nach dem Unfall hinaus vorliegt.

Eine chronische Osteitis kann z.B. an den oberen Gliedmaßen lokal so begrenzt sein, dass bei Fehlen von Beschwerden und funktionellen Einschränkungen die MdE bei 10% oder darunter liegt. Derart günstige Verläufe sind eine Ausnahme. Der „Klassiker“, die chronische Osteitis des Unterschenkels ist im Regelfall nicht nur durch eine sehr lange Behandlungsdauer gekennzeichnet, die berufliche Reintegration ist gelegentlich so schwierig, dass die Rentenversicherungsträger eine zeitlich begrenzte Erwerbsunfähigkeit feststellen müssen.
Im Rechtsbereich der Gesetzlichen Unfallversicherung ist dann erstmals der Zustand nach Ablauf der 78. Woche nach dem Unfall zu beurteilen. Häufig befinden sich die Patienten dann noch immer in Behandlung, weil der schematisch gegliederte Behandlungsablauf: Infektberuhigung – Weichteildefektbeseitigung – Knochendefektaufbau – berufliche Wiedereingliederung noch nicht abgeschlossen ist. Ein Verletzter, an dessen Bein noch ein Fixateur externe angebracht ist, und der zur Teilbelastung noch auf den Dauergebrauch zweier Gehstützen angewiesen ist, ist zu diesem Zeitpunkt schlechter gestellt als ein Unterschenkelamputierter mit gut funktionierender Prothese.

Einstufung

In diesen Fällen ist die MdE im ersten Rentengutachten so abzustufen, wie im Regelfall die weitere Entwicklung zu erwarten ist, und es wird schon nach sechs Monaten eine Rentenüberprüfung anberaumt werden:

- Die Höhe der MdE richtet sich nach den Funktionseinbußen und liegt im Regelfall bei oder über 50% bis zur Abnahme des Fixateur externe und bis zur Wiederbelastung des Beines
- Muss zusätzlich ein Stützapparat getragen werden, was nach Distraktionsos-

teoneogenese fast regelhaft empfohlen werden muss, liegt die MdE bei 40%
- Nach knöcherner Konsolidierung, Abnahme des Stützapparates am Unterschenkel und Weglassen der Gehstützen liegt die MdE bei 30% und damit erstmals bei Werten, die unter denen der Unterschenkelamputation liegen. Darin enthalten sind Muskelminderungen am Oberschenkel und geringgradige Funktionsstörungen an Knie und Sprunggelenk mit einer Spitzfußstellung bis 10 Grad
- Alle darüber hinausgehenden Funktionsstörungen am Knie (Streckdefizit > 10°) und/oder am Sprunggelenk und Fuß (Einsteifung oder Versteifung des oberen/unteren Sprunggelenks, Krallenstellung der Zehen etc.) führen bei der ersten (!), vorläufigen Rente zu MdE-Einschätzungen zwischen 30 und 40%, bei neurologischen Störungen am Fuß auch noch darüber hinaus. Grundlage hierfür sind die Einschätzungsempfehlungen bei der gestörten Knochenbruchheilung am Unterschenkel [13].

Ist bis zur erstmaligen Feststellung einer Rente auf unbestimmte Zeit ein stabiler Zustand eingetreten, orientiert sich bei bestehender chronischer Osteitis des Unterschenkels oder nach Infektsanierung durch Resektion und Osteoneogenese die Höhe der MdE ausschließlich an den verbliebenen Funktionseinbußen am Knie und an den Fußgelenken, an der Stabilität der ehemaligen Fraktur oder des Neuknochens nach Segmenttransport und an der Aktivität der Osteitis. Im Rahmen der Begutachtung von Gelenkinfektionen mit nachfolgender Arthrodese hat Roesgen [11] vorgeschlagen, MdE-Aufschläge zu gewähren:

- Für eine sezernierende Fistel 10–20%
- Für die Notwendigkeit eines Schutzverbandes 10%
- Für eine ungünstige Narbenbildung 10%

Dieser Vorschlag muss aber auch für die aktive (!) chronische Osteitis gültig sein, weil mit der Aktivität der Entzündung eine Minderbelastbarkeit des Beines verbunden ist:

- Die ruhende Osteitis ist gleichzusetzen mit der chirurgisch sanierten Osteitis, deren MdE am Unterschenkel, sofern keine weiteren neurologischen Störungen oder Durchblutungsstörungen vorliegen, immer unter 40% liegen wird.
- Die aktive, fistelnde Osteitis dagegen wird – mit entsprechenden funktionellen Beeinträchtigungen an den Sprunggelenken und am Fuß – auch unter Dauerrentengesichtspunkten eine MdE erreichen, die einem Verlust des Beines im Unterschenkel gleichkommt.

Nachdem ohnehin empfohlen wird, alle gesetzlich Versicherten mit chronischer, fistelnder Osteitis mindestens in Jahresabständen im Rahmen von Heilverfahrenskontrollen nachzuuntersuchen, ist gewährleistet, dass auf Änderungen des Aktivitätsgrades reagiert werden kann. Eine Besserung ist immer dann wesentlich, wenn eine vormals aktive Osteitis in ein (vorübergehendes) Ruhestadium übergetreten ist. Eine Besserung liegt auch vor, wenn Blutumlaufstörungen abklingen, Bewegungsmöglichkeiten am Knie und an den Fußgelenken zunehmen, Neuknochen nach Osteoneogenese sich weiter durchstrukturiert und Inaktiviätsosteoporosen zurückgehen.

15.7.2 Soziales Entschädigungsrecht

Im Gegensatz zur gesetzlichen Unfallversicherung wird die chronische Osteomyelitis im Versorgungsrecht eigenständig bewertet, in erster Linie kommt dies in einer differenzierten Einschätzung der MdE zum Ausdruck:

Festsetzung der MdE

Die Festsetzung der MdE richtet sich nach der Tabelle, die in den vom Bundesminister für Arbeit und Sozialordnung herausgegebenen *„Anhaltspunkte für die ärztliche Gutachtertätigkeit im sozialen Entschädigungsrecht und nach dem Schwerbehindertengesetz“* [1] enthalten ist und im Wesentlichen auf den Arbeitsergebnissen des medizinischen Beirats des Ministeriums beruht.
Bei der GdB/MdE-Beurteilung der chronischen Osteomyelitis sind die aus der Lokalisation und Ausdehnung des Prozesses sich ergebende Funktionsstörung, die dem Prozess innewohnende Aktivität und ihre Auswirkungen auf den Allgemeinzustand und außerdem etwaige Folgekrankheiten (z.B. Anämie, Amyloidose) zu berücksichtigen. Bei ausgeprägt schubförmigem Verlauf ist ein Durchschnitts-GdB/MdE-Grad zu bilden (☞ Tab. 15.1). In Verbindung mit den funktionellen Behinderungen ergibt sich je nach Schweregrad für die Osteomyelitis geringen Grades eine MdE von 20–40%, bei mittlerem Grad eine MdE von 50–60% und bei der schweren Form eine MdE von 70–100%.

Liegen Funktionsstörungen an anderen Gliedmaßen oder weitere zu berücksichtigende Erkrankungen vor, dann kann die Ermittlung der Gesamt-MdE nicht durch eine Addition der Teil-MdE erfolgen. Hier muss – wie auch in der Gesetzlichen Unfallversicherung – durch eine Gesamtschau die Gesamt-MdE ermittelt werden, die aber niemals niedriger sein kann als die höchste Teil-MdE. Auch darf das Zukunftsrisiko nicht mit in die Bewertung eingerechnet werden. Es ist immer nur der gegenwärtige Zustand zu bewerten.

Wesentliche Besserung

Eine wesentliche Besserung wegen Beruhigung des Prozesses kann erst angenommen werden, wenn nach einem Leidensverlauf von mehreren Jahren seit wenigstens zwei Jahren – nach jahrzehntelangem Verlauf seit fünf Jahren – keine Fistel mehr bestanden hat und auch aus den weiteren Befunden (einschließlich Röntgenbildern und Laborbefunden) keine Aktivitätszeichen mehr erkennbar gewesen sind. Dabei ist in der Regel der GdB/MdE-Grad nur um 20–30 Punkte niedriger einzuschätzen und zwei bis vier Jahre lang noch eine weitere Heilungsbwährung abzuwarten, bis der GdB/MdE-Grad nur noch von dem verbliebenen Schaden bestimmt wird [10].

Tab. 15.1 Grad der Behinderung bei Osteomyelitis

Ausprägung der Osteomyelitis		GdB/MdE-Grad
Ruhende Osteomyelitis: Inaktivität für mindestens 5 Jahre		0–10
Chronische Osteomyelitis		
Geringer Grad	Eng begrenzt, geringe Aktivität, geringe Fisteleiterung	≥ 20
Mittlerer Grad	Ausgedehnterer Prozess, häufige oder ständige Fisteleiterung, Aktivitätszeichen auch in Laborbefunden	≥ 50
Schwerer Grad	Häufige schwere Schübe mit Fieber, ausgeprägter Infiltration der Weichteile, Eiterung und Sequesterabstoßung, erhebliche Aktivitätszeichen in den Laborbefunden	≥ 70

15.7.3 Private Unfallversicherung

Laut den Allgemeinen Unfallversicherungsbedingungen (AUB) der privaten Unfallversicherer ist die Versicherungssumme spätestens zum *Ende des dritten Jahres* nach dem Unfall auszuzahlen. Es ist möglich, dass zum Ende des dritten Jahres nach dem Unfall die Behandlung noch nicht abgeschlossen ist. Es kann dann zu diesem Zeitpunkt ein Zustandsbild bestehen, in dem der Versicherte schlechter gestellt ist als bei einem Gliedmaßenverlust. Dennoch darf die Dreijahresfrist nicht überschritten werden: Die Versicherungssumme muss zur Auszahlung kommen, auch wenn noch eine wesentliche Besserung zu erwarten ist.

Gliedertaxe

Die Höhe des Auszahlbetrages richtet sich nach der vertraglich vereinbarten Versicherungssumme und den funktionellen Einbußen der betroffenen Gliedmaße. Dadurch wird die so genannte Gliedertaxe maßgebend. Die funktionellen Einbußen werden genauso ermittelt und beschrieben wie in den anderen Versicherungszweigen, dann aber als Gebrauchsbeeinträchtigung der betroffenen Gliedmaße bezogen auf ein gesundes Bein/Arm ermittelt und in Bruchteilen der normalen Gebrauchsfähigkeit abstrakt abgebildet.

Invaliditätssatz

Analog zu den festen MdE-Sätzen bei Gliedmaßenverlusten in der gesetzlichen Unfallversicherung legen die privaten Unfallversicherer in ihren Verträgen feste Invaliditätssätze für den Verlust von Gliedmaßen fest. Diese Invaliditätssätze können für bestimmte Berufsgruppen (z.B. Ärzte) frei ausgehandelt werden.

Im Regelfall ermittelt man den Bruchteil der Gebrauchsfähigkeit so, dass er den ebenso abstrakten MdE-Werten der gesetzlichen Unfallversicherung entspricht. Die Einschränkung der körperlichen und geistigen Leistungsfähigkeit (früher „Invalidität") entspricht etwa dem, was im SGB VII § 56 Abs. 2 definiert ist: „Die Minderung der Erwerbsfähigkeit richtet sich nach dem Umfang der sich aus der Beeinträchtigung des körperlichen und geistigen Leistungsvermögens ergebenden verminderte Arbeitsmöglichkeiten auf dem gesamten Gebiet des Erwerbslebens". Die privaten Versicherer erweitern den Versicherungsumfang auch auf den privaten Bereich und die Nichterwerbstätigkeit, sodass damit zumindest bei Gliedmaßenverletzungen nicht auf eine konkrete Berufstätigkeit abgestellt werden muss.

Nachdem für den **Verlust im Oberschenkel** 70% der Versicherungssumme ausbezahlt werden, ist es praktikabel, die Gebrauchsbeeinträchtigung eines Beines in Siebteln darzustellen, weil dann z.B. nach einem Arbeitsunfall oder bei der Feststellung einer GdB durch das Versorgungsamt auch nach außen hin zu Ausdruck kommt, dass der Unfallfolgezustand immer gleich hoch bewertet wird. Man erspart hiermit sich und dem Versicherten unnötige Rückfragen und Streitigkeiten.

- Eine chronische Osteitis des Unterschenkels mit Fistelbildung und geringen Funktionseinschränkungen an den Fuß- und Zehengelenken wird maximal mit 3/7 Beinwert eingestuft
- Eine ruhende Osteitis mit freier Funktion des Knie- und Fußgelenkes wird maximal mit 1/7 eingestuft

Eine Besonderheit der Privaten Unfallversicherung besteht darin, dass ein Abzug unfallunabhängiger Veränderungen möglich ist. Dies ist Folge des Grundsatzes der Adäquanz und der Ausdehnung des Unfallbegriffes auf Ereignisse, die im SGB VII nicht als Unfälle dargestellt werden können (z.B. das „Verhebetrauma"). An-

ders als beim „Alles-oder-Nichts-Prinzip" in der Gesetzlichen Unfallversicherung können Erkrankungen, die am Eintritt des Schadens und an dessen Folgen mitgewirkt haben über einen Mitwirkungsfaktor zu einem Abzug in der Versicherungssumme führen:
Führt bei diabetischer Stoffwechsellage und/oder diabetischer Polyneuropathie eine scheinbar harmlose Verletzung am Fuß (Schnittwunde) über eine sich danach entwickelnde Osteitis zu einem Gliedmaßenverlust, hat der Diabetes mellitus an der Entstehung der Osteitis und deren Folgen mitgewirkt und zwar mindestens in einem Prozentsatz, der mit 66 2/3 % einzuschätzen ist, wenn in der Gesetzlichen Unfallversicherung die Schnittwunde gerade noch als rechtlich wesentlich (ein Drittel aller zu berücksichtigenden Umstände) eingestuft wurde. Dies führt dazu, dass nur ein Drittel der Versicherungssumme, die für einen Unterschenkelverlust vereinbart wurde, ausbezahlt wird.

15.8 Schlussfolgerung

Die Begutachtung der chronischen Osteitis, exemplarisch dargestellt an der häufig vorkommenden chronischen Osteitis des Unterschenkels, muss sich nur in seltenen Fällen mit der Kausalitätsfrage befassen. Im Regelfall besteht die Begutachtung in einer sorgfältigen klinischen Untersuchung mit zusammenfassender Beschreibung der funktionellen Einbußen an der betroffenen Gliedmaße. Die Wertung des Körperschadens erfolgt nach den vorgegebenen Regeln der Funktionsbegutachtung, die sich an objektiven Tatsachen orientiert.

15.9 Anhang: Einschätzungsempfehlungen

Anhand einer ruhenden und einer aktiven Osteitis der oberen und unteren Gliedmaßen werden für die Gesetzliche Unfallversicherung (MdE) und für die Private Unfallversicherung (Gebrauchsbeeinträchtigung) folgende Empfehlungen gegeben:

Obere Gliedmaßen (Beispiel)

Ruhende Osteitis: Die MdE bzw. die Gebrauchsbeeinträchtigung richtet sich nach den Funktionseinbußen (13). Beispiele:

- Schultersteife, Hebung aktiv unter 90°, Außenrotation eingeschränkt → MdE 30 %, Beeinträchtigung 3/7
- Ellenbogenteilsteife im Umfang 0–30–120 → MdE 10 %, Beeinträchtigung 1/7

Aktive Osteitis: Die MdE richtet sich einerseits nach den Funktionseinbußen (s. o.) + Aufschlag für chronische Fistel je nach Ausmaß 10–20 %, Gebrauchsbeeinträchtigung 1/7–3/7 + Aufschlag 1/7–2/7, sodass errechnet werden muss:

- Schultersteife → MdE von 40 % und Gebrauchsbeeinträchtigung von 4/7

Untere Gliedmaßen (Beispiel)

Ruhende Osteitis:

1. Knieteilsteife 0–10–110 und Spitzfußstellung 10° → MdE 30 %, Beeinträchtigung 3/7
2. Knieteilsteife 0–15–90 und Versteifung OSG → MdE 40 %, Beeinträchtigung 4/7
3. Knie frei beweglich, OSG steif → MdE 20 %, Beeinträchtigung 2/7

Aktive Osteitis: Die MdE richtet sich einerseits nach den Funktionseinbußen (s.o.) + Aufschlag für chronische Fistel je nach Ausmaß 10–20%, Gebrauchsbeeinträchtigung 1/7 –3/7 + Aufschlag 1/7–2/7, sodass sich für o.g. Fälle ergibt:

1. MdE 40–50%, Beeinträchtigung 4/7–5/7
2. MdE 50–60%, Beeinträchtigung 5/7–6/7
3. MdE 30–40%, Beeinträchtigung 3/7–4/7

Für das Soziale Entschädigungsrecht gelten andere Werte (siehe dort).

Literatur

1 Anhaltspunkte für die ärztliche Gutachtertätigkeit im sozialen Entschädigungsrecht und nach dem Schwerbehindertengesetz. Bundesministerium für Arbeit und Sozialordnung 1996

2 Besig K, Hierholzer G: Die gutachterliche Untersuchung bei exogener Osteomyelitis – Notwendiges, Entbehrliches. In Hierholzer G, Ludolph E (Hrsg) Gutachtenkolloqium 1. Springer-Verlag Berlin Heidelberg 1986

3 Böhm HJ, Kortmann HR: Besonderheiten bei der Begutachtung der Osteitis. Trauma Berufskrankh 2002, 4: 340–343

4 Burri C: Infektionen von Knochen und Gelenken. Aktuelle Probl Chir Orthop 34: 1–110

5 Grosser V, Faschingbauer M, Paus G, Seide K: Die Begutachtung. In Hierholzer G, Kunze G, Peters D Gutachtenkolloqium 14, Springer-Verlag Berlin Heidelberg 2001

6 Hoenicke U: Exogene Knocheninfektion – Besonderheiten in der privaten Unfallversicherung. In: Hierholzer G, Ludolph E (Hrsg) Gutachtenkolloqium 1. Springer-Verlag Berlin Heidelberg 1986

7 Hofmann GO, Hierholzer C, Kirschner MH, Mückley T: Einführung zur 17. Murnauer Unfalltagung. Infektionen in der Traumatologie. Trauma Berufskrankh 2003 5 (Suppl 2) s 290

8 Jostkleigrewe F, Turban KL: Die richtige Einschätzung der MdE in der gesetzlichen Unfallversicherung bei exogener Osteomyelitis. In Hierholzer G, Ludolph E (Hrsg) Gutachtenkolloqium 1. Springer-Verlag Berlin Heidelberg 1986

9 Kutscha-Lissberg F, Hebler U, Kälicke T, Wingenfeld C, Arens S: Inzidenz, Diagnose, Manifestations- und Verlaufsformen der Osteitis. Trauma Berufskrankh 2002, 4: 297

10 Lohmann J: Exogene Knocheninfektion – Besonderheiten im Versorgungsrecht. In: Hierholzer G, Ludolph E (Hrsg) Gutachtenkolloqium 1. Springer-Verlag Berlin Heidelberg 1986

11 Roesgen M: Die Gelenkinfektion und ihre ärztliche Begutachtung. In: Hierholzer G, Kortmann HR, Kunze G, Peters D (Hrsg) Gutachtenkolloqium 15. Springer-Verlag Berlin Heidelberg 2001

12 Schmidt HGK, Hadler D, Wurm M, Jürgens C: Therapie der Infekt-/Defektpseudarthrosen der unteren Extremitäten. Trauma Berufskrankh 2003 5 (Suppl 2) s 318

13 Schönberger A, Mehrtens G, Valentin H: Arbeitsunfall und Berufskrankheit, 7. Auflage, Erich Schmidt Verlag 2003

Sachregister

A

Abszess, spinaler epiduraler 147
Abwehrlage
 endogene Risikofaktoren 13
 exogene Risikofaktoren 13
 systemische 13
Adhärenz 16
Amoxicillin 224
Ampicillin 224
Amputation 125
 bei chronischer Osteitis 79
Amsterdam Klassifikation 178
Amyloidose, nach chronischer Osteitis 82
Ankylosierung 102
Antibiotika 221
 Entwicklung 6
 Pharmakokinetik 221
 Substanzauswahl 223
Antibiotikaprophylaxe
 Durchführung 37
Antibiotikatherapie
 bei akuter hämatogener
 Dauer 226
 lokale 227
 Osteomyelitis 167
 systemische 221
Antibiotikaträger
 nicht resorbierbare 229
 resorbierbare 228
Antiseptik, Entwicklung 4
Arachidonsäuremetaboliten 12
arterielle Verschlusskrankheit bei chronischer Osteitis 78
Arthrodese 97, 122
 alloplastische 123
Asepsis 34
 Entwicklung 4
Atharvaveda 3
Aufklärung 193

B

Befund, örtlicher (Begutachtung) 257
Begutachtung 253
 Exazerbation 256
 Fistelung 256
 Kausalität 254
 psychosoziale Aspekte 256
 Untersuchung 257
Biofilm 16
Blutkomponenten, Infektionen durch 27
Blutsperre, Infektion nach 11
Bone morphogenetic protein 215
Borgognoni, Hugo 3
Brodie-Abszess 169

C

C-reaktives Protein
 akute postoperative Osteitis 48
 Begutachtung 260
 bei Endoprotheseninfektion 110
Cavitas epiduralis 147
Cefotiam 224
Ceftazidim 224
Cefuroxim 224
Celsius 3
Cephalosporine 37
Chain, Ernst Boris 6
Chassaignac, Charles L. 6
Chauliac, Guy de 3
Chemotherapeutika 221
Chemotherapie, lokale 230
Chlorkalklösung 5
Ciprofloxacin 225
Clavulansäure 224
Clostridium perfringens 185
Coatings, biodegradierbare 216
Computertomographie
 bei nekrotisierender Fasziitis 182
 bei Psoasabszess 145
 chronische Osteitis 65
Corpus hippocraticum 3

D

da Vigo, Giovanni 4
Datenbank, septische 194
Desinfektion, Entwicklung 4
Diabetes mellitus
  Wundinfektion bei 25
Diszitis 131
Duraschlauch 147

E

Einwilligung 193
Endoprothese
  Antibiotikaprophylaxe 36
  Ausbau 119
Endoprotheseninfektion 107
  arthroskopische Spülung 114
  Fistula persistens 125
  offene Revision 115
Endoprothetik 97
Endotoxine 15
Entzündungszeichen, klinische 91
Epiduralraum 147
Erysipel 175
  nekrotisierendes 177
Etappenlavage, bei chronischer Osteitis 72
Etappenlavageprogramm 194
Exazerbation, Begutachtung 256

F

Fasziitis, nekrotisierende 175, 179
Fernlappen 73
Fistelkarzinom 81
Fistelung, Begutachtung 256
Fistula persistens, Endoprotheseninfektion 125
Fixateur externe 31
Fleming, Alexander 6
Florey, Howard W. 6
Flucloxacillin 224
Fournier-Gangrän 187
Fracastoro 3
Fraktur, offene
  Antibiotikaprophylaxe 36
  Management 28
Friedrich, Paul Leopold 6
Frühinfekt
  Revision 93
Frühinfekt 36
Fürbringer, Paul 6

G

Galen 3
Garre-Osteomyelitis 170
Gasbrand 184
Gasgangrän 184
Gasödem 184
Gelenkempyem 87, 91
Gelenkersatzverfahren 95
Gelenkinfektion 87
  chirurgische Revision 93-94
  Frühinfekt 87
  Spätinfekt 87
Gelenkreizung 93
Genotypisierung 241
Gentamicin 225
  Antibiotikaträger 229
Geschichte 3
Gliedertaxe 264
Glykokalix 17
Grossich, Antonio 5

H

Halsted, William Stuart 6
Händedesinfektion 27
Hautinfektion 175
Hohlraumversiegelung 77
Hunter, John 4

I

Ilizarov-Technik 75
Imipenem 225
Immunschwäche, Wundinfektion bei 26
Immunstimulation 14
Immunsuppression 14
Implantat 207
  allogenes 212
  alloplastisches 213
  autologes 211
  Infektion 18
  Keramik 21, 213
  Kollagen 213
  metallisches 19
  Polymer 20
  Polymethylmethacrylat 213
  xenogenes 212
Infektarthrose, chronische 87
Infektion
  bei Diabetes mellitus 25
  bei Immunschwäche 26
  bei Mangelernährung 26
  bei Nikotinabusus 26
  Endoprothese 107
  Gelenk 87
  Haut 175
  Implantat 18
  intraoperative Prophylaxe 32
  Makrozirkulation 11
  Mikrozirkulation 12
  paraspinale 142
  Pathophysiologie 11
  postoperative Prophylaxe 34
  präoperative Prophylaxe 25

Infektion
Prophylaxe 25
Prophylaxe gemäß CDC 38
Weichgewebe 175
Infektionsschutzgesetz 235
Infektpanarthritis 87–88
Infektsanierung
akute postoperative chronische Osteitis 69
Osteitis 50
Invaliditätssatz 264
Ischämie-Reperfusionsschaden 12

J

Jet-Lavage 52, 70

K

Kallusdistraktion nach Ilizarov 209
Karbol 5
Karbolsäure 5
Kausalität
Weichteilquetschung 254
zeitliche 254
Keime
chronische Osteitis 49, 61
mehrfachresistente 235
Keimmasse, kritische 15
Keimnachweis
bakteriologischer 49
bei akuter hämatogener Osteomyelitis 167
bei chronischer Osteitis 69
bei Endoprotheseninfektion 112
bei Spondylodiszitis 135
multiresistente Keime 239
Keramikimplantat 21
Kernspintomographie
akute postoperative Osteitis 49
bei akuter hämatogener Osteomyelitis 166
bei chronischer Osteitis 66
bei Gelenkinfektion 92
bei nekrotisierender Fasziitis 182
bei Psoasabszess 145
bei spinalem epiduralen Abszess 150
bei Spondylodiszitis 136
Knochenersatzmaterial 207
Knochensequester 65
Knochentransfer, autologer gefäßgestielter 208
Knochenzement 21, 213
Koch, Robert 6
Körpertemperatur, erhöhte 91

L

Lagerung 196
Standards 196
Laminar-Airflow 33
Lappenplastik 73, 101
Lemaire, Jules 5
Levofloxacin 225
Linezolid 225
bei MRSA 245
Lister, Joseph 5

M

Mangelernährung, Wundinfektion bei 26
Markraumdébridement 54
MdE-Aufschläge 262
Meldepflicht 235
Metallallergie 20
Metallimplantat 19
Metallüberzüge, zytotoxische 215
Mikrozirkulationsstörung 12
Minderung der Erwerbsfähigkeit
Gesetzliche Unfallversicherung 261
Private Unfallversicherung 264
soziales Entschädigungsrecht 262
MRSA 235
Eradikation 243
Hygienemaßnahmen 242
Infektion 18
Kolonisation 243
Patienten, Umgang mit 242
Personal 244
MRSE 235
Musculus psoas 143
Muskellappenplastik, gestielte 210
Myonekrose 178
clostridiale 184

N

Narkosemobilisation 99
Neuber, Gustav Adolf 5
Nikotinabusus
Wundinfektion bei 26
Nikotinkonsum, chronische Osteitis bei 78

O

Oberflächen, antiinfektiöse 215
Ofloxacin 225
Operation, Infektionsprophylaxe 32

Operation, septische 193, 197
- Antibiotikaprophylaxe 194
- Antike 3
- Aufklärung 193
- Blutsperre 197
- Ein- und Ausschleusen 195
- Enthaarung 194
- Lagerung 196
- Mittelalter 3
- Patiententransport 195
- Phase I 198
- Phase II 200
- Zeitplanung 194

ORSA 235
ORSE 235
Osteitis
- Begutachtung 253
- Therapieentwicklung 6

Osteitis, akute postoperative 47
- operative Revision 50
- Prävention 56
- Sekundärverfahren 55

Osteitis, chronische 61
- arterielle Verschlusskrankheit bei 78
- Grading 63
- Rekonstruktion, knöcherne 72, 74
- Rekonstruktion, Weichteilgewebe 72
- Resektion 69
- Rezidiv 81
- Risikofaktoren 78
- Staging 62

Osteogenese 208
Osteoinduktion 208
Osteokonduktion 208
Osteomyelitis
- akute hämatogene 159
- chronisch rezidivierende multifokale 170
- plasmazelluläre 169

Osteomyelitis
- primär chronische hämatogene 169
- sekundär chronische hämatogene 170
- sklerosierende, nicht eitrige 170

Oxacillin 224
Oxygenierung, hyperbare bei chronischer Osteitis 80
Oxygenierung, hyperbare bei Spondylodiszitis 142

P

Panarthritis 91
Papyrus Smith 3
Paracelsus 3
Paré, Ambroise 4
Pasteur, Louis 6
Penizillin 6
Persister 81
Phänotypisierung 241
Phlegmone 177
Pin-track-Infektion 256
Polyethylen, ultrahochmolekulares 20
Polymerimplantat 20
Polymethylmethacrylat 21
Positronen-Emissions-Tomographie bei Endoprotheseninfektion 112
Positronen-Emissions-Tomographie chronische Osteitis 68
Pott-Trias 134
Prostaglandine 12
Pseudarthrose, infizierte 79
Psoasabszess 133, 142
Pulsfeld-Gel-Elektrophorese 50
Pulsfeldgelelektrophorese 241

Q

Quinupristin/Dalfopristin, bei MRSA 245
Quecksilberchlorid 5
Quorum sensing 18

R

Rasur, Infektionsrisiko 27
Redondrainagen, Infektionsrisiko 35
Resektionszustand 95, 123
Resistenz 17
- Bestimmung 240

Revisionsendoprothetik 120
Revisionsprogramm, Antibiotikaprophylaxe 37
Risikofaktoren 25
- akute postoperative chronische Osteitis 78
- Osteitis 57

Röntgen
- Begutachtung 260
- bei akuter hämatogener chronischer Osteitis 65
- Osteomyelitis 166

S

Saliceto, William von 3
SAPHO-Syndrom 170
Sauerstofftherapie, hyperbare (Gasbrandgangrän) 187
Schaden
- Entschädigungsrecht, soziales 253
- Rentenbegutachtung 253
- Unfallversicherung, gesetzliche 253
- Unfallversicherung, private 253

Schimmelbusch, Curt 6

Schmerzzunahme bei Belastung 91
Schocksyndrom, toxisches 179
Segmenttransport durch Kallusdistraktion 75
Semmelweis, Ingaz Philipp 5
Senkungsabszess 133, 147
Sepsis 91
Septocoll 229
Sequenztherapie 227
Simpson, James Young 4
Skrotalschwellung 187
Sonographie
  bei akuter hämatogener
  bei nekrotisierender Fasziitis 181
  Osteomyelitis 166
Spätinfekt 35
  Revision 94
Spinalnerven 148
Spondylitis 131
Spondylodiszitis 131
Staphylococcus
  aureus 26, 235
  Resistenzeigenschaften 237
Sterilisation, Entwicklung 4
Streptococcal toxic shock syndrome 179
Sulbactam 224
Swith-Therapie 227
Synergie, bakterielle 18
Synovialitis 91
  purulenta 87, 88
Szintigraphie
  bei chronischer Osteitis 67
  bei Endoprotheseninfektion 111
  Osteomyelitis 166

T

Taurolin 230
Teicoplanin, bei MRSA 245
Tetanusimmunprophylaxe 31
Theoderich 3
Tobramycin 225
Transplantat 207
  allogenes 210
  autologes 208
Typisierungsverfahren 240

U

Überzüge, biodegradierbare 216

V

Vakuumversiegelung, Pflege 201
Vancomycin 225
  bei MRSA 245
Venenwege, Infektionsrisiko 35
Verschiebelappentechnik 73
von Hohenheim, Theophrastus Bombastus 3
von Volkmann, Richard 5

W

Weichgewebsinfektion 175
Wirkstoffträger, lokale chronische Osteitis 71
Wunde, frische kontaminierte 32
Wundmanagement, MRSA-Infektionen 244
Wundmonitoring 35

Z

Zusatzbegutachtung 261